2019年度山东省社会科学规则研究项目“元代医籍中的香药文献整理与研究”（编号：19DTQJ01）
济宁医学院“中西医结合治疗脾胃病创新团队项目”（编号：济医院字（2019）18号）
山东省中医药重点建设学科“方剂学”【编号：鲁卫中医药科教字（2022）4号】

元代医籍中的香药研究

王荣　著

學苑出版社

图书在版编目（CIP）数据

元代医籍中的香药研究 / 王荣著 . — 北京 : 学苑出版社 , 2023.1

ISBN 978-7-5077-6572-4

Ⅰ. ①元… Ⅱ. ①王… Ⅲ. ①香料–中草药–研究–中国–元代 Ⅳ . ① R282.71

中国版本图书馆 CIP 数据核字（2022）第237418号

责任编辑： 黄小龙
出版发行： 学苑出版社
社　　址： 北京市丰台区南方庄2号院1号楼
邮政编码： 100079
网　　址： www.book001.com
电子信箱： xueyuanpress@163.com
联系电话： 010-67601101（销售部）、010-67603091（总编室）
印 刷 厂： 北京兰星球彩色印刷有限公司
开本尺寸： 880mm×1230mm　1/32
印　　张： 11.375印张
字　　数： 245千字
版　　次： 2023年1月北京第1版
印　　次： 2023年1月北京第1次印刷
定　　价： 78.00元

前　言

香药是传统中药的重要组成部分，在防治疾病中发挥着独特的优势。宋代洪刍的《香谱》、陈敬《陈氏香谱》等将可以用作制香的药材统称为香药，其认为除沉香、檀香、乳香、没药、龙脑等公认的常用香药，甘草、当归、厚朴等具有香气的药材也可以用作制香，皆可归入香药范畴。李良松《香药本草》中认为，药用部位气味芳香，或经燃烧、煎制、磨粉、加热能产生香气，以及虽无特殊香味，但用于合香、制香的药物，皆可称为香药。单于德认为香药是香料药物的简称，是含有多种芳香成分的天然物质，具有挥发性成分，能用于医疗卫生及配制香料食品的都称为香药，分为动物性香药和植物性香药两类。李少华提出了阿拉伯香药的概念，指由阿拉伯商人从阿拉伯地区或者东南亚等地区经陆上丝绸之路或海上丝绸之路贩运到中国的香料和药物，其种类包括乳香、没药、苏合香、龙脑香、青木香、沉香等数十种。

编者以为，香药的概念应兼具以下两个要素：其一，含有芳香挥发性成分；其二，医药保健常用之品，或可以配制香料并作为主要原料。据此标准，本书选择元代医籍中常用的香药共35种进行研究，即：诃子、胡椒、胡芦巴、缩砂仁、肉豆蔻、白豆蔻、补骨脂、草豆蔻、荜茇、草果、荜澄茄、八角茴香、丁香、茅香、檀香、香附、高良姜、木香、甘松、肉桂、乳香、胡桐泪、龙脑香、血竭、芦荟、苏合香、阿魏、没药、安息香、沉香、麝香、白芷、花椒、枫香脂、琥珀等。

本书主要对元代医籍《瑞竹堂经验方》《医垒元戎》《丹溪心法》《卫生宝鉴》《世医得效方》《御药院方》《十药神书》《饮膳正要》《汤液本草》等进行了研究；对香药的概念进行了探讨；研究了《御药院方》中香药在方剂中的配伍规律；研究了《世医得效方》中树脂类香药的用药规律；对元代香药方剂同名异方问题进行了梳理；共整理研究香药方剂938首，并且对于其中涉及的中医专业较生僻词语300余条进行了注释。书中内容涵盖了内、外、妇、儿各科。一书在手，则对于元代香药的使用情况了然于胸，书中展现了大量实用的元代香药方剂，有利于各级各类读者学习和参考。

编　者

2022年夏

目　录

第一部分　总论

第二部分　各论

第一部分　总论

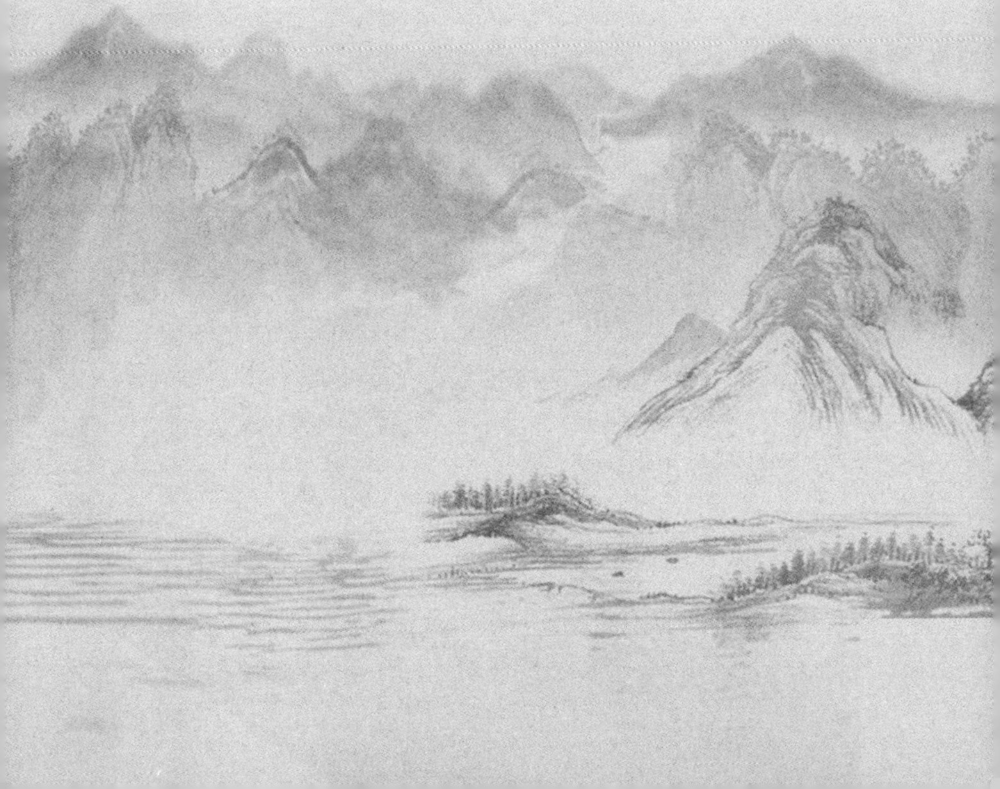

一、香药概念探讨

（一）香药概念梳理

“香药”概念在秦汉时期尚未出现，例如宋程大昌云“秦汉以前二广未通中国，中国无今沉脑等香”。据史称，汉代尚书郎奏事始含鸡舌香[①]，追晋武各藩国入贡异香。可见香药概念的产生大致在魏晋时期。随后，香药大量的输入对祖国医学产生了巨大影响。唐代《千金要方》《外台秘要》中汇集了众多的香药方剂。陈藏器《本草拾遗》、李珣《海药本草》汇集了众多香药。至宋代，香药贸易在国民生活中占据了重要地位，如《太平惠民和剂局方》《太平圣惠方》《圣济总录》等方书中所涉及的香药比比皆是。

宋代洪刍的《香谱》、陈敬的《陈氏香谱》将一切可以用作制香的药材统称为香药。除麝香、沉香、檀香、乳香、没药、龙脑等常用香药外，如甘草、当归、厚朴、大黄、藿香、甘松等具有一定香气，皆可以用作制香，也都归入了香药的范畴。

北京中医药大学钟赣生认为，香是指香料，药是指药物，宋人常将这两者合在一起，其中一些药本身是香，某些香亦含有药

---

① 鸡舌香，即丁香的别名。

的成分与作用。单于德认为，香药是香料药物的简称，是含有多种芳香成分的天然物质，将具有挥发性成分并能用于医疗卫生及配制香料食品的都称为香药，其中可分为动物性香药和植物性香药两类。李良松等编写的《香药本草》认为，香药是气味芳香之品，其过经燃烧、煎煮、研粉，或者加热可产生香气，或者虽然没有特殊芳香气味，但在习惯上被当作香药使用的一类药物。

李少华通过梳理《香药本草》等书籍和文献的记载，指出香是指香料，药是指药物，二者概念上有交叉，所以称为香药。在概念表述上沿用了李良松的提法。但是，李少华明确提出了阿拉伯香药的概念，李氏认为阿拉伯香药是指由阿拉伯商人从阿拉伯地区或者东南亚等地区经陆上丝绸之路或海上丝绸之路贩运到中国的香料和药物，其种类包括乳香、没药、苏合香、龙脑香、青木香、沉香、小茴香、血竭等数十种。

赵淑敏认为，凡是具有芳香走窜气味的一类中药就统称为香药，临床常用例如乳香、没药、沉香、苏合香、檀香等，中药学一般将其分别归于芳香化湿、行气活血，或者开窍醒神等药物类别之中。很显然，赵氏认为芳香药与香药概念相同，但是其所列的香药名称却与阿拉伯香药基本一致。

（二）香药不能混称外来药物

肖林榕指出，外来药物逐渐传入中国是随着陆上丝绸之路及海上丝绸之路的通畅而发生的。据考证，秦代以前即开始有了陆上“丝绸之路”，汉武帝建元二年（公元前137年）命张骞出使西域，元狩元年（公元前122年）张骞又使西域，西域诸国始通于汉。

庄诚明确了外来药的概念，即祖国疆土以外输入或由域外引种进入我国境内的药物，庄氏拟定了三条外来药的标准，即：一是只产于域外，全靠输入者，如安息香、苏合香、乳香、没药等；二是域外产、域内亦产，是由域外输入者，如高丽参、西洋参、东洋参等；三是起初为域外产，后来引种入域内者，如胡椒、白豆蔻、薏苡仁、金鸡勒等。

金素安等研究认为，中药的定义并非限于单纯的地域概念，只要可防病治病，有利于人体健康，在中医药理论指导下，用于医疗实践的，无论产自中原，还是来自蕃国外邦，皆可称为中药。历代本草典籍中记载了许多外来药物。例如唐代《新修本草》载药850种，外来药物达28种之多，如安息香、麒麟竭、郁金、诃梨勒、琥珀、龙脑香、阿魏、姜黄等均是前代本草未收载的外来药物，直到现在这些药物仍然广泛应用。在《新修本草》基础上，陈藏器的《本草拾遗》收载外来药物达80余种，新增红莲花、腽肭脐、骨路支、无漏子、质汗、白茅香、阿月浑子、天竺干姜等50余种。李珣的《海药本草》，记载外来药物及南方药物达96种，而且详细记录了药物产地、生态性状、性能、用途以及真伪优劣等内容。

需要说明的是，外来药不等同于香药，例如象牙、犀角、羚羊角、金鸡勒、番木鳖、巴旦杏仁等一般都不认为是香药。外来药是指祖国疆土以外输入或由域外引种入我国境内的药物，唐宋时期外来药包括香药的大量输入，都促进了中医中药的发展。

（三）香药与芳香药涵盖范围不同

古代医家将芳香药常称之为“芳草”“香木”等，如《诗经》中就记载了为数较多的芳香植物，例如川芎、白芷、杜若、萱草、兰草、香茅、郁金等。孙灵芝将凡是具有芳香气味的中药统称为芳香药。郭金龙认为，至少在3000年以前的商代，我国已有应用芳香药的历史了，并认为“酒可能是最早出现的芳香药”。据郭氏统计，《神农本草经》365味药物，芳香药约占10%左右，即36种之多。郭氏指出，香药名称在秦汉未打通两广以前是没有的，他认为外来香药的批量输入始于晋代。罗晓燕对《普济方》研究后指出，许多香方甚至全部由芳香药组合而成，其香方用药以芳香药为主。可以认为，罗氏将芳香药与香药并称。

李良松的《香药本草》中收录药物95种，将其分为12类，即：芳香解表、芳香发散、芳香祛风、芳香清热、芳香理气、芳香温里、芳香除湿、芳香和胃、芳香活血、芳香开窍、芳香补益及其他类。通过其分类不难看出，李良松认为芳香药与香药概念一致。

付璐对《太平惠民和剂局方》应用香药情况进行统计分析，将《局方》中出现过的麝香、沉香、檀香、安息香、苏合香、零陵香、丁香、乳香、没药、龙脑、肉豆蔻、花椒、胡椒、香附、菖蒲等38种药材纳入香药统计范畴。付氏并未对香药进行明确定义，但是，从其所列的38种药物来看，其所称的香药绝大部分均为芳香药，另有一部分属于阿位伯香药。

由于芳香药的大量使用，从而产生了芳香疗法。林慧光指出，芳香疗法就是运用气味芳香之品（如麝香、冰片、丁香、藿香、白芷、薄荷等）制成某种剂型，其作用于全身或局部以防治疾病的一种外用保健方法。芳香疗法通过香料药物中的挥发性芳香成分，经呼吸道进入体内，也可通过皮肤表面吸收而产生药用效果，从而达到保健、养生、美容等目的。从芳香疗法使用的药物来看，其范围较广，绝大部分为芳香药。

鄢新敬提出了中国本土香料的概念，他指出，《诗经》中包括诸如泽兰、蕙、蒿、小蒜、芗、艾、香蒲、椒、桂、萧、郁金、白芷、香茅等中国原生芳香植物30余种。可见，其所称的本土香料就是芳香药。鄢氏研究认为，自然界中已发现可以作为香料的植物约有3600种，而得到有效利用的仅仅有400余种。

上述分析可见，芳香药的概念范围很广，数量非常庞大，来源和产地比较复杂。若将芳香药与香药概念混而为一，则不利于香药的进一步深入研究。例如甘草、陈皮、当归、厚朴、大黄等虽具有香气，但不应归入香药之列；又如常见的发汗解表药和轻清解暑药如紫苏、金银花、香薷、佩兰、藿香等虽具有芳香之气，列入香药的范畴亦不合适。

（四）香药概念界定

综观香药的历史及以上各家所述，笔者认为，香药的概念应具有专属性，香药特指阿拉伯香药，是由阿拉伯商人经由陆上丝绸之路或海上丝绸之路从阿拉伯地区、非洲及东南亚等地贩运到中国的天然香料药物。香药的概念应兼具以下三个标准，其一，含有芳香挥发性成分；其二，医药保健常用之品，或可以配制香料并作为主要原料；其三，是古代丝绸之路上的重要商品，在沟通东西方贸易中起到了重要作用。

据以上标准，常用香药约有30余种，如：沉香、木香、麝香、檀香、安息香、苏合香、血竭、丁香、乳香、硼砂、小茴香、大茴香、龙涎香、没药、肉豆蔻、白豆蔻、红豆蔻、降香、郁金香、甘松、补骨脂、芦荟、缩砂仁、胡芦巴、胡椒、冰片、荜茇、荜澄茄、迷迭香、阿魏、腽肭脐、香附、肉桂、琥珀、诃子等。

二、香药的功效及临床应用

香药的单方、验方、秘方和以香药为主药的方剂众多，并在临床得到普遍运用，是祖国医学中宝贵的财富。例如，以芳香开窍药物为主创立的安宫牛黄丸、至宝丹、紫雪丹，使许多过去认为无法救治的高热神昏痉厥急危病人能得到及时抢救，在温热疫病的治疗中有着不可磨灭的功绩。

香药具有芳香开窍、通闭醒神、理气止痛之功，广泛用于治疗中风、心绞痛、脑血管意外，如冠心苏合丸、速效救心丸等。现代研究发现发现，麝香配伍冰片可有效降低脑缺血再灌注后脑含水量及血脑屏障的通透性，对血脑屏障结构具有保护作用。

香药中富含动植物挥发油，经皮肤和呼吸系统进入人体，通过“芳香开窍”“散结化瘀”等功效，可激发人体自身的调理与再生潜能，达到治疗疾病的目的，对于骨伤、皮肤病等有着独特的治疗效果，故在治外科疾病方面，香药是常用之品。外科疾病的常见病机即为气血凝滞，疼痛和血败肉腐更是外科疾病的主要症状之一，香药具有活血行气、定痛生肌作用。《外科全生集》中记载的生肌类方7方中有3方用到香药：生肌定痛散中用冰片，定痛生肌散中用乳香、血竭、冰片，腐尽生肌散中用乳香、没药、血竭，均取其良好的敛疮生肌作用。有治疗痈疽[1]的内消散，其组成含乳香；治疗脑疽积毒日深的解毒天浆散，内含乳香；已成不消者时用的内托千里散内有乳香、没药，初起寒热交作时用的梅花五气丹内有乳香、没药、血竭；治疗疔疮的主方蟾酥丸中有乳香、没药，误治走黄时用的立马回疔丹中有白丁香[2]、乳香；治疗瘿瘤初起的枯瘤方中用乳香、没药，秘传敛瘤膏中用血竭、乳香；治疗流注[3]的先天大造丸中用丁香、木香；治疗痔疮的生肌散中用乳香、没药、血竭、冰片，生肌凤雏膏中用乳香、血竭等等。

妇科疾病最常见气血不调，而香药善于调理气血。南宋陈自明《妇人大全良方》一书中，对香药运用颇多，用沉香鳖甲散治室女荣卫不调，经侯凝滞之证；用荜茇丸治妇人无时月水来并腹痛证等。香药之运用，在妇科生理病理过程中贯穿始终。如乳香

---

① 痈疽，痈发于肌肉，红肿高大，多属于阳证，疽发于骨之上，平塌色暗，多属于阴证。

② 白丁香，别名雀苏、雄雀矢、青丹、麻雀粪。为文鸟科麻雀属动物麻雀的粪便。苦，温。归肝、肾经。消食化积、消翳明目。治食积、疝瘕癥癖，目翳胬肉，龋齿。

③ 流注，病名，是以发生在肌肉深部的转移性、多发性脓肿为表现的全身感染性疾病。其特点是漫肿疼痛，皮色正常，好发于四肢、躯干肌肉丰厚之深处，并有此处未愈他处又起。相当于西医的脓血症、肌肉深部脓肿、髂窝部脓肿。

用于催产，在《妇人大全良方》中记载的有乳香方、催生兔血散、催生神妙乳香丹等；对于难产，因是急症，多用香药中药性最烈的麝香，如胜金散方；以及如产后月水不调之琥珀散、产后四肢浮肿之小调经散方、产后吹奶之瓜蒌散方等，都有香药的应用。特别要指出的是，妇人孕产阶段用药与妇科病症用药有别，因香药走窜性烈，为免孕期出现滑胎、流产等意外情况，多对香药有所避忌。

宋代钱乙在《小儿药证直诀》中指出，儿科用药“所多用犀珠龙麝，医苟难辨，何以已疾……”书中所记载诸方，多用到水银、轻粉之类，以及冰片、麝香等。如木香丸、消积丸、麝香丸、龙脑散、镇心丸、金箔丸、剪刀股丸、钩藤饮子、抱龙丸等，以上诸方，皆为针对小儿惊痫之证及脾胃消化不良而设，取香药或开窍醒神、或行气醒脾之功。以剪刀股丸为例，其药物组成有：朱砂、天竺黄、白僵蚕、全蝎、干蟾、蝉壳、五灵脂、牛黄、龙脑、麝香、蛇黄，主治小儿惊风，久经宣利而生惊。此外还有丁桂儿脐贴，主要成分有丁香、肉桂、荜茇，其中丁香、肉桂配伍使用健脾温中、散寒止泻，为现代临床治疗小儿腹痛、腹泻的常用外用药物。

香药的功效主要有以下几个方面：

（一）芳香理气

香药气香能和五脏，温养脏腑，调和卫气，宣通气机，正合“结者散之”“木郁达之”之意，可以治疗肝气郁结，脾胃气滞等气机不通所致的多种疾患。《神农本草经疏》将具有行气作用的芳香药归为降气药，如降香、郁金、沉香、乌药等。这类药物主归肺、肝、脾经，而肺、肝、脾与人体气机的调畅关系最为密切，主司一身之气的升降出入，故能治疗气机壅滞所引起的疾病。《本草求真》中记载“气塞宜通，在心与肺，则有宜于薰香、安息香；在脾，则有宜于川芎、香附”，所用之药即多为芳香药。现代中药学明确指出理气药多辛苦而芳香，性善走窜。古代医药学家对芳香药的一些认识也说明了这一点。如《本草纲目》认为木香乃“三焦气之药，能升降诸气”，认为香附为“气分主药，而兼通十二经气分……乃气病之总司”;《本草备要》言檀香“调脾肺，利胸膈，为理气要药”；等等。这说明了芳香药作用于人体后，能够影响人体气的存在状态及运动形式。

常用的芳香理气香药有：沉香、木香、檀香、乳香、豆蔻、安息香、降真香、甘松、缩砂仁等。临床治疗脾胃气滞所致脘腹胀痛、嗳气吞酸、恶心呕吐、腹泻、便秘等多用木香、檀香等，宜选用理气健脾之品，方如香砂六君子汤；治疗肝气郁滞所致胁肋胀痛、抑郁不乐、疝气疼痛、乳房胀痛、月经不调等，宜选用疏肝解郁之品，方如沉香四磨[①]汤、木香调气饮治胸腹气滞痞闷等。

实验表明，沉香、香附都有不同程度的利胆作用，能促进人和实验动物的胆汁分泌，使胆汁流量增加；石菖蒲所含成分均能

---

① 四磨，指四味药物先磨浓汁再和水煎服的方法。由于方中诸药均较坚实、非久煎不能出其性，但煎煮过久又恐芳香气味散逸，而影响治疗效果，故用此法，取其“磨则味全”之意，故称“四磨汤”。本方用于治疗因七情失调所致气逆不降之证，服之行气导滞、止痛降逆，又因方中用人参一味，可防三药之副作用，俾行气而不伤气，破滞而不伤正，扶正祛邪而获效。

抑制离体家兔肠管自发性收缩，增加大鼠在体肠管蠕动及小鼠肠道推进功能，还可促进胆汁分泌；沉香、甘松等均有松弛支气管平滑肌的作用；香附、木香对抗组胺所致的气管收缩，使支气管扩张，肺灌流量增加，从而使肺气得宜。中医认为胆汁的分泌有赖于肝的疏泄功能，故可证明芳香药可通过调节胃肠平滑肌功能、利胆及对支气管平滑肌的作用来实现对气机的调畅作用，即行气功能。

（二）通关开窍

窍，即窟窿、孔洞。由于香气善于流动飘散，以至于在人体“无孔不入”“无窍不通”。心藏神，主神明，心窍通则神明有主，心窍阻则神明内闭，出现神志昏迷症状。香药味辛，芳香，善于走窜，皆入心经，有通关开窍之功。如麝香“气极香，走窜之性甚烈”,《本草纲目》言其“通诸窍，开经络，透肌骨”。苏合香的善通心窍等，都说明了芳香药确切而良好的通窍作用。《本草纲目》中明确指出：“盖麝香走窜，能通诸窍之不利，开经络之壅遏”，冰片“通诸窍，散郁火”，苏合香“气香窜，能通诸窍脏腑”，樟脑“通关窍，利滞气”。

常见芳香开窍的香药有麝香、冰片、苏合香、石菖蒲、樟脑等。芳香开窍药用于窍闭诸证，主要作用是开心窍，治疗神志昏迷之闭证。表现为神志昏迷、身体强痉、口噤不开、双目紧闭、两拳握固、大小便闭等。闭证又有寒、热之不同，除神志症状外，寒闭伴一派寒象，如面青、身凉等，宜用温开药，方如苏合香丸；

热闭伴一派热象，如面赤、身热等，宜用凉开之品。清代温病大家吴鞠通创立了治疗热陷心包，窍闭神昏的凉开三宝，其中著名的安宫牛黄丸，以牛黄、麝香、冰片、郁金等芳香之品配伍，集精血之香、木之香、草之香、石之香，“合四香以为用，使闭锢之邪热温毒，深在厥阴之者，一齐从内透出，而邪秽自消，神明可复也”。

现代药理研究表明，开窍药能使神志昏迷病人苏醒。如樟脑、冰片有一定的中枢兴奋作用；石菖蒲挥发油有镇静催眠作用，能延长小鼠常压耐氧存活时间；小剂量麝香酮对中枢神经系统有兴奋作用，过量反而抑制，表现出对中枢神经系统有兴奋和抑制的双重作用。这些与中医“开窍醒神”相一致。另外，麝香、冰片可扩张冠流量，降低心肌耗氧量，又与中医“温通开窍”治疗心痛的理论相符。

（三）化湿运脾

湿为阴邪，湿性重浊黏滞趋下，香气具有轻扬、流利之性，主升发宣散，况且大部分的芳香药其性偏于温燥，故中药学中常言芳香药为“辛温香燥”之品。既如此，芳香药就具备了燥化湿邪的基本要求。其次，脾为仓廪之官，喜燥而恶湿，是人体运化水谷的重要器官。“香能醒脾”，“土爱暖而喜芳香”。因此，芳香药入脾胃经，有促运化，除湿浊的重要功能。芳香药对脾胃中焦的湿邪，一方面有直接燥化的作用，另一方面有激发和加强脾脏化湿的作用，这就是我们常说的芳香药醒脾并断其生湿生痰之源的来由。

《本草求真》中指出“凡药色黄，味甘气香，性属土者，皆入足太阴脾经、足阳明胃经”，可见香药的化湿作用与脾胃关系极为密切，适用于湿浊内阻，脾为湿困，运化失常所致诸证。化湿健脾香药能疏通气机，宣化湿浊，消胀除痞，运脾健胃，主治湿浊中阻，脾失健运，痞满呕吐等病证，药如：檀香、小茴香、豆蔻、缩砂仁、胡椒、迷迭香、荜拨、莳萝、阿魏等，配伍运用如丁香和胃丸治疗治脾胃不和，中脘气痞。再如寒浊阻遏气机，症见头痛恶寒、发热、胸膈痞闷、恶心干呕、肠鸣泄泻者，常用藿香、紫苏、白芷、石菖蒲等，方如藿香正气散。应用现代科学研究，观察藿香、砂仁、厚朴和豆蔻对大鼠不同部位离体胃平滑肌肌条的影响，表明藿香、厚朴和豆蔻可增加大鼠胃底、环行肌条的张力；藿香和□□可增加胃体纵行肌条的张力，砂仁减小胃体纵、环行肌收缩波平均振幅；砂仁减小胃窦纵环行肌条收缩波平均振幅；藿香增加幽门环行肌条的运动指数，而砂仁则减小该部位的运动指数。可知香药对胃各部位收缩活动既有兴奋作用，又有抑制作用。

（四）温中助阳

香药辛温燥烈，可温里助阳，归在肝经的香类药物具有疏肝解郁，调畅气机的作用。归在肾经的芳香药应该有发郁动情，起萎壮阳的作用。如丁香归肾经，可温肾助阳，常治阳痿宫冷，有温肾助阳起萎之功，并可除“七情五郁”。九香虫“气香走窜，有温肾壮阳，助阳起萎之功”。沉香“温肾……治下元虚冷”。还有，含有挥发油的淫羊藿，在经羊脂油的炮制后，并可“强阳益气，发郁动情”。

药如丁香、补骨脂、胡芦巴、小茴香、腽肭脐、无食子等，此类药物味辛热，气芳香，故其温通之力较强，可治疗阴寒痼结、寒疝气腹痛等证。如肉桂，辛甘大热而具芳香之气，补火助阳，散寒止痛温通经脉。《玉楸药解》谓：“肉桂，温暖条畅，大补血中温气。香甘入土，辛甘入木，辛香之气，善行滞结，是以最解肝脾之郁。”肉桂含有挥发油（桂皮油），外用可促进药物的吸收，如其与丁香、荜澄茄等辛温气香药物组成的丁桂儿脐贴，健脾温中，散寒止泻，为现代临床治疗小儿腹痛、腹泻的常用外用药物。丁香辛温芳香，暖脾胃而行气滞，常与砂仁、白术同用组成丁香散，以治疗脾胃虚寒之吐泻、食少。补骨脂治疗肾阳虚为主要病机的五更泻。还有腽肭脐丸主药是腽肭脐，补元阳，益精髓，调脾胃，治五劳七伤①，真气虚惫，脐腹冷痛，肢体酸痛，腰背拘急，腰膝缓弱等症。

（五）通经止痛

痛证，特别是实证痛证多为经脉受阻所致，即“不通则痛”，

① 五劳七伤，泛指各种疾病和致病因素。五劳，指久视伤血，久卧伤气，久坐伤肉，久立伤骨，久行伤筋。七伤，指大饱伤脾，大怒气逆伤肝，强力举重久坐湿地伤肾，形寒饮冷伤肺，形劳意损伤神，风雨寒暑伤形，恐惧不节伤志。

而经脉不通又以寒凝、气滞、血瘀阻遏经脉为多见。香药气味辛香，能散能行，既可疏理气机，行气止痛，如木香、沉香、香附等；又可行血中之瘀滞，开经络之壅遏，以活血止痛，如郁金、乳香、没药等；加之芳香药性多温，能温通经络，散寒止痛，如丁香、茴香等。

用辛香药来通经脉，止诸痛，也是临床常用的。如治疗脾胃气滞，脘腹胀痛，可以木香、砂仁、檀香等同用，方如快气汤。治疗瘀滞心腹诸痛者，可用乳香、没药。《医学衷中参西录》中指出："乳香、没药，二药并用，为宣通脏腑，疏通经络之要药，故凡心胃胁腹肢体关节诸疼痛皆能治之"，方如活络效灵丹。治疗寒疝腹痛，可用小茴香、乌药等，如天台乌药散等。

在现代药理实验中，对香砂养胃颗粒的镇痛解痉作用的实验研究表明，香砂养胃颗粒能明显减少由醋酸引起的小鼠扭体次数；热板法试验表明，香附乙醇提取物可显著提高小鼠痛阈，显示有镇痛作用；石菖蒲水煎醇沉液腹腔注射有明显的镇痛作用；给家兔静脉注射丁香乳液可产生麻醉达止痛目的。苏合香有效成分体外对兔和大鼠血小板凝固胶原和 ADP 诱导的聚集有明显抑制作用，是其治疗冠心病的药理基础之一。但现代对中医"通则不痛"的研究，尚缺有力的实验研究资料，关于这方面的研究有待进一步发展。

（六）辟秽防疫

香药辟秽防疫主要表现在对湿浊致病的预防和治疗方面。药如苏合香、麝香、冰片、甘松、胡芦巴、豆蔻等，临床主要配伍解毒、理气药使用，如方剂芳香辟秽汤治闷乱腹胀，卫生防疫丹治霍乱吐泻等。古人常用由芳香类药物如檀香、沉香、苏合香等制作熏香、炷香、枕香、佩香，以藿香、苍术、羌活、白芷、薄荷、荆芥等制成小香包，以起防病祛邪作用。民间至今广为流传燃烧由芳香药制成的药香如艾叶、苍术、羌活、白芷、路路通等以防治疫病流行，都是辟秽防疫的具体应用。

事实上在中国历史上用香药辟秽防疫的历史已经非常久远。如约成书于汉末的《名医别录》说藿香“疗风水毒肿，去恶气①，疗霍乱”，又言苍术“除心下急满及霍乱吐下不止”。《日华子本草》言木香“治心腹一切气……霍乱泄泻痢疾”。《本草经疏》称降香“能辟一切恶气”。《神农本草经百种录》言：“香者气之正，正气盛则除邪辟秽也。”现代药理学解释芳香药的此类作用可能与其气味分子可促使人体免疫球蛋白的产生，提高人体抵抗力，同时能调节人体新陈代谢，平衡自主神经功能，提高抗病原微生物能力等作用有关。

（七）去腐消肿

宋代陈自明言：“气血闻香则行，闻臭则逆。大抵疮疡，多因荣气不从，逆于肉理，郁聚为脓，得香之味，则气血流行。”清代罗国纲《罗氏会约医鉴》专设“论疮宜用香药”篇，指出：“凡气

① 恶气，指秽浊、不正之气。

血闻香则行，闻臭则逆，况疮本腥臭，又闻臭触则愈甚，宜闻用香散之药为妙。”疮疡多因气血逆于肉理而致，故用芳香药物行其气血，如麝香、乳香、没药、木香、丁香、沉香等均为常用之药。

临床用芳香药治疗疮疡痈肿，可采用内治与外治，如治疗疮疡肿毒，可以麝香、乳香、没药等同用，方如醒消丸；治疗跌打损伤，骨折扭伤，可以乳香、没药等同用于散剂中外用，如七厘散、八厘散；治疗痈疽的内消散、治疗脑疽积毒日深的解毒天浆散等。

现代医学认为疮疡类疾病与感染有关。通过对香药的研究，发现大多数香药具有抗菌抗炎作用。厚朴煎剂有广谱抗菌作用，可在体外对革兰氏阳性菌与阴性菌及真菌均有不同程度的抑制作用，对人工感染炭疽杆菌的豚鼠，能明显延长存活时间；麝香既能抑制早期毛细血管通透性的增加与红细胞的游走，减轻局部水肿，又能抑制炎症后期肉芽组织增生；丁香酚在1∶8000～1∶16000浓度时，对致病性真菌有抑制作用，在1∶2000～1∶8000浓度时，对金黄色葡萄球菌及肺炎、大肠、变形等杆菌均有抑制作用。香药的抗炎作用可视其为消肿止痛，为治疗疮疡肿毒的药理学基础。

综上所述，香药气味辛香，性偏温燥，主归心、肝、脾、肺经，能芳香化湿、芳香行气、芳香开窍、通经止痛、去腐消肿、芳香辟秽等。现代对香药的研究，从药理学角度，进一步证实了香药的作用，其中还揭示了芳香行气及芳香开窍存在着双向调节作用，如芳香行气药既可用于腹痛、呕吐、腹泻等交感神经兴奋的病症，又可用于腹胀、便秘等交感神经抑制的病症，为芳香药的现代功效和临床应用提供了理论与实验的依据。

三、香药的药理及其保健作用

（一）香药的药理作用

香药在心脑血管系统、中枢神经系统、呼吸系统、胃肠道系统、抗菌、抗炎、抗肿瘤、抗病毒及促进药物吸收等多方面都具有作用。因为香药中多含有挥发油，挥发油亦称精油，是一类具挥发性、可随水蒸气蒸馏出来的油状液体的总称，多具香气，广泛分布于中药材中，有丰富的化学成分和多方面的功效。除挥发油外，还有一些具芳香性气味同时具有多种功效的中药，如麝香、牛黄、冰片、苏合香等。这类药物在医药方面的应用十分普遍，越来越受到重视。

例如，在抗脑缺血的药效学研究方面，大量应用大了香药。芳香开窍药单味药（如阿魏、冰片等）或复方制剂（苏合香丸、安宫牛黄丸、紫雪丹、至宝丹等），其中均大量应用龙脑、苏合香、安息香等香药。主要体现为抗脑水肿、增加脑血流量及降低病理状态下开放的血脑屏障通透性，改善脑部微循环，尽可能维持、稳定、修复损伤的血脑屏障，保持内环境的稳定，进而减少脑组织的损伤，其作用机制能与以下因素（自由基、CO 及 NO，细胞因子和黏附分子，MMPs，VEGF，AQP-4 及纤溶酶、凝血酶等）相关。

血脑屏障是维持中枢神经系统内环境稳定的结构基础，其结构与功能的变化也是多种神经系统疾病病理变化的核心过程，脑损伤后，血脑屏障通透性增加，大量非正常的物质进入脑内加重脑损伤，当后期其功能恢复，使得大部分治疗性药物如脑保护剂、神经元营养因子等不能够通过血脑屏障或通过量较少，达不到控制疾病的作用，因此颅内病变治疗效果差。而香药具有有效成分脂溶性强、相对分子质量极小，易挥发，易快速透过血脑屏障进入脑组织，还可促进其他中枢治疗性药物透过血脑屏障，该类药物对脑组织的损害性小并且具有双向调节血脑屏障通透性的作用，对治疗脑部疾病有重要的理论意义和应用价值。

目前，对香药研究还比较欠缺，首先，香药作用血脑屏障机制的研究主要集中在少量的香药单药（如冰片、阿魏）上，缺乏对其他单药及复方对血脑屏障通透性作用的研究。其次，香药与其他神经保护剂的联合应用研究甚少，是否对脑梗死后期神经功能恢复作用更佳有待加强研究。最后，对香药的安全性评价中所涉及的是否具有毒性反应和靶器官损害的试验少有报道，故研究在这一方向也是有待拓展的，只有保证药物安全性，才能全面、有效地评价香药开通心窍、醒神回苏的传统功效在脑缺血疾病临床治疗的体现与应用。可见香药现在药理研究还处在起步阶段，研究开发香药制品极具市场前景。

（二）香药的保健作用

随着现代生活水平的不断提高，人们在衣、食、住、行等方面有更高的追求，同时也需要通过各种保健措施以保持身心的平衡和健康，而中医药恰好在这一方面具有优势，可以发挥巨大的作用。由于香药含有多种挥发性成分，药味浓厚，性能走窜，施于皮肤、孔窍等部位，其香味刺激，激发经络之气，发挥疏通经络、调节气血、扶正祛邪等作用，使失去平衡的脏腑、阴阳得以重新调整和改善，从而促进机体功能的恢复，达到防病治病的目的。所以香药也是现代保健中不可或缺的一部分。

对于香药的使用，自古至今我国各族人民有着长期的实践基础和丰富的临床经验。将香药通过盛于袋、囊等适宜辅料中的古老方法，然后进行敷、围、裹、佩戴、枕等多种方式起到防病强身的作用。香药在应用时，药材的一些挥发性成分由固态、液态变为气态，其体积呈流动状态扩大，无形中产生一种气体波，对机体产生压力，这种压力对机体产生的机械作用而激动经气，使全身与药物分子接触面大大增加，使整个机体沐浴在这种气体中，使机体接触部位感受药物效应，同时因接触面积大，药物的渗入也加速。

根据大量古籍资料，并结合多年的临床实践，现在已经研制出膏、散、囊、袋、枕等香药系列保健品，取得了理想的临床效果，深受广大医生患者的欢迎。以胃肠舒香药袋为例介绍如下：胃肠病是一种常见的临床疾病，据有关部门统计，我国胃肠病的发病率高达70%，世界胃肠道药物的销售额占药品销售额的第二位，为17%。随着现代社会的发展，生活节奏的加快、竞争性增强，导致以情志所伤引起的胃肠道疾病患者明显增加，且有间歇发作，反复难愈的特点，如不早期治疗，可使病情进行性加重甚至有癌变的可能。传统医学认为脾与胃都是消化饮食的主要脏器，脾主运化，胃主受纳腐熟，脾气以升为顺，胃气以降为和。若饮食所伤，脾胃失调再遇情志不畅，肝气郁结，横逆犯胃克脾，使脾胃升降失调，气机阻滞，导致“胃脘痛”。胃肠舒香药袋由沉香、檀香、木香、丁香等数十味药物组成，功能：健脾和胃，疏肝解郁、泄热消滞、行气止痛。主要适用于慢性浅表性胃炎、萎缩性胃炎，食道炎，胃、十二指肠溃疡，结肠炎，胆囊炎，胃肠功能紊乱等病症。

在香药保健品研制开发中，将当今先进的技术手段引进到中医药学，采用包合技术，将部分香药使用色谱技术对有效成分进行定性定量和稳定性的研究，探讨其起效时间和使用期限，保证产品安全、有效、稳定、可控，使香药保健品符合现代中药三小（剂量小、副反应小、毒性小），三效（高效、速效、长效），五方便（生产、使用、携带、运输、贮藏方便）的发展趋势更好地为国民医疗保健服务。

综上所述，香药有着几千年的应用实践，经过历代相承，不断发展，至今在疾病临床、营养及保健领域有着广泛的应用，对中国乃至世界医药卫生、日用化工的发展做出了重要贡献。深入探讨香药的概念，追溯其历史渊源，归纳其临床功效以及运用，研究香药的现代药理作用等，有利于更全面地了解香药，促进香药的进一步推广应用。

四、元代《御药院方》中香药的用药规律研究

《御药院方》是元代宫廷医家许国祯所著，书中收集宋金元三代的宫廷秘方1072首，较为系统地反映了当时宫廷用药的经验，是宋金元时期宫廷医术的代表之作。本书对《御药院方》中含有香药的300首方剂的组方用药规律进行了探讨。

通过分析《御药院方》中含有香药的方剂的性味归经，发现所用药物以温、平、寒，辛、苦、甘，归脾、胃经为主。辛味药功效可概括为“行散润养，升阳开窍”。香药多含芳香挥发类成分，辛味可助药力发散。不仅如此，《灵枢·五味论》曾写道：“辛入而与汗俱出。”可见香药可以调理人体营卫之气，使邪有出路。叶天士言：“微苦以清降，微辛以宣通。”吴鞠通又进一步提出：“苦与辛合能降能通。”可见辛苦搭配能调畅气机，进一步发挥香药走窜之力。临床中脾胃病多为脾胃气虚、阳虚、痰饮、寒湿内阻等病证。附子、丁香等香药可芳香化湿，去除体内浊气，使脾胃功能恢复。由此可见香药对于脾胃病的恢复具有较好疗效。

对《御药院方》中香药的方剂进行药物频次统计后发现，其中应用最多的香药有九味：木香（156次）、沉香（52次）、麝香（48次）、乳香（39次）、肉桂（35次）、缩砂仁（32次）、肉豆蔻（31次）、没药（27次）。其中木香为所统计方剂中药物频次最多者。举例如下：

（一）木香的配伍规律：木香具有疏肝理气、行气止痛、健

脾消食的功效。其配伍特点如下：① 木香与理气药沉香、陈皮、青皮、槟榔等配伍，以增强理气之功，可治疗一切气滞，心腹满闷、胁肋膨胀、大小便结滞不快利等症。② 木香与补气药如人参、白术、甘草等配伍，木香行气作用较强，与补气药相伍可防止过度耗气，同时，滋补剂中添加少许木香可疏通气机、调畅脾胃，使其补而不滞。③ 木香与补血药配伍，《御药院方》中木香与当归相配伍，治疗血气不调、风毒攻注，齿龈肿闷生疮，时有脓血，或成齿漏，久而不愈等。

（二）沉香的配伍规律： ① 沉香与木香、陈皮、青皮等理气药及槟榔等行气药配伍。沉香与理气药相配，可增强行气作用，对于寒邪犯胃导致的胃寒呕吐具有良好效果。② 沉香与人参、白术、甘草等补气药配伍。沉香与补气药配伍，可以防止耗气，对于气虚所致的气不宣畅具有很好的疗效。③ 沉香与白豆蔻、茯苓、半夏等药配伍，可治疗不同原因导致的痰饮及水肿。④ 沉香与开窍活血药麝香配伍，用于脾肾阳虚，气怯神疲，腹痛腰酸，体寒肢冷者等症。

（三）麝香的配伍规律： ① 麝香与理气药搭配可增强走窜之力，达到通利三焦之效。② 麝香与解毒药朱砂配伍，主治治咽喉肿塞闭痛，或作疮疖[1]，或舌本肿胀，满口生疮，津液难咽。③ 麝香与同类开窍药冰片相配伍，既可加强开窍之力，外科应用且能消肿止痛，生肌敛疮。④ 麝香与平肝熄风类药物牛黄、天麻等

---

① 疖，音 jiē，又名热疖，指毛囊和皮脂腺的急性炎症。由内蕴热毒或外触暑热而发，本病肿势局限，色红，热痛，根浅，出脓即愈，易发生于头面部、颈和背部，治宜清热解毒。

药物配伍，可增强开窍醒神、豁痰之功。

（四）乳香的配伍规律：① 乳香与没药等活血化瘀类药物配伍，乳香偏于行气，伸筋，治疗痹症多用；没药偏于散血化瘀，多治疗血瘀气滞证，乳香与活血药配伍可加强二者活血止痛之效。② 乳香与木香等理气药配伍，可促进瘀血运行，体现“气行则血行”的特点，活血药物也有助于气的运行，加用活血药可加速缓解气滞症状。③ 乳香与开窍药麝香等配伍，可加强两者活血、止痛、消肿的功效。此外，麝香、乳香芳香通窍的特性应和肝木升发、调达的生理功能相关，可缓解患者精神抑郁所致的性欲低下，改善勃起功能等症状。

（五）肉桂的配伍规律：① 肉桂与当归在书中配伍较多，可温通经脉，行气活血，治疗因冲任气虚所致的月经不调等症状，也可治疗因寒凝所致的气血瘀滞及下焦由于气血不足导致的阴疽等。② 肉桂与补气药甘草、人参、白术等配伍，肉桂属辛热之品，对于气血及阳气的鼓舞具有显著疗效。③ 肉桂与发散风寒之药物防风、白芷配伍，可治疗机体因感受风邪所引起的腰膝酸软、无力、半身不遂，口眼㖞斜，头晕耳鸣，鼻塞咽干，四肢麻木疼痛，痰毒下注等症状，并可以减缓腰膝沉重，筋挛骨冷等症状。

（六）肉豆蔻的配伍规律：肉豆蔻有温中行气，涩肠止泻的功效。① 肉豆蔻与陈皮、青皮、木香、沉香等理气药配伍。肉豆蔻与理气药同用可增强其行气作用，和胃理气，用于治疗脘痞、胁胀、饮食不入等症。② 肉豆蔻与补虚药人参、甘草、白术等配伍使用，可温补脾胃，治疗脾胃虚寒证。③ 肉豆蔻与温里药配伍，温里药有温里祛寒的功效，肉豆蔻与温里药配伍可治疗脾肾阳虚者，症见五更泄泻、腹痛、便溏等。

五、元代《世医得效方》中树脂类香药的用药规律研究

（一）树脂类香药概念

树脂类香药，即以植物中的树脂或含有树脂的木材心在中医理论指导下经加工炮制而成，具有香药特性的药物。温翠芳总结西汉、东汉、三国等朝代进口香药时发现，在木本香占比中，树脂香药与非树脂香药相比存在明显优势。同时，树脂香的重要作用还体现在治病防病上，《汉魏六朝笔记小说大观》中记载“关中尝大疫，死者相系，烧此香，死者止”，“此香”指的即是没药。树脂类香药主药包括：龙脑香（即冰片）、安息香、乳香、没药、血竭、阿魏、琥珀、沉香、白胶香等。

（二）树脂类香药的特性

通过分析216首含树脂类香药的方剂，涉及377味药物，主要归脾、肝、心三经，其中辛甘苦、温寒平占比最大。辛味能散能行，具有发散、行气、行血的作用；甘味能和、能补、能缓，具有补益和中、调和药性的作用。辛温相配，可增强活血行气止痛

之功，故树脂类香药与辛温类药物配伍可治疗气滞血瘀、瘀血阻滞等证候；甘味入脾，甘温相配可温阳散寒、健脾祛湿，故树脂类香药与甘温类药物配伍可治疗中焦虚寒、脾胃虚弱等证候。由于辛味易耗散，故树脂类香药临床多辅以甘味顾护人体之真气。

苦味有清泄、燥湿、降火坚阴等功用，辛开苦降法是脾胃病主要治法之一，将辛温药与苦寒药配伍应用，达到清阳能升、浊阴得降、平调中焦寒热的目的。树脂类香药与含辛苦二味的药物相配伍，辛苦相配则升清阳而降浊阴，通调脏腑之气，故可治疗心腹疼痛之疾，如腹痛、泄泻、痢疾、呕吐等等。苦属阴、温属阳，苦温具有泻寒湿、温化寒水的作用，故树脂类香药与苦温药相配可温阳除湿，可治疗肾阳虚衰引起的水肿疾病和脾肾阳虚导致寒湿流滞等证候。

树脂类香药与其余香药相比具有更加强烈的香味。正是由于树脂类香药含有更为突出的辛香走窜的特点，且树脂质地较润，故多入气血。其入气分可行气开郁，入血分则可活血化瘀行滞，故其可配伍其他活血行气的药物治疗气滞血瘀引起的心腹疼痛，气机郁滞导致的胃痛痞满，气血逆乱所致的中风昏仆，气血壅滞导致的痔瘘和跌打损伤后的瘀血阻滞等等。由此可见，含树脂类香药的方剂多用于治疗与“气血”相关的证候疾病。

（三）含树脂类香药方剂用药模式

树脂类香药方剂用药模式分析中可以将其划分为三个模式：① 香药与香药相配：沉香和木香，乳香和没药，乳香和麝香，乳香和木香，冰片和麝香；② 香药与芳香药相配：乳香和酒，没药和酒，乳香和当归，木香和生姜，木香和肉桂，没药和当归，沉香和生姜，麝香和酒，木香和当归，沉香和当归，沉香和肉桂；③ 芳香药与芳香药相配：当归和肉桂，当归和酒，当归和川芎，生姜和肉桂，肉桂和酒。从药物功效搭配的角度来看，则可见树脂类香药多与行气活血消滞、养血补血、补气滋阴类药物配合使用。

香药与芳香药具有较为相似的功效，其两两结合，可增强行气活血、散寒止痛、化瘀通经之功。如沉香和木香等组合可温中理气，主治脾胃中焦虚寒气滞等证候；乳香和麝香等组合可用以活血痛经散瘀，适用于血瘀经闭等症状；乳香和没药等组合可散瘀消肿止痛，主治跌打损伤等疾病。但历代本草古籍多言及“辛香之品芳烈而易走散真气”，故此类型方剂中也常出现当归和白芍、人参和茯苓、人参和当归等补气养血、甘缓柔和的用药模式组合，以顾护人体之真气。

（四）树脂类香药临床治疗疾病特点分析

在《世医得效方》216首含树脂类香药的方剂中，治疗频数最高的疾病为中风。中风多由气虚血瘀、阴虚风动、风痰阻络等证候引起，常有突然昏仆、不省人事、半身不遂、言语不利等症状。故树脂类香药常搭配补虚药、化痰药、息风药、温里药和开窍药等治疗中风，如大省风汤、消风散、乌蝎丸等，方中常配伍人参、白芍、川芎、麝香、牡蛎、天南星、全蝎等，以疏风通络、醒神开窍、祛邪顾本。其次治疗频数较高的疾病还有腹痛、泄泻、痢疾、痞满、积聚[①]、胃痛、呕吐、疝气等，皆属中焦脾胃系统或是腹部疾患的病证。脾与腹的关系密切，脾气健旺则气机通畅，腹部不胀不痛；脾失健运则气机不畅，引起腹胀痞满，甚或疼痛；若脾气下陷则升举无权，发生小肠坠胀等症状。树脂类香药具有芳香醒脾、燥湿化浊、宣通气机等突出功效，多配伍木香、茯苓、人参、白芍、陈皮等具有健脾燥湿、理气止痛、补脾益气的药物，起到醒脾化湿去浊、平调寒热、疏调中焦气机的作用。

（五）得出了6个新方组成

通过对《世医得效方》中含树脂类香药方剂进行新方分析，提取到核心药物组合12个，在此基础上进一步挖掘得到6个新方组合。

新方1：由炒神曲、炒莱菔子、炒麦芽、枳壳、大腹皮等组成，其中多为健脾消食、行气化痰的药物，为消食化滞剂或健脾消食剂的组方，如保和丸、健脾丸等皆涉及神曲、莱菔子、麦芽等药物。

新方2：由薄荷、麝香、冰片、酒、没药、五灵脂等组成，其中多是活血化瘀止痛类药物，且多用于跌打损伤，如活络酒中含

① 积聚，指腹内结块，或胀或痛的病证。一般以积块明显，痛胀较甚，固定不移的为积；积块隐现，攻窜作胀，痛无定处的为聚。多由七情郁结，气滞血瘀，或饮食内伤，痰滞交阻，或寒热失调，正虚邪结而成。治宜散寒，消积，攻瘀，行气，扶正等法。

有冰片、麝香、薄荷、白酒，新方2与此较为类似，增加了没药与五灵脂，亦可增强活血散瘀之功。

新方3：由巴戟天、炮附子、鹿茸、茯苓、人参、大枣组成。新方4：由巴戟天、肉苁蓉、鹿茸、五味子、覆盆子等组成。新方3与新方4中多为归肾经的药物，如巴戟天、肉苁蓉、炮附子、鹿茸，以补益肾阳为主；新方3兼以补中益气，治疗肾阳亏虚、中气不足之证，

新方4：则兼以收敛固涩，偏于固精止遗，治疗肾阳亏虚所致的遗精、早泄等。

新方5：由木香、沉香、丁香、胡椒、砂仁、陈皮、干姜等组成，其中多为归脾胃经的药物，且与匀气散较为类似，如木香、丁香、砂仁，但新方5包括胡椒、干姜温热之性的药物，故可适宜治疗脾阳不足、治脾胃虚寒气滞之证。

新方6：中的药物为茯苓、莲子、山药、黄芪、人参、柴胡，与参苓白术散和补中益气汤的合方中的药物较为相像，具有补中益气、升阳止泄之功，主治脾胃虚弱和脾虚气陷等证候。故在此类新方中可稍佐树脂类香药以行气消滞、活血散瘀、温阳益气。

六、元代香药方剂同名异方现象列举

1. 诃子散有三：《瑞竹堂经验方》诃子散能乌髭发；《世医得效方》诃子散可治心脾疼，冷痛不可忍；《脉因证治》诃子散治

虚滑，久（下利）不已。

2. 胡芦巴丸有二：《瑞竹堂经验方》胡芦巴丸治虚损不可医之疾，极能关锁精气，升降阴阳；《卫生宝鉴》胡芦巴丸治小肠疝气，偏坠阴肿，小腹有物如卵，上下去来，痛不堪忍，或绞结绕脐攻刺，呕吐闷乱。

3. 金锁正元丹有二：《瑞竹堂经验方》金锁正元丹治男子五劳七伤，沉寒痼冷[①]，四肢厥逆，阴盛身寒，脐腹久痛，脏腑软弱，困倦少力，饮食迟化。《世医得效方》金锁正元丹治真气不足，元脏虚弱，四肢倦怠，百节酸疼，头昏眩痛，目暗耳鸣，面色黄黑，鬓发脱落，头皮肿痒，精神昏困，手足多冷，心胸痞闷，绕脐切痛，膝胫酸疼，不能久立。

4. 荜茇散有三：《医垒元戎》荜茇散，治风蛀牙疼，牙关紧急；《卫生宝鉴》荜茇散治风蚛[②]牙疼，兼治偏正头疼；《世医得效方》荜茇散单用荜茇治偏头痛。

5. 活络丹有二：《瑞竹堂经验方》活络丹治男子妇人瘫痪，筋掣骨痛，腰膝疼痛，口眼㖞斜，语言謇涩，目晦耳聋，头风[③]等证；《世医得效方》活络丹治丈夫元脏气虚，妇人脾血久冷，诸般风邪湿毒之气，留滞经络，流注脚手，筋脉挛拳，或发赤肿，行

---

① 痼冷，病证名，系寒邪久伏、固滞于肠胃，阳气郁结的病证。《三因极一病证方论·痼冷积热证治》："痼冷者，中寒也。多因真气既微，胃气不实，复啖生冷、冰雪之属，致肠胃虚寒，阴既停凝，阳不能正，大便洞泄，小便频并，鼻多清涕，呕吐涎沫，水谷不化，洒洒淅淅，皆阳虚阴盛之所为也。"宜温阳健脾养胃，祛寒固真。

② 蚛，zhòng，字义为虫咬；被虫咬坏的。

③ 头风，病证名，指头痛经久不愈，时作时止者。

步艰辛，腰腿沉重，脚心吊痛，及上冲腹胁膨胀，胸膈痞闷，不思饮食，冲心闷乱，及一切痛风走注[1]，浑身疼痛。

6. 丁香散有三：《瑞竹堂经验方》丁香散治反胃吐食水不能停；《卫生宝鉴》丁香散治胃虚气逆，呕吐不止；《世医得效方》丁香散治产后心烦，咳逆不止。

7. 白术散有二：《卫生宝鉴》白术散治诸病烦渴，津液内耗；《世医得效方》白术散治消中，消谷，善饥。

8. 木香丸有二：《卫生宝鉴》木香丸疏风顺气，调荣卫，宽胸膈，清头目，化痰涎，明视听，散积滞；《世医得效方》木香丸治妊娠饮食过度。

9. 木香散有六：《卫生宝鉴》木香散治多时不敛一切恶疮。《世医得效方》木香散有五种之多：一治脏寒冷极，及久冷伤败，口疮下泄，米谷不化，饮食无味，肌肉瘦瘁，心多嗔恚，妇人产后虚冷下泄，及一切水泻冷痢；二治脾胃俱虚泄泻；三治治脾胃虚弱，内挟风冷，泄泻注下，水谷不化，脐下疠[2]痛，腹中雷鸣，及积寒久痢，肠滑不禁；四治住腹痛痢；五治脾气，血气，血蛊，气蛊，水蛊，石蛊。

10. 小槟榔丸有二：均出自《世医得效方》，一者治脾虚腹

---

① 走注，风痹的别称。指风寒湿邪侵袭肢节、经络，其中又以风邪为甚的痹证，也称为行痹。症见肢节疼痛，游走不定。治宜祛风为主，兼祛寒利湿、参以补血。

② 疠，音 jiǎo，同疝，指腹中绞痛。

胀，不进饮食，快气宽中；二者治疝气[①]小腹痛引腰脊，变曲身不能直。

11. 桂附汤有二：《卫生宝鉴》桂附汤治白带腥臭，多悲不乐，大寒；《世医得效方》桂附汤治虚汗不止，及体虚失血。

12. 乳香散有二：《卫生宝鉴》乳香散治杖疮；《世医得效方》乳香散治打扑伤损，痛不可忍者。

13. 乳香膏有三：均出自《世医得效方》，组成均不同，其一治蚛牙痛；其二治金疮、杖疮；其三治各种疼痛。

14. 血竭散有二：《瑞竹堂经验方》血竭散治妇人脐下血积疼痛；《世医得效方》血竭散治痔漏痛不可忍。

15. 沉香降气汤有三：《医垒元戎》沉香降气汤治胁下支结，脾湿溏泄[②]脚气[③]；《丹溪心法》沉香降气汤治三焦痞满，滞气不宣，

---

① 疝气，文献记载包括多种病证，众说不一，据临床表现，可分为以下三种。1. 泛指体腔内容物向外突出的病证；2. 指生殖器、睾丸或阴囊部位病症。3. 指腹部的剧烈疼痛，兼有二便不通的症状。

② 溏泄，病证名，出自《素问·气交变大论》，指大便稀薄。

③ 脚气，又称脚弱。本病以足胫麻木、酸痛、软弱无力为主症。根据其症状表现，主要分为干脚气、湿脚气和脚气冲心等。本病主要因为水寒和湿热之邪侵袭下肢，流溢皮肉筋脉；或饮食失节，损伤脾胃，湿热流注足胫；或因病后体质虚弱，气血亏耗，经脉、经筋失于涵养所致。如湿毒上攻，心神受扰则心悸而烦，循经窜犯肺胃则喘满呕恶。本病初起仅觉两脚无力，渐渐酸重顽麻而纵缓，而后两下肢或见软细，或浮肿。因此可分为干、湿两类：湿脚气偏于实证，症见足胫肿大，甚则脚肿连膝，脉象濡缓，舌苔白腻；干脚气偏于虚证，症见足胫肌肤日渐瘦削，冷麻酸重逐渐加剧，形神萎弱，或兼见便秘溲黄，舌质淡红苔黄，脉弦或弦数。如见症气逆喘满，心悸烦热，神志昏者，名为“脚气冲心”，属凶险之候。

心腹痛满，呕吐痰沫，五噎[①]五膈；《世医得效方》沉香降气汤治阴阳壅滞，气不升降，胸膈痞塞，心腹胀满，喘促短气，干哕烦满，咳嗽痰涎，口中无味，嗜卧减食等症。

16. 三和散有二：《丹溪心法》三和散和畅三焦，治痞胀浮肿，肠胃涩秘；《世医得效方》三和散治五脏不调，三焦不和，心腹痞闷，胁肋膜胀，风气壅滞，肢节烦疼，头面虚浮，手足微肿，肠胃燥涩，大便秘难等症。

17. 麝香散有五：《瑞竹堂经验方》麝香散治卒风哑中，忽然倒地，不省人事，左瘫右痪，口眼㖞斜。《世医得效方》麝香散有二，一者治从高坠下，及打扑伤损；其二治聤耳、底耳，耳内脓出。《卫生宝鉴》麝香散有二，一者治牙疼；二者治小儿口疳[②]，唇齿皆蚀损臭烂。

18. 琥珀丸有二：《瑞竹堂经验方》琥珀丸治虚损，降心火，益肾水，兴阳道；《世医得效方》琥珀丸治血瘕[③]，腹中有块攻刺，小腹痛重，或腰背相引为痛，久而不治，黄瘦羸乏等症。

19. 铁刷汤有二：《卫生宝鉴》铁刷汤　治积寒痰伏，呕

---

① 五噎，指气噎、忧噎、食噎、劳噎、思噎五种噎证。见《诸病源候论·否噎病诸候》："夫五噎，谓一曰气噎，二曰忧噎，三曰食噎，四曰劳噎，五曰思噎。虽有五名，皆由阴阳不和，三焦隔绝，津液不行，忧恚嗔怒所生。"从病因上分，又有因气滞、血瘀、火炎、痰凝、食积五者所致噎者。《证治汇补》卷五："有气滞者，有血瘀者，有火炎者，有痰凝者，有食积者，虽分五种，总归七情之变。"

② 口疳，多指小儿疳疾，由于湿热内蕴，胃阴不足，以致口舌生疮之证。治宜清利湿热。用青黛散加减，煎汤内服。

③ 血瘕，也称血癥。多由血瘀积滞，经络壅阻而成。症见胸腹胁肋或脐下有块瘀痛，按之觉硬，推之不移，身体日渐消瘦，疲倦无力，饮食减少，妇女可有月经不调或闭经等。治宜活血散瘀为主，若脏气虚弱，则宜扶正祛邪。

吐不止，胸膈不快，不下饮食；《瑞竹堂经验方》铁刷汤主治男子妇人，一切阴寒失精色败，腰膝疼痛，阴汗①不止，肠风②下血，痔漏有头者即散，有漏平痊，兼治妇人赤白带下③，产后血晕气等疾。

20. 丁香柿蒂散有二：《卫生宝鉴》丁香柿蒂散治诸种呃噫呕吐痰涎，由丁香、柿蒂、青皮、陈皮等组成；《世医得效方》丁香柿蒂散治吐利及病后胃中虚寒，咳逆，至七八声相连，收气不回者，由人参、茯苓、橘皮、半夏、良姜、炒丁香、柿蒂、生姜、甘草等组成。

21. 鸡舌香散有二：《丹溪心法》治脏腑虚弱，阴阳不和，中脘气滞，停积痰饮，胸膈胀闷，心脾引痛，由台乌、香附、良姜、芍药、甘草、肉桂组成；《世医得效方》鸡舌香散治心腹卒痛，安胃进食，调冷热，定泄泻，老少通用组成有丁香、甘草、高良姜、白芍等。

22. 木香汤有二：《瑞竹堂经验方》治赤白痢久不瘥，组成有黄连、木香、干姜、乳香；《丹溪心法》木香汤治冷气凝滞，小便淋涩作痛，身体冷，组成有木香、木通、槟榔、大茴香、当归、赤芍、青皮、泽泻、橘皮、甘草。

---

① 阴汗，指外生殖器及其附近局部多汗。若因肝经湿热者，症见阴汗，前阴冷而喜热，臊臭，小便赤，阳痿，治宜热利湿；若因肾虚阳衰者，多见阴囊多汗，治宜温补。

② 肠风，泛指因脏腑劳损，气血失调及风冷热毒搏于大肠所致的便血。也指由于外风入客或内风下乘导致的大便下血，血在粪前，颜色鲜红者。

③ 赤白带下，指妇女带下，其色赤白相杂、味臭者。多因肝郁化热，脾虚聚湿，湿热下注，损及冲任、带脉，以致白带夹胞络之血混杂而成赤白带下。治宜疏肝健脾，清热利湿。

23. 木香槟榔丸有二：均出自《卫生宝鉴》，一方治一切气滞，症见心腹痞满、胁肋胀闷、大小便结滞不快利者，并宜服之，组成有木香、槟榔、青皮、陈皮、枳壳、广茂[1]（煨切）、黄连、黄柏、香附、大黄、黑牵牛；另一方疏导三焦，宽胸膈，破痰逐饮，快气消食，通润大肠，组成有木香、槟榔、杏仁、枳壳、青皮、半夏曲[2]、皂角、郁李仁。

24. 乳香丸有四方：其中三方均出自《卫生宝鉴》，其一治走马牙疳[3]，组成有乳香、轻粉、砒、麝香；其二治诸般恶疮疖，由乳香、穿山甲、当归、猪牙皂角[4]、木鳖子[5]等组成；其三治诸痔

---

① 广茂即莪术，中药名。莪术分布于广东、广西、四川、云南等地；具有行气破血，消积止痛之功效。常用于血气心痛，饮食积滞，脘腹胀痛，血滞经闭，痛经，癥瘕痞块，跌打损伤。

② 半夏曲，出自《本草纲目》，为半夏加面粉、姜汁等制成的曲剂。苦、辛，平。止咳化痰，消食化滞。治咳嗽痰多，食积，泄泻。

③ 牙疳：病名。指牙龈红肿，溃烂疼痛，流腐臭脓血等症。据病因及其特点分为风热牙疳、青腿牙疳、走马牙疳三种。其中以风热牙疳较为多见；青腿牙疳因其下肢兼见青色肿块而故名，走马牙疳多发生在小儿。因发病急骤，故名走马，是较危重的急性口腔病，多因病后余毒未清而发。

④ 猪牙皂角，为豆科植物皂荚已衰老或受伤害后所结的小型果实。主产四川、贵州、云南。辛，温，有小毒。入肺、大肠经。开窍，祛痰，通便，消肿。1. 治突然昏迷，口噤不开，喉中痰壅，研末吹鼻取嚏。2. 治癫痫痰盛，咳喘痰多。内服：煎汤3～6克；焙焦研粉，每次0.6～1.5克，多入丸、散服。3. 治便秘，蛔虫性肠梗阻。内服，或研末配蜂蜜制成药条，纳入直肠。4. 熬膏涂疮肿（未溃），疥癞，癣疮。剂量过大，可引起呕吐及腹泻，孕妇慎用。

⑤ 木鳖子，别名马钱子、番木鳖。为马钱科植物长籽马钱或马钱的干燥种子。主产于印度、越南、缅甸、泰国；我国云南等地亦产。苦，寒，有大毒。入肝、脾经。通络，止痛，散结消肿。1. 治风湿疼痛，筋络拘挛，半身不遂，小儿麻痹后遗症。2. 治痈疽肿毒，醋磨涂或研末调敷；面神经麻痹，切薄片，置胶布上，贴患侧面部。内服：0.3～0.6克，炮制（油炸法或砂烫法）后入丸、散用。未经炮制或剂量过大易致中毒，甚至死亡。

下血，肛边生肉，或结核肿疼，或生疮痒痛，或大便艰难，肚肠脱出，又治肠风下血，无问新久及诸瘘根在脏腑，悉能治之，由枳壳、牡蛎、荜澄茄、大黄、鹤虱、芫菁、乳香、白丁香等组成。《世医得效方》乳香丸治发背及一切疽疮[①]溃烂，痛不可忍者，主要组成有当归、川芎、交趾桂[②]、川香芷、真绿豆粉、羌活、独活、五灵脂、乳香、没药、白胶香等组成。

25. 匀气散有二：《瑞竹堂经验方》匀气散治腰腿疼，半身不遂，手足不能屈伸，口眼㖞斜，风气、中风、中气[③]等证，由白术、沉香、天麻、天台乌药、青皮、白芷、甘草、人参等组成；《丹溪心法》匀气散治气滞不匀，胸膈虚痞，宿食不消，心腹刺痛，胀满噫寒，呕吐恶心，调脾胃，进饮食，组成有生姜、沉香、丁香、檀香、木香、藿香、甘草、砂仁、白果仁等。

26. 秘元方有二：《丹溪心法》秘元丹助阳消阴，正气温中，内虚里寒，冷气攻心，胀痛泄泻，自汗时出，小便不禁，阳衰足冷，真气不足，一切虚冷；《世医得效方》秘元丹治内虚里寒，自汗时出，小便不禁。

---

① 疽疮，病名，疮面深而恶者为疽，是血气为毒邪所阻滞，发于肌肉筋骨间的疮肿。

② 交趾桂，肉桂别称。肉桂原产于越南，越南古称为交趾，故名。

③ 中气，又称气中，类中风之一。多由气情气结，或怒动肝气，气逆上行所致。症见忽然仆倒，昏迷不省人事，牙关紧急，手足拘挛等。其状极似中风，便身凉不温，口内无涎声。可见于于癔病等疾患。治且理气，散结，降逆。

〖 第二部分　各论 〗

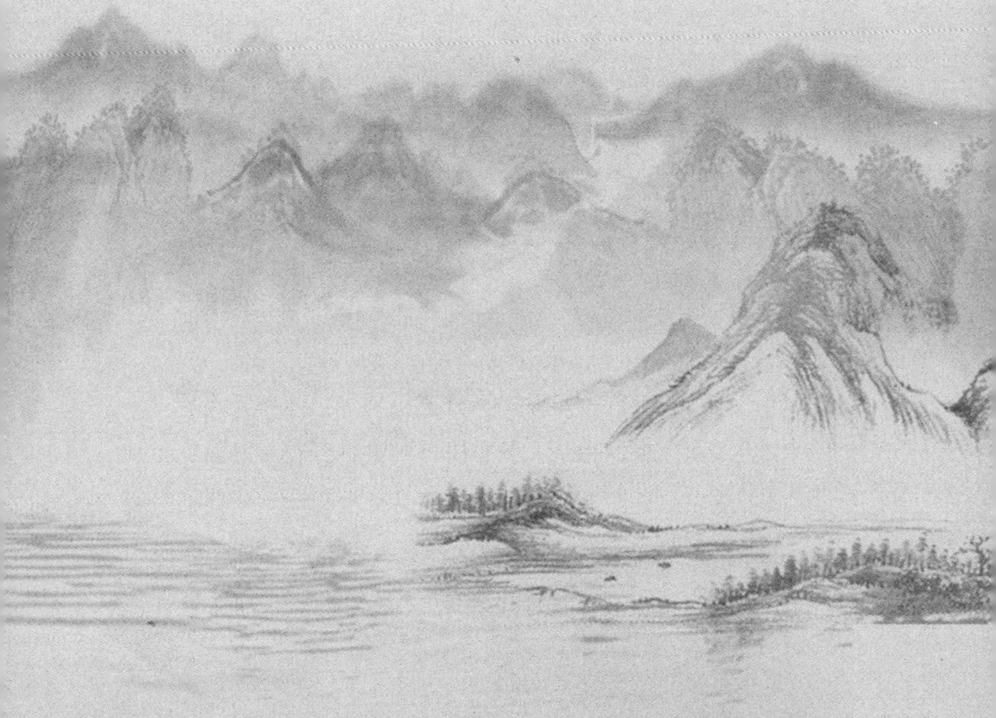

一、诃子

诃子为使君子科榄仁树属植物诃子和微毛诃子的果实。诃子分布于云南西部和西南部，广东、广西亦有栽培。微毛诃子分布于云南，缅甸也有。秋末冬初果实成熟时，选晴天采摘。采收的成熟果实，晒干或烘干即为药材诃子。采收未木质化的幼果，放入水中烫2～3分钟后，取出晒干即为藏青果。别名诃黎勒、诃黎、诃梨、随风子等。

诃子味苦、酸、涩，性平。归肺、大肠、胃经。功能涩肠下气，敛肺利咽，可用于久泻久痢，脱肛，喘咳痰嗽，久咳失音等症。内服入煎剂，常用量为3～6g；或入丸、散。敛肺清火宜生用，涩肠止泻宜煨[①]用。一般外邪未解、内有湿热积滞者慎服。

诃子入药最早见于《金匮要略》，名为诃梨勒，其中有诃梨勒散，主治气利，症见泄泻滑脱不禁，大便随矢气而出，甚至不能控制，单用诃子温涩固脱、涩肠止泻。

元代王好古在《汤液本草》中云："诃黎勒气温，味苦，苦而酸，性平。味厚，阴也，降也。苦重酸轻。无毒。《象》（指李东垣的《药类法象》）云：主腹胀满，不下饮食，消痰下气，通利津

---

① 煨，中药炮制法之一。指将药材用湿润面粉包裹，在炒热的滑石粉锅内煨至外皮焦黄色为度；或层层隔纸加热，以除去部分油分。

液，破胸膈结气，治久痢赤白肠风。去核，捣细用。《心》(指李东垣的《用药心法》) 云：经曰：肺苦气上逆，急食苦以泄之，以酸补之。苦重泄气，酸轻不能补肺，故嗽药中不用。俗名诃子、随风子。《本草》云：主冷气，心腹满，下食。仲景治气利，以诃黎勒十枚，面裹塘灰火中煨之，令面黄熟，去核，细研为末，和粥饮顿服。《衍义》云：气虚人亦宜缓缓煨熟少服。此物能涩肠而又泄气，盖其味苦涩故尔。其子未熟时，风飘堕者，谓之随风子。"

明代缪希雍在《本草经疏》曰："诃黎勒其味苦涩，其气温而无毒。苦所以泄，涩所以收，温所以通，惟敛故能主冷气，心腹胀满；惟温故下食。甄权用以止水道，萧炳用以止肠澼久泄，苏颂用以疗肠风泻血、带下，朱震亨用以实大肠，无非苦涩收敛，治标之功也。"

元代医书中使用诃子的方剂颇多，举32例如下：

1. 治小儿风痰壅闭，语音不出，气促喘闷，手足动摇，似搐非搐。诃子(大者半生半炮，去核，十个)，大腹皮(洗净，焙干，五钱)。上咀，每服二钱，水一盏①，煎七分，不拘时候温服。(《活幼心书》)

2. 治唇紧疼及疮。诃子肉、五倍子各等分。上为末。用少许干粘唇上，立效。(《卫生宝鉴》)

3. 治酒食过伤，停饮消积，宽胸膈，快脾胃。诃子皮、青橘皮(去瓤)、陈皮(去白)、槟榔、京三棱、蓬莪术、肉豆蔻(各一两)，丁香、乳香(研)、木香、麝香(研)、安息香(研)、

---

① 一盏，约为150～300ml。

沉香（镑）、藿香（各二钱半），肉桂（二两半），猪牙皂角（一两），巴豆（七钱），细墨[①]（半两）。用陈米四两，与皂角、墨、巴豆同炒，令焦黄。用重纸裹，候冷。同前药碾为细末，利三二行，勿多服。（《瑞竹堂经验方》）

4. **大良膏** 治眼目昏花。井盐（五钱，无，青盐[②]代之），诃子（一个，去核），黄连（去须，五钱），乌贼鱼骨（二钱半，去甲），黄丹[③]（三两，水飞）。上为细末，用好蜜十两，熬去白沫，滤净，入前药末于银铜器内，用文武火慢熬，用槐柳条搅成膏，紫色为度，用净瓷器盛贮，于地内埋一伏时，去其火毒，取出，每用豆大一块，温水化开，洗眼。（《瑞竹堂经验方》）

5. **重明膏** 治眼内云翳[④]，无问远年不退者，及诸般眼疾昏花，辇真人提点眼内生白翳十二三年治不效，得此方点退翳，即

---

① 细墨，即墨汁，为松烟和入胶叶、香料等加工制成之墨。辛，平，归心、肝、肾经。具有止血消肿之功，主治吐血、衄血、崩中漏下，血痢，痈肿发背等症。

② 青盐，是从盐湖中直接采出的盐和以盐湖卤水为原料在盐田中晒制而成的盐。分布青海、陕西、山东、安徽、云南、甘肃、新疆、内蒙古。咸，寒。凉血，明目。治尿血，吐血，齿舌出血，目赤痛，风眼烂弦，牙痛。煎汤或入丸散；外用研末揩牙或水化漱口、洗目。煎服：1.5～2.5g；外用适量。水肿忌服，呕吐者禁用。

③ 黄丹，别名铅丹、广丹、东丹。为用铅加工制成的四氧化三铅粉末。产河南、广东、福建、湖南、云南等地。辛、咸，寒，有毒。拔毒生肌。治痈疽疔疮。撒布或制油膏涂患处。

④ 翳，凡眼内、外障眼病所生遮蔽视线影响视力的症状皆可称翳。

日安痊复故，只内障[1]不治。白沙蜜（半斤），黄丹（二两，水飞过），诃子（四个，沉水者用，去核），柳枝（东南向者，四十九条）。上将蜜炼净，用绢滤过，盛放瓷器内，将诃子、黄丹入蜜内，放风炉上熬，用手一顺搅之，文武火不许太过，熬成金丝膏，用手捻不粘手为度。又用东南上槐条，手折寸长，一白碗，用水三大碗熬至一碗，将前膏子用槐条水解稀稠得所，用净瓷器收贮，密盖封，于地上顿放三日，令去火毒，再用绢滤过方用。熬药时鸡、犬、妇人皆避之。(《瑞竹堂经验方》)

6. 丁砂散　掠[2]髭发。大诃子（一个），母丁香[3]（一十五个），百药煎[4]（一钱）。上为极细末，用水一大碗，熬数沸，不去滓，收于净瓷器内，每夜临卧，温浆洗净髭发，用药水掠之，次早用温浆水[5]净洗，百日其髭发自黑。药用更浸一新钉尤妙，妇人

① 内障，指主要发于瞳神及眼内的疾病。一般以虚证为多，尤以肝肾不足，气血两亏为常见。此外，阴虚火旺，或情志失调，气滞血瘀，风火痰湿上扰清窍，以及外伤等，亦可致病。常自觉眼前如蚊蝇飞舞，黑花飘荡，视灯火如彩虹，视物昏蒙，夜盲，甚至暴盲等。一般患眼外观无特殊病症，但亦有见瞳神大小、形状、颜色改变者。本病比较复杂，需结合全身症状辨证论治。

② 掠，指轻轻地擦或拂过。

③ 母丁香，别名鸡舌香，为桃金娘科植物丁香的近成熟的果实。辛，温。温中，散寒，降逆。治暴心气痛，胃寒呕逆，小儿疳积。煎服：1.5～4.5克。治龋齿痛，牙宣，口臭，煎水含漱。畏郁金。

④ 百药煎，出自《本草蒙筌》，是由五倍子同茶叶等经发酵制成的块状物。味酸、涩、微甘，性平。功能：功润肺化痰，止血止泻，解热生津。主治久咳劳嗽、咽痛、口疮、牙疳、便血、血痢、泄泻、脱肛、暑热口渴等。

⑤ 浆水，是指用芥菜、包菜、芹菜、萝卜缨、黄豆芽等为原料，在沸水里烫过后，拌以少量面粉，加温水，酵母发酵而成。浆水味甘酸，具有调中和胃、化痰清热、解暑止渴之功，主治呕哕、伤食、泻痢、烦渴等症。

亦可用。(《瑞竹堂经验方》)

7. 诃子散　乌髭发。诃子（两个，去核），没食子[①]、百药煎（三两），金丝矾（一两半，研），针砂[②]（三两，用好醋一碗，瓷器没三日，炒七次）。上将荞面入针砂打糊，先夜，将针砂糊抹在头上，用荷叶[③]包到大明，用温浆水洗净；次夜，却将前药末四味调入针砂糊内，用生姜一块槌碎，再加些少轻粉、一处调匀，抹在头上，用荷叶包到天明，用温浆水加数点清油在内洗净，其发黑且光。(《瑞竹堂经验方》)

8. 诃子散　治心脾疼，冷痛不可忍，一服见效。及老幼霍乱吐泻，其效如神。诃子（炮，去核）、甘草（炙）、厚朴姜汁（炒）、干姜（炮）、草果（去皮）、陈皮、良姜（炒）、茯苓、神曲（炒）、曲蘖（炒。各等分）。上为末。每服二钱，候发刺不可忍时，用水一盏，煎七分，入盐服。(《世医得效方》)

9. 诃子散　治虚滑，久（下利）不已。黄连（三钱），木香（半两），炙甘草（三钱），诃子皮（生、熟各半两），白术[④]。芍药汤送下。(《脉因证治》)

---

① 没食子，又称没石子，为没食子蜂科瘿蜂属昆虫没食子蜂的幼虫寄生于壳斗科栎属没食子树幼枝上所产生的虫瘿。苦，温，归肺、脾、肾经。涩肠，固精，敛肺，止血。主治久泻久痢，遗精，盗汗，咳嗽，咯血，便血，创伤出血，疮疡久不收口。

② 针砂，别名为钢砂《本草拾遗》，铁砂《医学入门·本草》，铁针砂《中国医学大辞典》。为制钢针时磨下的细屑。具有镇心平肝，健脾消积，补血，利湿，消肿之功效。主治惊悸癫狂，血虚黄肿，泄泻下痢，尿少水肿，风湿痹痛，项下气瘿。

③ 荷叶，为睡莲科植物莲的叶。苦、涩，平。入心、肝、脾经。解暑清热，升发清阳，散瘀止血。治中暑、暑湿泄泻、吐血、衄血、便血、尿、崩漏。

④ 原书白术用量缺少，可用三至五钱。

10. 神珠丹　治下焦元气虚弱，小腹疼痛，皮肤燥涩，小便自利。病机云：澄澈清冷，皆属于寒，此之谓也。一名离珠丹。杜仲（二两），炒萆薢（二两），诃子（五个），龙骨（一两），破故纸（三两），炒胡桃仁（一百二十个），巴载（二两），砂仁（半两），朱砂（一两，另研）。上九味为末，酒糊丸如桐子大，朱砂为衣，每服三十丸，空心温酒或盐汤送下。气不化，小便不利，温肌润滑，热蒸。少阴气不化，气走小便自利，皮肤燥涩，为迫津液不能停，神珠丹主之。(《卫生宝鉴》)

11. 诃子汤①　治失音不语。诃子（四两，半生半炮），桔梗（一两，半生半炒），甘草（二寸，半生半炒）。上三味为末，每服五钱，用童子小便一盏，煎五七沸温服，甚者不过三服。(《卫生宝鉴》)

12. 擦牙药　川芎、细辛、诃子、五倍子、百药煎（各二钱半），胆矾（半两），绿矾（半两），麝香（如无，以甘松代之）。上为细末，再入胆矾、麝香，研匀为度。每用一字②，临卧刷之。(《医垒元戎》)

13. 多效散　治唇紧疼及疮。诃子肉、五倍子（各等份）。上为末，用少许干粘唇上，立效。(《卫生宝鉴》)

14. 诃黎勒丸　治休息痢日夜无度，腥臭不可近，脐腹撮痛，诸药不效者。诃子（去核，半两），母丁香（三十个），椿根

① 《卫生宝鉴》卷十一名方类聚又称此方为“三奇汤”。

② 一字，古代以唐“开元通宝”钱币抄取药末，钱面共有四字，将药末填去钱面一字之量，即称为一字，约合今之0.4克。

白皮[①]（一两）。上为末，醋糊丸如桐子大，每服五十丸，陈米饮送下，空心食前。（《卫生宝鉴》）

15. **七宣丸** 疗风气结聚，宿食不消，兼砂石、皮毛在腹中，及积年腰脚疼痛，冷如冰石，脚气冲心，烦愦闷乱，头旋暗倒，肩背重痛，心腹胀满，胸膈痞塞，及风毒连头面肿，大便或秘，小便时涩，脾胃虚痞，不食，脚转筋，挛急掣痛，心神恍惚，眠寐不安。桃仁（去皮尖，炒六两），柴胡（去苗）、诃子皮、枳实（麸炒）、木香（各五两），甘草（炙，四两），大黄（面裹煨，十五两）。上为末，炼蜜丸如桐子大，每服二十丸，米饮下，食前临卧各一服，以利为度，觉病势退，服五补丸。此药不问男女老幼，皆可服，量虚实加减丸数。（《卫生宝鉴》）

16. **秘元方** 助阳消阴，正气温中，内虚里寒，冷气攻心，胀痛泄泻，自汗时出，小便不禁，阳衰足冷，真气不足，一切虚冷。白龙骨（三两，烧），诃子（十个，炮，去核），砂仁（一两），灵砂[②]（二两）。上四味为末，煮糯米粥丸，如麻子大，空心温酒送下二丸，临卧冷水送下三丸。忌葱、茶、葵菜等。（《丹溪心法》）

17. **秘元丹** 治内虚里寒，自汗时出，小便不禁。白龙骨（三两），诃子（十个，去核），缩砂（一两，去皮）。上为末，糯米粥丸，梧桐子大。每服五十丸，空心盐、酒下。（《世医得

---

① 椿根、白皮，即樗白皮，为苦木科植物臭椿的根或树干的内皮。全国大部分地区均产。苦、涩，寒。入胃，大肠经。清热燥湿，涩肠，杀虫。治痢疾，久泻，肠风便血，崩漏，带下，蛔虫病。煎服：6～9克。

② 灵砂，是水银和硫黄为原料，经人工加热升华而制成的硫化汞（HgS）。甘，温；有毒。归心、胃经。祛痰，降逆，安神，定惊。主治头晕吐逆，反胃，小儿惊吐噎膈，心腹冷痛，心悸，怔忡，失眠，遗精。

效方》)

18. 四将军饮 治疟作时仆厥，摅掖[①]不醒，是中心抑郁，阴阳交战所致。先依灸法，见后。仍服此药。附子（一两），诃子（四个），陈皮（四个，全者），甘草（四寸）。上为散，每服四钱，水二盏，生姜七片，枣七枚，煎至七分，初服或不纳，再进则渐能咽，四服尽顿愈，更不复作。(《世医得效方》)

19. 五噎散 治五种噎，食饮不下，胸背痛，呕哕不彻，攻刺疼痛，泪与涎俱出。人参、茯苓、厚朴（去粗皮，姜汁制）、甘草（炙）、枳壳（麸炒，去瓤）、诃子（炮，去核）、桂心、白术、橘皮、白姜、三棱（炮）、神曲（炒）、麦芽（炒，各二两），木香、槟榔、蓬莪术（炮，各半两）。上锉散。每服二钱，水一盏，生姜三片，枣子一枚，煎至七分，空心服。为末，盐汤下亦得。(《世医得效方》)

20. 进食散 理脾元虚冷，不思饮食，久病脾虚，全不食者。及胃虚有风不食，只三服便效。甘草（炙，一两），肉桂（去粗皮）、良姜（炒）、陈皮（去白）、青皮（去瓤，各一分），诃子（五个，煨，去核），草豆蔻（三个，去皮），川乌（一个，炮）。上锉散。每服二钱，水一中盏，生姜二片，煎七分，空心服。(《世医得效方》)

21. 加味三建汤 治洞泄不止。大川乌、绵附、天雄（三味并炮，盐水浸，去皮脐）、木香、肉豆蔻（煨裂）、诃子（去核，各一两）。上锉散。每服三钱，生姜十片，红枣二枚，盐梅一个，

① 摅掖，yè。用手搀扶别人。

陈米一撮同煎，空腹热服。未效，仍服来复丹。(《世医得效方》)[1]

22. 参连丸 治肠胃虚弱，冷热不调，泻痢肠鸣，日夜无度。艾叶（用糯米糊拌匀，焙，取细末称二两半），干姜（炮，取末二两，用艾末、米醋升半，慢火熬成膏），宣连（一两半，锉如麻豆大，用吴茱萸两半，同黄连炒色紫，拣去茱萸不用），诃子（煨，去核，一两），木香（一两半，别用黄连一两半为粗末，将木香薄切，水一升慢火煮尽水，去黄连不用，焙干），人参（去芦）、白术、乌梅（去核，焙干称）、百草霜[2]（另研）、白茯苓（去皮）、酸石榴皮[3]（炒）、当归（洗、焙）、地榆（以上各一两半），赤石脂（一两三分），龙骨（一两三分，火煨），阿胶（二两，蛤粉炒），罂粟壳（二两，蜜炙）。上为末，将前项艾膏和为丸，如梧子大。每服五十丸，陈米饮下。(《世医得效方》)

23. 没石子丸 治脏气虚弱，大肠滑泄，次数频并，日渐羸瘠，不进饮食。或久患赤白痢、脾泻等疾，并皆治之。白术、白茯苓（各三钱），白姜（切作片，略炒），诃子（纸裹炮，取皮）、赤石脂（另研）、丁香（不见火，各二钱），肉豆蔻（面裹炮）、没石子（面裹炮，各二两）。上和匀，用汤泡蒸饼为丸，小梧桐子大。每服三四十丸，米饮吞下，粥食前。一日三四服。枣肉丸亦

① 天雄，为毛茛科乌头属植物乌头形长的块根。辛，热，大毒，归肾经。祛风散寒，益火助阳。主治风寒湿痹，历节风痛，四肢拘挛，心腹冷痛，痃癖癥瘕。

② 百草霜，别名灶突墨，为杂草经燃烧后附于烟囱内的烟灰。辛，温。入肺、胃，大肠经。止血。

③ 酸石榴皮，为石榴科植物石榴的果皮。味酸；涩；性温；小毒。具有涩肠止泻，止血，驱虫之功效。常用于久泻，久痢，便血，脱肛，崩漏，带下，虫积腹痛。

可。(《世医得效方》)

24. **二仁丸** 专治虚人、老人风秘，不可服大黄药者。杏仁（去皮尖，麸炒黄）、麻仁（各另研）、枳壳（去瓤，麸炒赤）、诃子（慢火炒，捶去核）。上等分，为末，炼蜜丸如梧子大。每服三十丸，温水下。(《世医得效方》)

25. **神功丸** 治气壅风盛，大便秘涩，后重疼痛，烦闷。此药当量虚实加减。大黄（四两，煨、蒸皆可），人参（二两），诃子皮（四两），麻仁（二两，另研）。上为末，炼蜜丸，如梧子大。每服二十丸，温汤、酒、米饮任意下，食后临卧服。(《世医得效方》)

26. **集效丸** 治因脏腑虚弱，或多食甘肥，致蛔虫动作，心腹绞痛，发则肿聚，往来上下，痛有休止，腹中烦热，口吐涎沫，是蛔咬，宜服此药。若积年不瘥，服之亦愈。又治下部有虫，生痔痒痛。木香、鹤虱（炮）、槟榔、诃子（煨，去核）、芜荑（炒，研）、附子（炮，去皮脐）、干姜（炒，各七钱半），大黄（锉，炒，一两半）。上为末，蜜丸梧桐子大。每服三十丸，食前橘皮汤下。妇人醋汤下。(《世医得效方》)

27. **使君子丸** 正脾助胃。厚朴（去粗皮，姜汁炒）、陈皮、甘草、诃子（去核）、使君子（去壳，另研）。上为末，炼蜜丸，绿豆大。每服三七丸，疳泻、积泻，米饮下。热泻，加青黛，米饮。冷泻，姜。中暑泻，香薷。时行泻，桑叶。赤痢，蓝姑草。白痢，乌梅。惊泻，蓝姑草[①]。以上并用米饮下。蓝姑草，竹叶菜是也。(《世医得效方》)

---

① 蓝姑草，存疑待考。

28. **益黄散**　治脾胃虚弱，吐泻，及治脾疳，腹大身瘦。此药补脾调气，治冷腹痛，久冷泄，效。陈皮、青皮、诃子肉、甘草（各一两），丁香五钱。上锉散。每服二钱，水一中盏，生姜二片煎，空腹服。(《世医得效方》)

29. **龙骨散**　治大肠虚，肛门出。龙骨、诃子肉（炒，各二钱半），没石子（大者，二枚），罂粟壳（去瓤，醋炙）、赤石脂（各二钱）。上为末，每服一钱，米饮调下。(《世医得效方》)

30. **咳血丹**　治因身热，痰盛血虚。青黛、栝蒌仁（二味治痰）、诃子、海石（涩）、杏仁（治嗽甚）、四物汤（治虚）、姜汁、童便、山栀。蜜调噙化。(《脉因证治》)

31. **安胎和气散**　治胎冷，腹胀虚痛，两胁虚鸣，脐下冷疼，小便数，大便滑。诃子（面裹煨，去核）、白术（各一两），陈皮、高良姜（炒）、木香（不见火）、白芍药、陈米（炒）、甘草（炙，各半两）。上锉散。每服四钱，水一盏半，生姜五片煎，不以时温服。忌生冷。(《世医得效方》)

32. **理肺膏**　治肺痈[①]正作，咳唾不利，胸膈迫塞。诃子（去核）、百药煎、五味子（微炒）、条参（去芦）、款冬花蕊、杏仁、知母、贝母、甜葶苈子、紫菀、百合、甘草节（各五钱）。上为末，用白茅根净洗，称三斤，研取自然汁，入瓷石器中熬成膏，更添入好蜜二两，再熬匀，候冷，调和前药为丸，如梧桐子大。

① 肺痈，病名，指肺部发生痈疡而咳吐脓血的病症。多由外感风邪热毒，蕴阻于肺，热壅血瘀，郁结成痈，久则化脓所致。主症见发热寒战，咳嗽，胸痛，气急，吐出腥臭脓性黏痰，甚则咳吐脓血。治宜清肺化痰，解毒排脓。

温水吞下。(《世医得效方》)

二、胡椒

胡椒为胡椒科胡椒属植物胡椒的果实。原产东南亚，现广植于热带地区。我国福建、广东、广西、海南、云南、台湾等地有栽培。一般定植后2～3年封顶放花，3～4年收获。果穗先晒，后去皮，充分晒干，即为商品黑胡椒。果穗用流水浸至果皮腐烂去皮，晒干即为商品白胡椒。别名昧履支、浮椒、玉椒等。

胡椒味辛性热。归胃、大肠、肝经。功能温中散寒，下气止痛，止泻，开胃，解毒。主治胃寒疼痛，呕吐，受寒泄泻，食欲不振，中鱼蟹毒等症。内服入汤剂常用量为1～3g；或入丸、散。外用时研末调敷，或置膏药内外贴。注意：热病及阴虚有火者禁服，孕妇慎服。据《海药本草》记载，此药“不宜多服，损肺”。

胡椒入药最早见于唐代《新修本草》，称：“胡椒生西戎，形如鼠李子，调食用之，味甚辛辣。主下气，温中，去痰，除脏腑中风冷。”

元代忽思慧在《饮膳正要》曰：“胡椒味辛，温，无毒。主下气，除藏府风冷，去痰，杀肉毒。”王好古《汤液本草》云其：“气温，味辛，无毒。本草云：主下气温中，去痰，除脏腑中风冷。向阳者为胡椒，向阴者为荜澄茄。胡椒多服损肺，味辛辣，力大于汉椒。《衍义》云：去胃中寒痰吐水，食已即吐，甚验。过剂则走气，大肠寒滑亦用，须各以他药佐之。”

胡椒与蜀椒都属于辛热之品，但胡椒辛热之性比蜀椒更强。清代黄宫绣在《本草求真》中言之甚详，曰：“胡椒比之蜀椒，其热更甚。凡因火衰寒入，痰食内滞，肠滑冷痢，及阴毒腹痛，胃寒吐水，牙齿浮热作痛者，治皆有效，以其寒气既除，而病自可愈也。但此上有除寒散邪之力。非同桂、附终有补火益元之妙。况走气动火，阴热气薄，最其所忌。”

元代医籍中含胡椒的方剂，举21例如下：

1. 治急心疼方 斑蝥[①]（七个，头翅全），胡椒（四十九粒）。上将二味同炒，令斑蝥焦碎，吹去斑蝥不用，净吹胡椒无斑蝥末，将胡椒碾为细末，只作一服，热酒调服，不拘时候。（《瑞竹堂经验方》）

2. 四圣散 治小肠膀胱疝气疼不可忍者。川楝子（炒黄）、胡椒、茴香[②]（炒）、全蝎（炒，以上各半两）。上为细末，每服二钱，空心热酒调下。（《瑞竹堂经验方》）

3. 建中丸 治脾胃气弱，胃犯风冷，腹痛肠鸣泄泻。经云：食毕而泻，谓之洞泻，手足冷，面色青白，下部虚寒，中满气短，常服宽中，健脾养胃，育真固气。胡椒、大附子（炮，去

---

① 斑蝥，别名斑猫，为芫菁科昆虫南方大斑蝥或黄黑小斑蝥的干燥全体。辛，寒，有大毒。入大肠、小肠、肝、肾经。攻毒，逐瘀。外用治牛皮癣、神经性皮炎，以酒浸液涂患处；内服治瘰疬，狂犬咬伤，近年来用于肝癌、肺癌等癌症，用量0.05–0.1克。

② 此处茴香当指小茴香。小茴香，为伞形科植物茴香的成熟果实。主产山西、内蒙古等地。辛，温。入肝、肾、脾、胃经。温肾散寒，理气止痛，和胃。治寒疝疼痛，肾虚腰痛，胃腹冷痛，呕吐食少，痛经。煎服：3～9克。

皮脐）、川乌（炮，去皮脐）、桂心、荜茇、干姜、良姜（炒）、吴茱萸（去枝，汤泡）。上件各等分，为细末，醋糊为丸，如梧桐子大，每服五七十丸，空心食前，米饮汤送下。（《瑞竹堂经验方》）

4. **褐子丸** 治小儿阴阳不和，脏腑怯弱，乳食不消，心腹胀满，呕逆气急，或肠鸣泄泻频并，腹中冷痛，食癥乳癖，痃气痞结，积聚肠胃，或秘或痢，头面浮肿，不思乳食，及疗五种疳气[①]，八种痢疾，肌肉消瘦，气粗腹大，神色昏聩，情意不乐，常服散冷热气，调和脏腑，去疳积，止泻痢，进饮食，生肌肉，悦颜色，功效非常不能尽述。萝卜子（二两，微炒），陈皮（去白，一两），青皮（去白，一两），黑牵牛（一两半，一半生用一半熟），京三棱（一两，炒），蓬莪术（一两，炮），胡椒（半两），木香（一分，不见火）。上为细末，水煮面糊为丸，如梧桐子大，每服二三十丸，空心，用萝卜子煎汤，或姜汤送下，看儿大小加减服之。（《瑞竹堂经验方》）

5. **胡椒理中丸** 治肺胃虚寒，咳嗽喘急，呕吐痰水。胡椒、甘草、款冬花、荜茇、良姜、细辛、陈皮、干姜（各四两），白术（五两）。上九味为丸，炼蜜丸如桐子大，每服三十丸至五十丸，温汤或温酒、米饮任下。（《卫生宝鉴》）

6. **易简红丸子** 修合、治疗之法并见《局方》。蓬术、三棱、橘皮、青皮、胡椒、干姜、阿魏、矾红。上每服六十丸，姜汤咽下，大治大人小儿脾胃之证，极有神效。但三棱、蓬术本能破癥消癖，其性猛烈，人不以此为常服之剂。然今所用者，以生

① 疳气，又名疳证、疳疾。泛指小儿因多种慢惊疾患而致形体干瘦，津液干枯的证候。主要由于乳食失调，或感染病邪、损伤脾胃而成。

产之处，隔扎二药，不得其真，乃以红蒲根之类代之，性虽相近，而功力不同，应老弱虚人、小儿、妊妇以其治病不能伤耗真气，但服之兼疑此药，须是合令臻至，用好米醋煮陈米粉糊丸。若修合之时当去阿魏、矾红、小橘皮煎，治寻常饮食所伤，中脘痞满服之，应手而愈。大病之后，谷食难化，及治中脘停滞，醋并生姜汤下；脾寒疟疾生姜橘皮汤下；心腹胀痛，紫苏橘皮汤下；脾疼作楚，菖蒲汤下；酒、谷疸遍身皆黄，大麦汤下；两胁引乳痛，沉香汤下；酒积食积，面黄腹胀，时或干呕，煨生姜汤下；妇人脾血作楚，及血癥气块，经血不调，或过时不来，并用醋汤咽下，寒热往来者，尤宜服；产后状如癫痫者，此乃败血上攻，迷乱心神所致，当以此药，热醋汤下，其效尤速。男子妇人有癫痫患者，未必皆因心经蓄热，亦有因胆气不舒，遂致痰饮上迷心窍，故成斯疾。若服凉剂过多，则愈见昏乱，常以此药，衣以辰砂[①]，用橘叶煎汤咽下，名小镇心丸。妊妇恶阻呕吐，全不纳食，百药不治，惟此最妙，乃佐二陈汤服之。但人疑其堕胎，必不信服，每易名用之，时有神效。但恐妊妇服之，此后偶尔损动，必归于此药，故不敢极言其效。(《医垒元戎》)

7. 局方红丸子　治丈夫脾积[②]滞气，胸膈满闷，面黄腹大，

---

① 辰砂，别名朱砂、丹砂。为天然的辰砂矿石。主产贵州、湖南、四川、广西、云南等地。甘，微寒，有毒。入心经。安神定惊，解毒。1. 治惊闲，癫狂，心悸，失眠。吞服，0.3～0.9克，研末水飞。或拌他药同煎。2. 治疮疡肿毒，疥疮，咽喉肿痛。水飞，与他药配伍外用。内服不宜过量和久服，以防汞中毒。肾功能不正常者慎用。不可火煅面，见火则析出水银，有剧毒。本品主要成分为硫化汞。

② 脾积，又名痞气，古病名，五积之一。出自《难经·五十五难》。

四肢无力，酒积不食，干呕不止，背胛连心胸及两乳痛，妇人脾血积气，诸般血癥气块，及小儿食积，骨瘦面黄，腹胀气粗，不嗜饮食，渐成脾劳①，不拘老幼，并宜服之。广茂（五斤），京三棱（三斤，水浸令软，切作片），陈皮（四两，去白，拣净），青皮（五斤），胡椒（三斤），干姜（三斤，炮）。上件六味并为细末，制丸桐子大，矾红为衣，每服三十丸，食后姜汤下，小儿临时加减与之。（《医垒元戎》）

8. **救苦散** 治一切牙疼及塞风蚛②牙疼。川乌、草乌、桂花③、良姜、红豆④、胡椒、荜茇、细辛（各半钱），石膏、官桂（各三钱）。上为末，先漱净，里外干糁之，出涎立愈。（《卫生宝鉴》）

9. **红豆丸** 治诸呕逆膈气，反胃吐食。胡椒、缩砂、拣丁香、红豆（各二十一粒）。上为末，姜汁丸如皂角子大，每服一丸，枣一个去核，填药，面裹煨熟，细嚼，白汤⑤下，空心日三服。（《卫生宝鉴》）

10. **三脘痞气丸** 治三焦痞滞，气不升降，水饮停积，不得流行，胁下虚满，或时刺痛，宜服。沉香、大腹子⑥、槟榔、缩

---

① 脾劳，病证名，五劳之一。指因饮食劳倦伤脾所致的病证。

② 蚛（zhòng），虫啮。

③ 桂花，别名木樨花，辛，温。归肺、脾、肾经。温肺化饮，散寒止痛。主治痰饮咳喘，脘腹冷痛，肠风血痢，经闭痛经，寒疝腹痛，牙痛，口臭。

④ 红豆，即赤小豆，别名红小豆。为豆科植物赤小豆或赤豆的种子。赤小主产广东、广西、江西等地。赤豆全国大部分地区均产。酸，平。入心、小肠经。利水除湿，解毒排脓。1. 治水肿，脚气，黄疸，泻痢。煎服：9～30克。2. 治痈肿，腮腺炎。研末调敷。

⑤ 白汤，指白开水。

⑥ 大腹子即为槟榔，此处疑有误。

砂（各半两），青皮（去白）、陈皮（去白）、木香、白豆蔻、三棱（炮，各一两），半夏（汤泡七次，二两）。上为末，神曲糊丸如桐子大，每服三十丸，温水送下，陈皮汤亦得，食后。（《卫生宝鉴》）

11. 神保丸　治心膈痛，腹胁痛，肾气痛，痰积痛。木香、胡椒（各二钱五分），干蝎（七个），巴豆（去心，膜油，十个）。上为细末，入巴豆霜令匀，汤浸蒸饼为丸麻子大，朱砂为衣，每服三丸，姜汤下。（《卫生宝鉴》）

12. 神效五食汤丸　取虚实积食，气蛊胀满，积块水气，年深癖癥，并皆治之。大戟（刮去皮）、甘遂（生，各半两），猪牙皂角（去皮子弦，生用）、胡椒（生，各一两），芫花（米醋浸一宿，炒黄，一两），巴豆（去心膜，醋煮，二十沸，研，半两）。上除巴豆外，杵为末，入巴豆再研匀，糊丸如绿豆大，每服五七丸，气实者十丸，夜卧，水一盏，用白米、白面、黑豆、生菜、猪肉各少许，煎至半盏，去渣，用汤温下，药取下病。忌油腻黏滑物。妇人有胎，不可服之。（《卫生宝鉴》）

13. 塌气丸　治中满下虚，单腹胀满虚损者。陈皮、萝卜子（炒，各半两），木香、胡椒（各三钱），草豆蔻（去皮）、青皮（各三钱），蝎梢（去毒，二钱半）。上为末，糊丸如桐子大，每服三十丸，米饮下，食后，日三服。白粥百日，重者一年，小儿丸如麻子大，桑白皮汤下十丸，日三服。大人丸如桐子大，每服四十丸。如阴囊洪肿冰冷，用沧盐、干姜、白面为末，各三钱，水和膏子摊纸上，涂阴囊上。（《卫生宝鉴》）

14. 磨积丸　治肠胃因虚气癖于盲膜之外，流于季胁，气逆息难，积日频年，医所不治。久则荣卫停凝，一旦败浊，清为痈脓，多致不救。胡椒（五百五十粒），木香（一分），全蝎（十个，去毒）。上为末，粟米饮丸，如绿豆大。每服十五丸，橘皮汤下。（《世医得效方》）

15. 却痛散 治心气痛不可忍者。五灵脂（去砂）、蒲黄（炒，各半两），当归、肉桂（去粗皮）、石菖蒲、木香、胡椒（各一两），川乌（炮，一两半）。上锉散。每服四钱，水一盏，食盐、米醋少许煎服。（《世医得效方》）

16. 浮椒丸 治脾痛不可忍，及疗冷气疼。陈茱萸（二两），浮椒（即胡椒）、蚌粉（炒赤色，各一两）。上为末，醋糊丸，如梧子大。每服二十丸，用温酒或到下。遇发时服，甚者不过二三服，立效。（《世医得效方》）

17. 胡椒汤 治霍乱吐泻。胡椒（七粒），生绿豆（二十一粒）。上为末，宣木瓜汤温和调下。（《世医得效方》）

18. 小半夏丸 治翻胃[1]及不欲饮食。半夏（汤洗十次）、胡椒（各等分）。为末，姜汁丸如梧子大。每服三五十丸，姜汤下。（《世医得效方》）

19. 胡椒理中丸 治寒咳冷痰，吐白涎沫，续续不止，不能饮食。款冬花（去梗）、胡椒、荜茇、陈皮、干姜、甘草、良姜、细辛（去叶，各二两），白术（二两半）。上为末，蜜丸如梧子大。每服十丸，温汤、米饮任下，不拘时候。（《世医得效方》）

20. 导气丸 治诸痞塞关格不通，腹胀如鼓，大便结秘等证。又肾气、小肠气[2]等，功效尤速。青皮（水蛭等分同炒赤，去水

---

① 翻胃，病证名，即反胃，亦称胃反，指食下良久复了，或隔宿吐出者。

② 小肠气，即疝气。

蛭）、莪术（虻虫等分同炒，去虻虫）、胡椒（茴香炒，去茴香）、三棱（干漆炒，去干漆）、槟榔（斑蝥炒，去斑蝥）、茱萸（牵牛炒，去牵牛）、赤芍（川椒炒，去川椒）、石菖蒲（桃仁炒，去桃仁）、干姜（硇砂炒，去硇砂）、附子（青盐炒，去盐）。上各锉碎，与所注药炒熟，去水蛭等不用，只以青皮等十味为末，酒糊丸，如梧子大。每服五十丸，加至七十丸，空心紫苏汤吞下。（《世医得效方》）

21. 加味二陈汤　治痰晕，或因冷食所伤。陈皮、半夏、白茯苓（各一两），甘草（五钱），丁香、胡椒（各三钱）。上锉散。每服四钱，姜三片、乌梅一个同煎，不拘时热服。体虚甚者顺元散。（《世医得效方》）

三、胡芦巴

胡芦巴为豆科胡芦巴属植物胡芦巴的种子。多为栽培或野生，分布于东北、西南及河北、江苏、浙江、安徽、山东、河南、湖北、广西、陕西、甘肃、新疆、宁夏等地。南方于每年6～7月采收加工，北方采收略晚，一般在9～10月，当植株由绿变黄，下部果荚变黄时，用刀齐地割下全株，晒干后打下种子，除尽灰渣杂质即成。又名胡芦巴、苦豆，芦芭，等。

胡芦巴味苦性温，归肝、肾经。功能温补肾阳、祛寒逐湿。主治寒疝、腹胁胀满、寒湿脚气、肾虚腰痛、阳痿遗精、腹泻等症。内服入汤剂，常用量3～10g，或入丸、散。阴虚火旺或有湿热者慎服。

胡芦巴入药始载于宋代《嘉祐本草》，云："胡芦巴出广州并黔州。春生苗，夏结子，子作细荚，至秋采。今人多用岭南者。主元脏虚冷气。得附子、硫黄，治肾虚冷，腹胁胀满，面色青黑；得茴香子、桃仁，治膀胱气。"

王好古在《汤液本草》云：胡芦巴"苦，纯阴。《珍》（指张元素《珍珠囊》）云：治元气虚冷，及肾虚冷。《本草》云：得茴香子、桃仁治膀胱甚效，腹胁胀满，面色青黑，此肾虚证也。"

李时珍在《本草纲目》对此作了补充，曰："胡芦巴，右肾命门药也，元阳不足，冷气潜伏，不能归元者宜之。张子和《儒门事亲》云：'有人病目不睹，思食苦豆，即胡芦巴，频频不缺，不周岁而目中微痛，如虫行入眦，渐明而愈。'按此亦因其益命门之功，所谓益火之原，以消阴翳是也。"黄宫绣《本草求真》进一步指出："胡芦巴，苦温纯阳，亦能入肾补命门。功与仙茅、附子、硫黄恍惚相似，然其力则终逊于附子、硫黄，故补火仍须兼以附、硫、茴香、吴茱萸等药同投，方能有效。"说明胡芦巴温补肾阳之性须赖配伍才能取得较好效果。

元代医籍中含胡芦巴的方剂，举14例如下：

1. 治心脾肾三经不足。胡芦巴（酒浸，炒）、鹿茸、川巴戟（去心，酒浸，炒，各五钱），苍术（八两），麦门冬（三两），天门冬（三钱），茯神（三分），远志（二钱），沉香（一两），当归（酒浸，净，焙，半两），人参（去芦）、枸杞子、雀脑川芎[1]、陈皮

① 雀脑川芎，川芎的别名，《本草纲目》称"因其状如雀脑，谓之雀脑芎。"

（去瓤，各半两）。上为细末，好酒煮神曲末二两，打糊为丸，如梧桐子大。每服四五十丸，空心服。如补心，枣汤下；补肾，温酒盐汤下。（《瑞竹堂经验方》）

2. **援治脾肾俱虚**。可益精髓，补肾经，固元阳，轻脚腰，安五脏，通九窍。令人耳目聪明。胡芦巴（一两），苍术（四两，一两酒浸，一两醋浸，一两米泔浸，一两盐水浸，各一宿），破故纸（酒浸一宿，一两），覆盆子（二钱），茴香（一钱），川楝子（一两），木香（半两），山药、穿山甲（酥炙者）、地龙[①]、茯苓（坚圆者）、枸杞子、牛膝（酒浸一宿，各三钱）。晒干为细末，无灰酒[②]糊为丸，如梧桐子大。每服三五十丸，温酒送下，盐汤亦可，干物压之，空心服毕，须行百步，使药力行，日进二服。（《瑞竹堂经验方》）

3. **治小肠气及腰痛**。胡芦巴（生，芝麻炒）、萆薢、杜仲、破故纸、小茴香（以上各一两，盐水浸一宿），胡桃仁（二两，泡去皮）。上将胡桃为末，同前五味药末为丸，如梧桐子大。每服三五十丸，空心，盐酒送下，或盐汤亦可。（《瑞竹堂经验方》）

4. **骗马丹**　治寒湿脚气，四肢疼痛，补五脏，壮筋骨，补精髓，注颜，黑发鬓，行步健，大宜常服。胡芦巴（盐炒黄色）、破

---

① 地龙，出自《本草图经》。别名蚯蚓。为钜蚓科动物参环毛蚓的干燥全体。主产广东、广西。咸，寒。入肝、脾、肺经。清热镇痉，通络，利尿，平喘，降压。治高热狂躁，惊风抽搐，慢性气管炎，哮喘，关节疼痛，半身不遂，小便不利，水肿，高血压病。内服：煎汤，4.5～9克；研末服，1.5～3克。

② 无灰酒，古人酿酒，当酒初熟时，下石灰水少许，使之澄清，所得之清酒称“灰酒”。故无灰酒指不放石灰的酒。

故纸（盐炒香）、金刚骨[1]（酒浸一宿，晒，盐炒）、骨碎补（去毛，盐炒）、甜瓜子（盐炒黄色）、胡桃仁（另研细，以上各一两），乳香（另研）、没药（另研）、自然铜[2]（火煅，醋蘸七次，以上各半两）。上除另研外，为细末，醋糊为丸。如梧桐子大，每服三十丸，温酒送下。病在上，食后；病在下，食前。日进三服。（《瑞竹堂经验方》）

5. **复春丸** 治腰脚风湿、劳损，手足麻痹，筋骨疼痛，不能屈伸。萆薢四两，破故纸（炒）、杜仲（去丝）、胡芦巴（炒）、木通（各二两），骨碎补（去毛）、虎骨[3]（酥炙）、乳香（研）、槟榔、没药、木香（各一两半），甜瓜子（炒，三两），牛膝（去芦，酒浸，焙干）、巴戟（去心，各二两），胡桃仁（一百个，去皮，另研极细）。上件一十五味为细末，与胡桃仁再研极细，酒糊为丸，如梧桐子大。每服四五十丸，食前温酒送下。（《瑞竹堂经验方》）

6. **玉关丸** 治诸虚不足，膀胱肾经痼败，阴阳不交，致多生病，水欲升而沃心，火欲降而温肾，如此则坎离既济，阴阳协和，火不炎而神自清，水不渗而精自固，久服补益，永无膏淋白浊[4]遗精之患，功效难以尽述。辰砂（半两），鹿茸（一两），柏子仁（炒，另研）、川巴戟（各七线半，去心），黄芪（七钱，蜜炙），

---

① 金刚骨，菝葜的别名，又称为铁刷子、铁菱角、金刚头、霸王引、冷饭头。味甘、酸，性平，归肝、肾经。祛风利湿，解毒消痈。主治风湿痹痛，淋浊，带下，泄泻，痢疾，痈肿疮毒，顽癣，烧烫伤。

② 自然铜，出《雷公炮炙论》。为天然黄铁矿的矿石。辛，平。入肝经。散瘀止痛，续筋接骨。治跌打损伤，筋伤骨折，血瘀疼痛。煎服：3～9克。

③ 虎骨，可用豹骨、狗骨等代替。

④ 白浊，指小便色白混浊。

沉香、苁蓉（酒浸）、茯神（去木）、牛膝（去芦）、石斛（去根秤，酒浸）、五味子、菟丝子（水洗，酒浸蒸）、杜仲（去粗皮，酒浸炒，以上各七钱半），远志（去心，一两），川附子（二只，去皮脐，各切下顶，空心，中安辰砂在内，将切下顶子盖定，以线扎），木瓜（大者一个，去皮瓤、切开顶子，装朱砂、附子一只在内，以木瓜切下顶子盖定，用线扎之，烂蒸讫，取出附子，切片焙干为末，辰砂细研，木瓜碾为膏子）。上为细末，用木瓜膏杵和，入少酒糊为丸，如梧桐子大，每服七十丸，空心，米饮汤或温酒盐汤送下。(《瑞竹堂经验方》)

7. 草还丹　夫草还丹者，不用金石，不加燥热，不伤五脏，只草药为用，全在制度之妙，得水火既济之术，夺丹砂烧炼之功。大壮脾胃，能进饮食。且脾属中央之土，乃五脏之主，一失调养，则五脏俱虚，百病由此而生。此药益精髓，补肾经，固元阳，轻腰脚，安五脏，通九窍，令耳目聪明。有一老人，年七十以上，常服此药，悦颜容，乌髭发，固牙齿，能夜书细字，延年益寿，乃仙家之良剂，平补大有效验。苍术（四两，一两酒浸，一两甜浸，一两米泔浸，一两盐水浸，各一宿），胡芦巴（一两，酒浸一宿），破故纸（一两，酒浸一宿），覆盆子（二钱，拣净），茴香（二钱，新肥者），川楝子（一两），木香（半两，坚实者），山药（坚白者）、川山甲（酥炙黄）、地龙（去土净）、茯苓（坚圆者）、枸杞子、牛膝（各二钱，酒浸一宿）。上件晒干为细末，无灰酒糊为丸，如梧桐子大，每服三五十丸，温酒送下，或盐汤亦可，干物压之。空心服毕，须行百步，使药力行，日进二服。此方得之刑部令史王国宝渠隶事时，有一僧子窝藏强盗，部拟死，渠人出之，后僧子以此方谢。嘱之惟西平章有此方，不可乱传，当珍藏之。后渠人佐西平章，于方册内得此方，药味、分两、制度相同，乃平章常服药。(《瑞竹堂经验方》)

8. 胡芦巴丸　治虚损不可医之疾，极能关锁精气，升降阴阳，功效如神。附子（炮，一两，去皮），川乌（炮，去黑皮）、沉香、酸枣仁（汤泡，去皮）、当归（去芦）、川芎、柏子仁（去壳）、胡芦巴、巴戟（去心）、破故纸（微炒）、龙骨、牡蛎（煅）、天雄（炮）、赤石脂（煅，以上各一两），鹿茸（二两，酥炙），茴香（二两），泽泻（半两），生硫黄（明者，七钱半，生用）。上为细末，酒糊为丸，如梧桐子大，每服五十丸，空心，盐汤米饮送下，日进二服。(《瑞竹堂经验方》)

9. 胡芦巴丸　治小肠疝气，偏坠阴肿，小腹有物如卵，上下去来，痛不堪忍，或绞结绕脐攻刺，呕吐闷乱。胡芦巴（一斤，炒），吴茱萸（十两，洗炒），川楝子（炒，一两），巴戟（去心，炒）、川乌头（炮，去皮，各六两），茴香（盐炒，去盐，十两）。上为末，酒糊丸桐子大，每服十五丸，空心温酒下。(《卫生宝鉴》)

10. 寸金散　治妇人子肠下不收。蛇床子、韶脑[①]、胡芦巴、紫梢花[②]（各等分）。上四味为末，每服五七钱，水半碗，淋洗之，三二遍为效。(《卫生宝鉴》)

11. 暖肾丸　治肾虚多溺，或小便不禁而浊。胡芦巴（炒）、

---

① 韶脑，即樟脑。

② 紫梢花，别名紫霄花，为淡水海绵科动物脆针海绵的干燥群体。味甘，性温。益阳，涩精。主治阳痿、遗精、白浊、带下、小便不禁。

故纸（炒）、川楝（用牡蛎炒，去牡蛎）、熟地黄、益智、鹿茸（酒炙）、山茱萸、代赭（烧醋淬七次，另研）、赤石脂（各七钱半），龙骨、海螵蛸、熟艾（醋拌炙焦）、丁香、沉香、乳香（各五钱），禹余粮（煅，醋淬，七钱半）。上为末，糯米粥丸如梧子大。服五十丸，煎菖蒲汤空心送下。（《丹溪心法》）

12. 地黄丸　治劳损耳聋。熟地黄、当归、川芎、辣桂[①]、菟丝子、川椒（炒）、故纸（炒）、白蒺藜（炒）、胡芦巴（炒）、杜仲（炒）、白芷、石菖蒲（各一钱半），磁石（火烧醋淬七次，研，水飞，一钱二分半）。上为末，炼蜜丸，如桐子大，服五十丸，葱白温酒下。（《丹溪心法》）

13. 补真丸　大抵不进饮食，以脾胃之药治之多不效者。亦有谓焉，人之有生，不善摄养，房劳过度，真阳衰弱，坎火不温，不能上蒸脾土，冲和失布，中州不运，是致饮食不进，胸膈痞塞，或不食而胀满，或已食而不消，大腑溏泄，此皆真火衰虚，不能蒸蕴脾土而然。古云补肾不如补脾，予谓补脾不若补肾。肾气若壮，丹田火经上蒸脾土，脾土温和，中焦自治，膈开能食矣。胡芦巴（炒）、附子（炮，去皮脐）、阳起石（煅）、川乌（炮，去皮）、菟丝子（淘净，酒蒸）、沉香（不见火，另研）、肉豆蔻（面裹煨）、肉苁蓉（酒浸，焙）、五味子（去枝梗，各半两），鹿茸（去毛，酒蒸，焙）、川巴戟（去心）、钟乳[②]粉（各一两）。上为末，

---

① 辣桂，即肉桂，又称为紫桂、菌桂、交趾桂等。

② 钟乳，别名石钟乳、滴乳石、鹅管石。为碳酸盐类矿物钟乳石的矿石。甘，温。入肺、肾经。温肺，壮阳，下乳。治虚劳喘咳，寒嗽，阳痿，腰膝冷痹，乳汁不下。

羊腰子二对，治如食法，葱、椒、酒煮烂，入少酒糊杵和为丸，如梧子大。每服七十丸，空心、食前米饮、盐汤任下。(《世医得效方》)

14. **胡芦巴散** 治气攻头痛。胡芦巴（微炒）、三棱（锉，醋泡一宿，炒干，各一两），干姜（炮，等分）。上为末。每服二钱，温生姜汤或酒调下。凡气攻头痛，服即瘥。万法不愈，头痛如破者，服之即愈。或瘴疟瘥后，头痛呼号，百方不效，用此一服如失去。小可头痛更捷。(《世医得效方》)

四、缩砂仁

缩砂仁为姜科砂仁属植物阳春砂、绿壳砂或海南砂的干燥成熟果实。阳春砂仁生长于气候温暖、潮湿、富含腐殖质的山沟林下阴湿处，分布于福建、广东、广西、云南等地。绿壳砂仁生于海拔600~800m的山沟林下阴湿处或栽培，分布于云南南部。海南砂仁生于山谷密林中，分布于海南。砂仁种植3年后于7~8月份果实成熟时剪下果穗，置于竹帘或草席上用微火烘至半干，趁热喷以冷水，使果皮骤然收缩与种子紧贴，以便保存时不易生霉，再用微火烘干，为壳砂，剥下的果皮为砂壳。别名缩砂蜜、春砂仁、阳春砂等。

缩砂仁味辛性温。归脾、胃、肾经。功能芳香温煦，化湿行气。主治湿阻中焦及脾胃气滞所致的胸脘痞闷、腹胀食少。内服入汤剂常用量为3～6g，后下；或入丸散。注意阴虚有热者禁服，入煎剂宜后下。

砂仁始载于唐代甄权的《药性论》，名为“缩砂蜜”，曰：“主冷气腹痛，止休息气痢，劳损，消化水谷，温暖脾胃。”

砂仁在临床常用于脾胃病，但是经过适当配伍亦可治肺经、肾经及大小肠经的病变。例如王好古在《汤液本草》云：砂仁“气温，味辛，无毒。入手足太阴经、阳明经、太阳经。足少阴经。《象》云：治脾胃气结滞不散，主劳虚冷泻，心腹痛，下气消食。《本草》云：治虚劳冷泻，宿食不消，赤白泄利，腹中虚痛，下气。《液》云：与白檀、豆蔻为使则入肺，与人参、益智为使则入脾，与黄柏、茯苓为使则入肾，与赤白石脂为使则入大小肠。”

砂仁为具有理气安胎之功，《本草汇言》对此论述较详，其曰：“砂仁，温中和气之药也。若上焦之气梗逆而不下，下焦之气抑遏而不上，中焦之气凝聚而不舒，用砂仁治之，奏效最捷。然古方多用以安胎何也？盖气结则痛，气逆则胎动不安，此药辛香而窜，温而不烈，利而不削，和而不争，通畅三焦，温行六腑，暖肺醒脾，养胃养肾，舒达肝胆不顺不平之气，所以善安胎也。沈则施曰：‘砂仁温辛香散，止呕通膈，达上气也；安胎消胀，达中气也；止泻痢、定奔豚①，达下气也。’”

清代陈无择在《本草新编》认为砂仁在方剂中只能作为佐使

① 奔豚，出自《灵枢·邪气藏府病形》。《难经》列为五积之一，属肾之积。症见有气从少腹上冲胸脘、咽喉，发时痛剧，或有腹痛，或往来寒热，病延日久，可见咳逆、骨痿、少气等症。多由肾脏阴寒之气上逆或肝经气火冲逆所致。

之用，曰："砂仁，只可为佐使，以行滞气，所用不可过多，用之补虚丸中绝佳，能辅诸补药，行气血于不滞也。补药味重，非佐之消食之药，未免过于滋益，反恐难于开胃，入之砂仁，以苏其脾胃之气，则补药尤能消化，而生精生气，更易之也。"

元代医籍中含砂仁的方剂，举39例如下：

1. **和胃气，消宿食，理腹痛，快膈，调脾。** 沉香（一两），缩砂仁、乌药（各二两），净香附（四两），甘草（炙，一两二钱）。上除沉香不过火，余四味锉焙，仍同沉香研为细末。每服一钱，用温盐汤无时调服，或空心烧盐汤调下亦好，紫苏、枣汤尤妙。（《活幼心书》）

2. **香棱丸** 消食快气，宽中利膈，化痰。京三棱、广茂、青皮、陈皮（各剉碎，醋煮，焙干）、萝卜子（炒，另研）、缩砂仁、白豆蔻仁、沉香、木香、半夏曲（炒，各一两），神曲（炒）、麦蘖[①]（炒，另研，以上各一两），阿魏（半两，另研），香附子（炒去毛）、乌药、枳壳（麸炒，去瓤）、荜澄茄、槟榔、良姜（各半两）。上件为细末，以神曲、麦蘖末打糊，研入阿魏，搜和为丸，如梧桐子大，每服七八十丸，姜汤下，不拘时候。（《瑞竹堂经验方》）

3. **妙应丸** 治赤白浊通用。真龙骨、辰砂、厚牡蛎（以腐草鞋重包，插定火煅，并研细）、石菖蒲（各二钱半），川楝子（熬，去皮，取肉焙，半两），白茯苓、益智仁、石莲肉[②]、缩砂仁（各三

---

① 麦蘖，读音 niè，麦芽的别名。

② 石莲肉，又名壳莲子、老莲子、甜石莲、甜莲子、带皮莲子等。为带有灰黑色坚硬外壳的成熟种子。多由落水下沉或淤入泥中所形成。味甘、涩，性平。养心，益肾，补脾，涩肠。主治夜寐多梦，遗精，淋浊，久痢，虚泻，妇人崩漏带下。

钱半），桑螵蛸（瓦上焙）、菟丝子（酒浸一宿，焙，秤各半两）。上以山药碎炒末为糊丸，如桐子大，每服五十丸，日间煎人参、酸枣仁汤送下，临卧粳米汤送下。(《瑞竹堂经验方》)

4. **快气汤**　治一切气疾。缩砂仁（八两），香附子（三十二两），甘草（四两）。上为细末，每服一钱，盐汤点下。或㕮咀①，入姜同煎，名小降气汤。(《卫生宝鉴》)

5. **安胃丸**　白术（五钱），干姜（炮，三钱），大麦蘖（炒，五钱），陈皮（三钱），青皮（二钱），白茯苓（去皮，二钱），缩砂（二钱），木香（一钱半）。上八味为末，汤浸蒸饼为丸如桐子大，每服三十丸，温水送下，食远。忌冷物。

6. **嘉禾散**　补脾胃，治五噎五膈。枇杷叶（去毛，炙）、薏苡仁（炒）、白茯苓、人参、缩砂仁（各一两），大腹子、随风子、杜仲、石斛、藿香叶、木香、沉香、丁香、陈皮（各三钱），谷蘖、槟榔、五味子、白豆蔻、青皮桑、白皮（各半两），白术（二两），神曲、半夏曲（各一钱），甘草（炙，一两半）。上二十四味，为细末，每服二钱，水一盏，姜二片，枣三个，同煎至七分，温服，不拘时。(《卫生宝鉴》)

7. **三才封髓丹**　降心火，益肾水。滋阴养血，润补下燥。天门冬（去心）、熟地黄、人参（各半两），黄柏（三两），砂仁（一两半），甘草（炙，七钱半）。上六味为末，面糊丸如桐子大，每服五十丸。苁蓉半两切作片子，酒一盏，浸一宿。次日煎三四沸，去渣，空心食前送下。《卫生宝鉴》

---

① 㕮咀，读音fǔjǔ，原意是指用口将药物咬碎，以便煎服，后指用其他工具切片、捣碎或锉末。

8. 四白丹　能清肺气，养魄，谓中风者多昏冒，气不清利也。白术、砂仁、白茯苓、香附、防风、川芎、甘草、人参（各半两），白芷（一两），羌活、独活、薄荷（各二钱半），藿香、白檀香（各一钱半），知母、细辛（各二钱），甜竹叶（二两），麝香（一钱，另研），龙脑（另研）、牛黄（另研，各半钱）。上二十味为末，蜜丸每两作十丸，临卧嚼一丸，分五七次细嚼之，煎愈风汤咽下。能上清肺气，下强骨髓。（《卫生宝鉴》）

9. 不醉丹　白葛花、天门冬、白茯苓、牡丹蕊、小豆花、砂仁、葛根、官桂、甘草、海盐、木香、泽泻、人参、陈皮、枸杞。上为细末，炼蜜丸弹子大[①]，每服一丸，细嚼，热酒下一丸，可饮十盏，十丸可饮百盏。（《医垒元戎》）

10. 易简缩脾汤　解伏热，除烦消暑毒，上吐下利霍乱之后，服热药过多，烦躁，宜服之。草果、乌梅、缩砂仁、甘草（各四两），干姜（二两）。上㕮咀，每服五钱，水一碗，生姜十片，煎八分，以熟水浸冷，极冷旋旋服之。一方治尊年人，加附子一两。一方加炒白扁豆二两，暑月多以此代熟水饮之，极妙。若伤暑头痛发热，宜用此下消暑丸。若因饮食生冷过多，至霍乱吐泻者，宜用此，先以治中汤、二陈汤之类煎服，烦躁甚者，方以浸冷香薷汤服之，自然平治。今人往往属香薷饮之证，才见霍乱，遽尔投之，殊不知夏月伏阴在内，因食生冷以致霍乱，岂可投以浸冷之药？故合先治中脘方，以此药解其烦躁，不可不知。若饮水过多，小便赤涩，当服五苓散。若盛夏于道途间，为暑气

---

① 弹子大，约为6克。

所闷倒，不省人事，急扶在阴凉之处，切不可与冷水，以布巾衣物等蘸热汤熨脐下及丹田、气海，及续以汤淋脐上，令彻脐腹温暖，即渐苏醒。若商贾及佣雇之人，仓卒无汤，掬路中热土于脐上，拨开作窍，令溺其中，并以大蒜烂碾，以水调灌下。法用道中热土，急烂碾，冷水调服，仍以蒜少许置鼻中，气透则苏，续以白虎汤、竹叶石膏汤之类。凡觉中暑者，急嚼生姜一大块，冷水咽下。暑气中人，慎不可以冷水，亦不宜单用冷水灌之，来复丹、消暑丸皆可用也。(《医垒元戎》)

11. 大凤髓丹　半夏（炒）、木猪苓、茯苓、莲蕊、益智（各三钱半），黄柏（炒，二两），缩砂仁（一两），甘草（五钱）。治心火狂，阳大盛，补肾水。真阴虚损，心有所欲，速于感动，应之于肾，疾于施泄。固真元，降心火，益肾水，大有效。(《医垒元戎》)

12. 正凤髓丹　黄柏（二两），缩砂仁（一两），甘草（五钱）。经云：肾恶燥，以辛润之。缩砂仁味辛，以润肾燥。又云：急食苦以坚之。黄柏味苦，以坚肾水。又云：以甘缓之。甘草味甘，以缓肾急。又云：甘补之。甘味以生元气，古人云泻心者非也，乃泻相火、益肾水之剂。若以黄柏泻心火，则黄连当泻何经？二药并用，酒煮糊为丸如桐子大，空心温酒下三十丸。(《医垒元戎》)

13. 固元丹　治血枯，大脱血，崩中，漏下不止，房室过度气竭肝伤，五心烦热或劳，保真益血，脉尺中及三部而实，膏粱[①]

① 膏粱，指肥腻浓厚的食物，长期多食，不但损伤脾胃，还会发生痰热和疮疡等病证。《素问·生气通天论》：“膏粱之变，足生大丁。”

有余者主之。黄柏（四两），生地黄（三两），缩砂仁（二两），益智（一两），甘草（生用，一两）。上为极细末，滴好醇酒为丸，桐子大，每服三十丸，空心淡盐汤下，渐加至八十丸，以意消息治之。加真续断二两；治心火，加黄连一两；治风，加当归、川芎各一两，代赭为衣。(《医垒元戎》)

14. **保真丸** 脱精，命门相火盛，服此方主之。黄柏、黄连、黄芩、栀子、大黄、缩砂仁、甘草、生地黄、白茯苓、益智仁、人参、地骨皮、莲子皮。上细末，生地黄汁糊丸桐子大。(《医垒元戎》)

15. **贺兰先生解毒丸**（一名保命丹，一名化毒丹） 善治毒。诸药毒，山岚瘴气，鱼、果、肉、面、菜毒，冬丹毒，夏月暑毒，伤寒余毒，小儿疹疮斑毒，热毒喉痹，急毒，凡有名之毒，悉皆治之。黄柏、贯仲、茯苓、蓝根、干葛、地黄、雄大豆、甘草、滑石、缩砂仁、阴地蕨①、薄荷（各二两），山豆根、土马鬃、豆粉、益智、大黄、寒水石②（生）、紫河车、马勃、龙胆、白僵蚕、百药煎、山栀子（各一两）。上为细末，炼蜜丸，每一两作十丸，细嚼，新水下一丸，津咽亦得。小儿惊风，薄荷汤下。或蜜水浸蒸饼为丸，亦可。夏月尤宜时服，永无热病，冬服无伤寒。昔云

---

① 阴地蕨，味甘、苦，性微寒，有毒。归肺、肝经。为阴地蕨科植物阴地蕨的全草。功能清热解毒，平肝熄风，止咳，止血，明目去翳之功效。用于小儿高热惊搐，肺热咳嗽，咳血，百日咳，癫狂，痫疾，疮疡肿毒，瘰疬，毒蛇咬伤，目赤火眼，目生翳障。

② 寒水石，出自《吴普本草》。为天然产的红石膏与方解石。辛、咸，大寒。清热泻火。1. 治热病壮热烦渴，咽喉肿痛。煎服：9～15克。2. 治丹毒，烫伤，煅研细末调敷。

贺兰，仙人也，有日帝问曰：朕闻卿能点化瓦砾为黄金，然否？公雍容对曰：陛下贵为天子，富有四海，臣愿以尧舜之道点化天下。帝惭。予尝以此推之，先生望明君犹存此心术，后之人当如何耶？(《医垒元戎》)

16. **大消痞丸** 治一切心下痞闷，及积年久不愈者。半夏（汤泡七次，四钱），干生姜、神曲（炒黄）、砂仁、甘草（炙，各一钱），猪苓（一钱半），人参、橘皮（各二钱），厚朴（制，三钱），枳实（麸炒，五钱），黄连（去须）、黄芩（去焦，各五钱），白术、姜黄（各一两）。一方加泽泻（三钱）。上为末，水浸蒸饼丸如桐子大，每服五七十丸至百丸，白汤送下，食后。(《卫生宝鉴》)

17. **增损缩脾饮** 解热躁，除烦渴，消暑毒，止吐利。霍乱后服热药太多者，尤宜服之。草果、乌梅、缩砂、甘草（各四两），干葛（二两）。上㕮咀，每服五钱，水一碗，生姜十片，煎至八分，水浸令极冷，旋旋服之，无时。洁古老人云：霍乱转筋[①]，吐利不止者，其病在中焦也。阴阳交而不和，发为疼痛也。此病最急，不可食分毫粥饮，谷气入胃则死矣。治有两种，渴欲饮水者，阳气多也，五苓散主之；不欲饮水者，阴气多也，理中丸主之。只等吐尽多时，微以粥饮渐渐养之，以迟为妙也。(《卫生宝鉴》)

18. **缩脾饮** 解伏热，除烦渴，消暑毒，止吐利。霍乱之后，服热药太多致烦躁者，并宜服之。缩砂仁、干葛、乌梅肉、白扁

---

① 霍乱转筋，病证名。俗称吊脚痧。因霍乱吐泻之后，津液暴失，气津两伤，筋脉失养而成。其症轻者两腿挛缩，重则腹部拘急，囊缩舌卷，当辨寒、热而施治。

豆（各二两），草果（煨，去壳）、甘草（炙，各四两）。上㕮咀，每服五钱，水二盏，煎至一盏，不拘时，任意代熟水饮之，极妙。（《卫生宝鉴》）

19. 保安散　治妊娠因有所伤，胎动疼痛不止，不可忍。及血崩[①]不止。连皮缩砂（不以多少）。上一味炒黑，去皮为末，每服二钱，温酒一盏，调下。若觉腹中热，胎已安矣。（《卫生宝鉴》）

20. 六和汤　治心脾不调，气不升降，霍乱转筋，呕吐泄泻，寒热交作，痰喘咳嗽，胸膈痞满，头目昏痛，肢体浮肿，嗜卧怠惰，小便赤涩，并伤寒阴阳不分，冒暑伏热、烦闷，或成痢疾，中酒烦渴，畏食，妇人胎前产后，并宜服之。半夏、杏仁、缩砂仁、人参、甘草（各一两），赤茯苓、藿香、木瓜、白扁豆（各二两），香薷、厚朴（各四两）。上㕮咀，每服五钱，水二盏，生姜三片，枣一枚，煎至一盏，不拘时服。（《卫生宝鉴》）

21. 加味二陈汤　治停痰结气而呕。半夏、橘皮（各五两），白茯苓（三两），甘草（炙，一两半），砂仁（一两），丁香（五钱），生姜（三两）。（《丹溪心法》）

22. 人参芎归汤　治血胀，烦躁，水不咽，迷忘，小便多，大便异，或虚厥逆，妇人多有此证。当归、半夏（七钱半），川芎

---

① 血崩，亦称崩中、暴崩，指妇女不在经期而突然阴道大量出血的急性病证。本病病因颇多，有因劳伤过度，气虚下陷，统摄无权所致；有因暴怒伤肝，肝不藏血，经血妄行而发为血崩；亦可素体热盛，复感热邪或恣食辛燥之品，积热化火，热迫血行而发病；另有经期产后，余血未尽，或因外感，夹内伤，瘀血内阻。恶血不去，新血不得归经，造成崩中。现代医学中的功能性子宫出血之重症者，与本证相类。

（一两），蓬术、木香、砂仁、白芍、甘草（炙，各半两），人参、桂心、五灵脂（炒，各二钱半）。上水煎，生姜三片，枣一个，紫苏四叶。（《丹溪心法》）

23. **蟠葱散** 治男妇脾胃虚冷，气滞不行，攻刺心腹，痛连胸胁膀胱小肠肾气，及妇人血气。玄胡索、肉桂、干姜（炮，各一两），苍术、甘草（炙，各八两），砂仁、丁皮[1]、槟榔（各四两），蓬术、三棱、茯苓、青皮（各六两）。上每服二钱，水煎，入连茎葱白一茎，空心温服。（《丹溪心法》）

24. **盐煎散** 治男子妇人，一切冷气攻冲，腹胁刺痛不已，及脾胃虚冷。呕吐泄泻，膀胱小肠气，妇人血气痛。羌活、砂仁、甘草（炙）、茯苓、草果、肉豆蔻（煨）、川芎、茴香、荜澄茄、麦芽（炒）、槟榔、良姜（油炒）、枳壳（炒）、厚朴、陈皮、苍术（各等分）。上用水煎，加盐少许。（《丹溪心法》）

25. **顺气木香散** 治气不升降，胸膈痞闷，时或引痛，及酒食过伤，噫气[2]吞酸，心脾刺痛，女人一切血气刺痛。砂仁、官桂、甘草（炙）、陈皮、厚朴、丁皮、茴香、桔梗、苍术、木香、干姜、良姜。上以水煎服。（《丹溪心法》）

26. **快气散** 治一切气，心腹胀痛，胸膈噎塞，噫气吞酸，胃中痰逆呕吐，及宿酒不解。砂仁、甘草（炙）、香附、生姜。上为末，盐汤调下。（《丹溪心法》）

---

① 丁皮，即丁香树皮，为桃金娘科丁子香属植物丁香的树皮。辛，温，归脾、胃经。散寒理气，止痛止泻。主治中寒脘腹痛胀，泄泻，齿痛。

② 噫气，又名嗳气，为胃中之浊气上逆，经食道而由口排出之气体。是脾胃疾病之一。《灵枢·口问》曰："寒气客于胃，逆从下上散，复出于胃，故谓噫。"

27. **缩砂香附汤** 调中快气，治心腹刺痛，利三焦，顺脏腑。香附子（炒去毛，十两），乌药（去心，五两），粉草[1]（炒，二两），缩砂（去壳，二两）。上为末，每服一钱。紫苏叶三片，盐少许，沸汤调下，不拘时候。大便气秘，橘皮汤下，亦名宽气汤。(《世医得效方》)

28. **化气汤** 治息积，癖于腹胁之下，偏胀膨满，不妨饮食，诸药不能取转。及治心脾疼痛，呕吐酸水，丈夫小肠气，妇人脾血气。缩砂仁、桂心、木香（各一分），甘草（炙）、茴香（炒）、丁香皮、青皮（炒）、陈皮、生干姜、蓬术（炮，各半两），胡椒、沉香（各一钱一字）。上为末。每服二钱，姜、苏、盐汤调下。妇人醋汤调服。(《世医得效方》)

29. **参苓白术散** 理心脾气弱，神昏体倦，饮食不进，多困少力，中满痞噎，心忪[2]上喘，呕吐泻利。人参、白茯苓（去皮）、白术（去芦）、山药、甘草（各一两），缩砂仁、桔梗（去芦）、薏苡仁、莲肉、扁豆、姜汁（浸去皮，各七钱半）。上为末。每服二钱，枣汤下。小儿量岁数与之。此药中和不热，久服养气育神，醒脾悦色，顺正辟邪。(《世医得效方》)

30. **泻黄散** 治脾胃壅实，口内生疮，烦闷多渴，颊痛心烦，唇口干燥，壅滞不食。藿香叶（去土，七钱），石膏（煅）、缩砂（去壳）、山栀子（去壳）、甘草（炙，各半两），防风（去芦，四两）。上锉碎，同蜜酒炒香，焙为细末。每服三钱，水一大盏，煎至七分，温服，不拘时候。(《世医得效方》)

---

① 粉草，即甘草。

② 忪，音 zhōng，意为心跳，惊恐，心忪即怔忡。

31. 加味治中汤 治肠胃虚弱，腹内痛，身体怯寒，泄泻。干姜（炮）、白术（炒）、青皮（去白）、陈皮（去白）、缩砂仁（各一两），人参、甘草（炙，各半两）。上锉散。每服四钱，水一盏半，生姜五片，枣子一枚，煎至七分，去滓温服，不拘时。或兼进感应丸。（《世医得效方》）

32. 参香散 治心气不宁，诸虚百损，肢体沉重，情思不乐，夜多异梦，盗汗失精，恐怖烦悸，喜怒无时，口干咽燥，渴欲饮水，饮食减少，肌肉瘦悴，渐成劳瘵[①]。常服补精血，调心气，进饮食，安神守中，功效不可尽述。人参、黄芪、白茯苓、白术、山药、莲肉（去心，各一两），缩砂仁、橘红、干姜（炮，各半两），甘草（炙，三分），丁香、南木香、檀香（各一分），沉香二钱。上锉散。每服三钱，姜三片，枣一枚煎，食前服。一法，有炮熟附子半两。或为末，一匕，苏盐汤调亦可。（《世医得效方》）

33. 藿香养胃汤 治胃虚不食，四肢痿弱，行立不能。皆由阳明虚，宗筋无所养，遂成痿躄[②]。藿香、白术、白茯苓、神曲（炒）、乌药（去木）、缩砂仁、薏苡仁（炒）、半夏曲、人参（各半两），荜澄茄、甘草（炙，各三钱半）。上锉散。每服四钱，水一盏半，生姜五片，枣一枚，同煎七分，去滓，不以时服。（《世

---

① 劳瘵，病证名，又称劳极、传尸劳、尸注、转注、鬼注等。本病病程缓慢而互相传染。由于劳伤正气，正不胜邪，而感劳虫所致，症见恶寒、潮热、咳嗽、咯血，饮食减少，肌肉消瘦，疲乏无力，自汗盗汗，舌红，脉细数等，可见于结核病等病。另外，劳瘵也指虚损之重症。

② 痿躄，病证名，出自《素问·痿论》："五藏因肺热叶焦，发为痿躄。"是指肢体筋脉弛缓，软弱无力，严重者手不能握物，足不能任身，肘、腕、膝、踝等关节如觉脱失，渐至肌肉萎缩而不能随意运动的一种病症。

医得效方》)

34. 玉屑无忧散　治误吞骨鲠，哽塞不下。玄参、贯众、滑石、缩砂仁、黄连、甘草、茯苓、山豆根、荆芥穗（各半两），寒水石（煅）、硼砂（各三钱）。上为末。每一钱，先抄入口，以新水咽下。(《世医得效方》)

35. 茯苓散　治（小儿）乳哺失节，有伤于脾，致使（尿液）清浊色白也。久而成疳[1]，亦心膈伏热兼而得之。京三棱、蓬莪术（煨）、缩砂仁、赤茯苓（各半两），青皮、陈皮、滑石、甘草（炙，各二钱半）。上为末，每服一钱，麦门冬、灯心煎汤调下。(《世医得效方》)

36. 川芎石膏汤　治风热上攻，头目眩痛，咽干烦渴，痰壅喘嗽。又治中风偏枯[2]，调理劳复诸病。川芎、芍药、当归、山栀子、黄芩、大黄、菊花、荆芥穗、人参、白术（各半两），滑石（四两），寒水石、桔梗（各二两），甘草（三两），缩砂仁（三钱），石膏、防风、连翘、薄荷叶（各一两）。上锉散。每服三钱，水一盏，食后煎服。热甚者，为末，冷水下。(《世医得效方》)

37. 黄芩汤　治胎孕不安。黄芩、白术、缩砂、当归（各等分）。上锉散。每服三钱，水一盏半煎，温服。(《世医得效方》)

38. 小安胎饮　治妊娠从高坠下，或为重物所压，触动胎气，腹痛下血。服此后觉胎动极热，胎已安矣。缩砂（不拘多少）。上

---

① 疳，病证名，又称疳证、疳疾、疳积。是一种慢性营养障碍性疾病。好发于幼弱小儿。临床上以面黄肌瘦，毛发焦枯，肚大青筋，精神萎靡为特征。

② 偏枯，病证名，又名偏风，亦称半身不遂。多由营卫俱虚，真气不能充于全身，或兼邪气侵袭，因而发病。症见一侧上下肢偏废不用，或兼疼痛，久则患肢肌肉枯瘦，神志无异常变化。

于熨斗内炒令热透，却去皮用仁，研为末。每服二钱，热酒调服。不饮，煎艾、盐汤或米饮，不拘时候调服。(《世医得效方》)

39. **保气散** 安胎，宽气进食，瘦胎易产。设或居处失宜，偶然顿仆胎痛，漏胎下血，兼服芎归汤、枳壳散。大腹皮、紫苏、枳壳（去瓤）、桔梗（去芦）、粉草、缩砂、香附子（各等分）。上锉散。每服三钱，水一盏半煎，食前服。(《世医得效方》)

五、肉豆蔻

肉豆蔻为肉豆蔻科肉豆蔻属植物肉豆蔻的种仁。原产马鲁古群岛，热带地区广泛栽培。我国台湾、广东、云南等地有引种试种。采收后除去杂质，洗净，干燥。于5~7月及10~12月采摘成熟果实，除去果皮，剥去假种皮，将种仁用低温慢慢烤干，经常翻动，当种仁摇之作响时即可，若温度高于45℃，脂肪溶解，失去香味，质量下降。别名迦拘勒、豆蔻、肉果、顶头肉、玉果等。

肉豆蔻味辛性温。归脾、胃、大肠经。功能温中行气，涩肠止泻。主治脾胃虚寒、久泻不止、脘腹胀痛、食少呕吐等症。内服入汤剂，常用量1.5~6g；或入丸、散。注意：内服须煨制去油用，湿热泻痢者忌用。

肉豆蔻入药最早见于唐代甄权的《药性论》，称其："能主小儿吐逆不下乳，腹痛；治宿食不消，痰饮。"唐末李珣的《海药本草》称其："主心腹刺痛，脾胃虚冷气并，冷热虚泄，赤白痢等。凡痢以白粥饮服佳；霍乱气并，以生姜汤服良。"北宋苏颂在《本草图经》称："肉豆蔻出胡国，今惟岭南人家种之。春生苗，花实似豆蔻而圆小，皮紫紧薄，中肉辛辣。六月、七月采。"

肉豆蔻芳香醒脾之功效值得一提，但是，若素有湿热者则不宜服用。明代缪希雍在《本草经疏》论之颇详，云："肉豆蔻辛味能散能消，温气能和中通畅，其气芬芳，香气先入脾，脾主消化，温和而辛香，故开胃，胃喜暖故也……大肠素有火热及中暑热泄暴注，肠风下血，胃火齿痛及湿热积滞方盛，滞下初起，皆不宜服。"

肉豆蔻应与白豆蔻、草豆蔻等区别，李时珍《本草纲目》云："肉豆蔻，花结实，状虽似草豆蔻，而皮肉之颗则不同类，外有皱纹，而肉有斑缬，纹如槟榔纹，最易生蛀，惟烘干密封，则稍可留。"

元代医籍中含肉豆蔻的方剂，举29例如下：

1. **四炒丸**　治脾胃虚弱，脾土不能化痰，成窠斗，停于胸臆，饮食既少复迟，当以实脾土则痰下气顺。肉豆蔻（一两，用盐酒浸，破故纸同炒干燥，不用故纸），山药（一两，酒浸，与五味子同炒干燥，不用五味子），厚朴（二两，去粗皮，青盐一两同炒，青盐不见烟为度，不用盐），大半夏（一两，每个切作二块，猪苓亦作片，水浸，炒燥，不用猪苓）。上为细末，酒糊为丸。如梧桐子大，辰砂一分，沉香一分，作二次上为衣，阴干，每服五七十丸，空心，盐酒或米饮汤或盐汤送下。（《瑞竹堂经验方》）

2. **神效鸡清丸**　治一切泻痢。木香（二两），黄连（二两半），肉豆蔻（十个，大者）。上三味，先为细末，取鸡子清搜药作饼子，于慢火上炙令黄色变红者，稍干，再为末，面糊为丸，如梧桐子大，每服五十丸，空心，米饮喝下。(《瑞竹堂经验方》)

3. **固肠丸** 治泻痢及泄泻。（史橘斋家传）肉豆蔻（面裹，煨）、龙骨（煅研，水飞）、阿胶（蛤粉炒）、赤石脂（煅七次，醋淬研）、附子（炮）、干姜（炮制）、木香（湿纸裹煨）、人参（去芦，以上各一两），沉香（半两，镑，不见火），白术（二两，炒），诃子（去核，二两）。上为细末，粳米糊为丸，如梧桐子大，每服七八十丸，空心，米饮汤送下。服药后觉热，去附子加茱萸一两，黄连一两。(《瑞竹堂经验方》)

4. **椒红固肠丸** 治脾胃积冷，肠鸣，大便滑泄，腹痛。神曲（六两，剉作小块，炒香熟），白术（一两，剉，炒干），川姜（去皮，炮干，三两），川椒（去目，炒去汗，取红净一两半），厚朴（去粗皮，姜制，一两），肉豆蔻（三两，面裹煨）。上为细末，别用蒜不拘多少，湿纸裹煨香熟，剥净研如泥，熟汤化开，滤去滓，少入面打糊，搜药为丸，如梧桐子大，每服七八十丸，空心，米饮汤送下，日进二服。(《瑞竹堂经验方》)

5. **坚中丸** 治脾胃受湿，滑泄注下。黄连（去须）、黄柏、赤茯苓（去皮）、泽泻、白术（各一两），陈皮、肉豆蔻、人参、白芍药、官桂、半夏曲（各半两）。上十一味为末，汤浸蒸饼丸如桐子大，每服五七十丸，温米饮送下，食前。(《卫生宝鉴》)

6. **纯阳真人养脏汤** 治下痢赤白。人参、当归、白术（各六钱），官桂、甘草（各八钱），肉豆蔻（半两），木香（一两六钱），诃子（一两二钱），白芍药（一两六钱），罂粟壳（三两六

钱）。上㕮咀，每服四钱，水一盏半，煎至八分，去渣，食前温服。（《卫生宝鉴》）

7. 水煮木香膏 治脾胃受湿，脏腑滑泄，腹中疼痛，日夜无度，肠鸣水声，不思饮食。每欲痢时，里急后重，或下赤白，或便脓血，并皆治之。御米壳[1]（蜜水浸湿炒黄，六两），乳香（研）、肉豆蔻、缩砂（各一两半），当归、白芍药、木香、丁香、诃子皮、藿香、黄连（去须）、青皮（去白，各一两），干姜（炮，半两），甘草（炙）、厚朴（姜制）、陈皮（各一两），枳实（麸炒，半两）。上十七味为细末，炼蜜丸如弹子大，每服一丸，水一盏，枣一枚擘[2]开，煎至七分，和渣，稍热，食前服。（《卫生宝鉴》）

8. 豆蔻燥肠丸 治沉寒痼冷泄痢，腹痛后重。附子（炮，去皮）、赤石脂（各一两），舶上硫黄、良姜（切炒）、肉豆蔻、干姜（炮，各半两）。上六味为末，醋糊丸如桐子大，每服三十丸，米汤下，食前。忌生冷硬物及油腻物。（《卫生宝鉴》）

9. 交加双解饮子 治疟疾，辟瘴气[3]，神效。肉豆蔻、草豆蔻（各二个，一个生，一个用面裹煨赤色，去面），厚朴（二寸，生一寸，姜制一寸），甘草（二两，一半生用，一半炙用），生姜（枣大二块，生一块，湿纸裹煨一块）。上㕮咀匀，分二服，水一

---

① 御米壳，即罂粟壳，俗称米壳，为植物罂粟的干燥成熟果壳。秋季将已割取浆汁后的成熟果实摘下，破开，除去种子及枝梗，干燥。酸、涩，平；有毒。归肺、大肠、肾经。敛肺、涩肠、止痛。用于久咳、久泻，脱肛，脘腹疼痛等症。

② 擘，音 bāi，同“掰”。

③ 瘴气，又称为山岚瘴气，瘴毒，中医中的瘴，指南方山林中湿热蒸郁能致人疾病的有毒气体，多指是热带原始森林里动植物腐烂后生成的毒气。

碗，沙石器内煎至一大钱，去渣，发日空心带热服。未效，再一服必效，两渣并为一服煎。(《卫生宝鉴》)

10. 豆蔻散　治吐利腹胀烦渴，小便少。（钱氏方）肉豆蔻、丁香（各五分），桂府滑石[①]（三分），舶上硫黄（一分）。上为末，每服一字至半钱，米饮汤调下，无时。(《卫生宝鉴》)

11. 豆蔻香连丸　治泄泻不拘寒热赤白，阴阳不调，腹痛肠鸣，此方用之如神。黄连（三分炒）、南木香、肉豆蔻（各一分）。上为末，粟米饭丸如米粒大，每服十丸至二十丸，米饮下，日夜各四五服，食前。(《卫生宝鉴》)

12. 附子温中汤　治中寒腹痛自利，米谷不化，脾胃虚弱，不喜饮食，懒言语，困倦嗜卧。干姜（炮）、黑附子（炮，去皮脐，各七钱），人参（去芦）、甘草（炙）、白芍药、白茯苓（去皮）、白术（各五钱），草豆蔻（面裹煨，去皮）、厚朴（姜制）、陈皮（各三钱）。上十味㕮咀，每服五钱，或一两，水二盏半，生姜五片，煎至一盏三分，去渣，温服，食前。(《卫生宝鉴》)

13. 理脾饮　治脾胃不和，疟疾，泻利腹痛，下部无力，体重足痿，脚下痛，饮食中满，四肢不举。此方极验。橘皮（生用）、甘草（炙）、厚朴（去粗皮，一两，姜汁炒），羌活、防风、肉豆蔻、白茯苓（各二钱半），川芎（半两），吴茱萸（一钱，去梗）。上剉散。每服二钱，水一盏，煎至八分，空心食前服。(《世医得效方》)

14. 附子建中汤　治脾气虚寒，腹胁胀满，身体沉重，面色萎黄，呕吐不食，水谷不化，大腑自利。肉豆蔻（面裹煨）、白豆

---

① 桂府滑石，据《本草纲目》记载："山东蓬莱县桂府村所出者亦佳，故医方有桂府滑石，与桂林者同称也。"

蔻仁、附子（炮，去皮脐）、厚朴（去皮，姜汁拌炒）、白术（去芦）、干姜（炮）、红豆、神曲（炒，各一两），丁香、胡椒、木香（不见火）、甘草（炙，各半两）。上锉散。每服四钱，水一盏半，生姜五片，红枣一枚，煎至七分，去滓温服。（《世医得效方》）

15. **豆附丸** 治丈夫妇人肠胃虚弱，内受风冷，水谷不化，泄泻注下，腹痛肠鸣，手足逆冷，服诸药不效者，此药主之。肉豆蔻（炮，四两），木香（二两，不见火），白茯苓（四两），干姜（炮，四两），附子（炮，去皮脐）、肉桂（去粗皮，各二两），丁香（一两，不见火）。上为末，姜汁糊为丸，如梧子大。每服五十丸，姜汤吞下，粥饮亦可，空心食前服。（《世医得效方》）

16. **六君子汤** 治脏腑虚怯，心腹胀满，呕哕不食，肠鸣泄泻。人参、甘草、白茯苓、白术、肉豆蔻（湿纸裹煨熟，锉碎，以厚纸盛，压去油）、诃子（煨，去核）。各等分。上锉散。每服三钱，生姜三片，红枣二枚煎服。或为末，热盐汤调服亦可。（《世医得效方》）

17. **大断下丸** 治下痢滑数，肌肉消瘦，饮食不入，脉细皮寒，气少不能言，有时发虚热。由脾胃虚耗，耗则气夺，由谷气不入胃，胃无主以养，故形气消索，五脏之液不收，谓之五虚。此为难治，略能食者生。附子（炮）、肉豆蔻、牡蛎（煅称，各一两），细辛、干姜（炮）、良姜、白龙骨、赤石脂、酸石榴皮（醋炙干为度，焙干，各一两半），白矾（枯）、诃子（去核，各一两）。上为末，糊丸如梧子大。每服三十丸，粟米汤下。（《世医得效方》）

18. **豆蔻饮** 治滑泄，神效。陈米（一两），肉豆蔻（面裹

煨）、五味子、赤石脂（研，各半两）。上为末。每服二钱，粟米汤饮调下，日进三服。(《世医得效方》)

19. **粟壳丸**　治暴泻。肉豆蔻（炮）、粟壳（去赤肠蒂萼，净炙）。上为末，醋糊丸，如梧子大。空腹米汤下三十丸。(《世医得效方》)

20. **豆蔻散**　治脾虚肠鸣，久痢不止。大肉豆蔻一枚。剜小孔子，入乳香三小块在内，以面裹煨，面熟为峰，去面。上为末。每服一钱，米饮调下。(《世医得效方》)

21. **赤石脂散**　治肠胃虚弱，水谷不化，泄泻注下，腹中雷鸣，及冷热不调，下痢赤白，肠滑腹痛，遍数频多，胁肋虚满，胸膈痞闷，肢体困倦，饮食减少。赤石脂、甘草（炙，各一两二钱半），肉豆蔻（面裹煨令熟，十两），缩砂仁（五两）。为末，二钱，粟米饮调。(《世医得效方》)

22. **当归散**　治泻痢。地榆、陈皮、罂粟壳（去蒂萼瓤）、当归（去尾）、赤芍药、甘草、肉豆蔻（煨）、黄连。上等分，为末，每服二钱，冷水调服。(《世医得效方》)

23. **大阿胶丸**　治发热下痢，腹痛至甚，肛门痛欲绝者。当归、阿胶（炒）、豆蔻（煨）、龙骨、赤石脂、大艾、黄连（各半两），木香、乳香（另研，五钱），白矾（枯，一分）。上为末，盐梅肉丸。每服三十丸，如梧子大，陈米饮下。(《世医得效方》)

24. **九圣丸**　治下痢赤白，日夜无度，里急外重，紧痛，服之特效。罂粟壳（去蒂膜，米醋炒，一两重），川乌（炮，去皮脐）、黄连（去须）、南木香、北赤石脂、枯矾、肉豆蔻（火煨）、干姜、白茯苓（去皮，各五钱重）。上为末，醋煮陈米粉糊为丸，

梧桐子大。每服五十丸，空心米饮下。腹痛不止，当归、乳香汤下。(《世医得效方》)

25. **聚宝养气丹** 治诸虚不足，气血怯弱，头目昏眩，肢节倦怠，心志昏聩，夜梦失精，小便滑数，脾胃气虚。又治诸风瘫痪，半身不遂，语言謇涩，肢体重痛，寒湿气痹。或久寒宿冷泄泻，发疟寒热，下痢赤白。及肠风痔瘘，下血不止。妇人子脏久冷，崩漏，带下五色，月候不调，腹胁刺痛，血瘕血闭，羸瘦乏力，并皆治之。代赭石、紫石英①、赤石脂、禹余粮（以上四味各二两，醋淬，水飞过，搜作锭子，候十分干，入沙合内养火三日，罐子埋地中出火毒一宿），阳起石（煅）、肉豆蔻（面包煨）、鹿茸（酒炙）、破故纸（酒炒）、钟乳粉、五灵脂、茴香（酒炒）、柏子仁、当归（酒浸，炙）、远志（去心，酒炒）、没药（另研）、白茯苓、附子（炮）、天雄（炮）、胡椒、沉香、丁香、木香、乳香、黄芪（蜜炙）、山药、苁蓉（焙）、肉桂、巴戟（各半两），血竭、琥珀、朱砂、麝香（各三钱）。上为末，糯米糊丸，梧桐子大，留朱砂、麝香为衣。每服三十丸，空心人参汤或枣汤下，妇人醋汤。(《世医得效方》)

26. **黑锡丹** 治丈夫元脏虚冷，真阳不固，三焦不和，上热下冷，耳内虚鸣，腰背疼痛，心气虚乏，饮食无味，膀胱久冷，夜多小便。妇人月事愆期，血海久冷，恶露②不止，赤白带下。及

---

① 紫石英，为莹石的矿石。产浙江、江苏、辽宁、黑龙江、河北、湖南、湖北、甘肃等地。甘，温。入心、肝经。镇心，温肺，暖宫。治心悸，怔忡，惊痫，肺寒咳逆上气，妇女子宫虚寒不孕。煎服：9～15克，打碎，先煎。

② 恶露：指随子宫蜕膜脱落，含有血液、坏死蜕膜等组织经阴道排出，称为恶露，这是产妇在产褥期的临床表现，属于生理性变化。

阴毒伤寒，四肢厥冷，不省人事。急用枣汤吞一二百粒，即便回阳，此药大能调治荣卫，升降阴阳，补损益虚，回阳返阴。黑锡（洗，熔了去滓，称）、硫黄（透明者，各二两），附子（炮，去皮脐）、破故纸（酒浸，炒）、肉豆蔻（面裹煨）、茴香（炒）、金铃子（蒸，去皮核）、阳起石（酒煮，研细）、木香、沉香（各一两），肉桂（半两），胡芦巴（酒浸炒，一两）。上用新铁铫[①]内如常法结黑锡、硫黄砂子，地上出火毒，自朝至暮，研令极细。余药并杵罗为细末，一处和停，入研，酒糊丸，梧桐子大，阴干，入布袋内擦令光莹。每服五七十丸，空心姜盐汤或枣汤下。妇人艾、醋汤下。如一切冷疾，盐酒、盐汤空心下三四十丸。年高时有客热，服之大效。(《世医得效方》)

27. 加减黄芪建中汤 治男子妇人五劳骨蒸[②]者，世用神效。白术、白茯苓、桔梗（各三钱），人参（三钱半），秦艽、北柴胡、防风、白芍药、甘草、当归（去尾）、泽泻、生干地黄、熟地黄、地骨皮、肉豆蔻（煨）、槟榔、缩砂仁（各五钱），猪苓（四钱），黄芪（一两）。上为散。每服三钱，水一盏半煎，温服，不拘时候。老人更加黄芪一两。或为末，蜜汤调服。临期斟酌。(《世医得效方》)

28. 二豆散 治耳鸣，心躁，腰脚疼重，腹内虚鸣，脐下冷痛，频下白水如泔，名湛浊证。肉豆蔻、白豆蔻、丁香、巴戟、

---

① 铫，音 diào，指煮开水熬东西用的器具。

② 骨蒸，形容其发热自骨髓透发而出，属劳瘵之类。多因阴虚内热所致。症见潮热，盗汗，喘息无力，心烦少寐，手足心热，小便黄赤。治宜养阴清热。

丁皮、白茯苓、苍术、桂心、黑附（火煨，各一两），白术、人参、山药、桔梗、茴香、粉草（各五钱）。上锉散。每服三钱，水一盏半，生姜三片，紫苏叶三片煎，空腹温服。（《世医得效方》）

29. **茱萸鹿茸丸** 补气固血。治本脏因虚生寒，月经行多，或来不及期，腹痛怯风，脏腑不和。鹿茸、五味子、苁蓉、杜仲、赤石脂（各一两），吴茱萸、附子（炮）干姜、黑龙骨、肉豆蔻、白茯苓（各半两），干地黄（一两半）。上为末，酒煮面糊为丸，梧桐子大。空心、食前热米饮下五七十丸。一月血气已安，去龙骨，加沉香半两。可以常服，中年以后妇人，最宜服此。（《世医得效方》）

六、白豆蔻

白豆蔻为姜科豆蔻属植物白豆蔻和爪哇白豆蔻的成熟果实。按产地不同分为“原豆蔻”和“印尼白蔻”。采收时间为每年7~8月果实成熟时，剪下果穗，晒干或烤干。别名多骨、壳蔻、白蔻、豆蔻等。

白豆蔻味辛性温。归肺、脾、胃经。功能化湿行气、温中止呕、开胃消食。主治湿阻气滞、脾胃不和、脘腹胀满、不思饮食、湿温初起、胸闷不饥、胃寒呕吐、食积不消等证。内服入剂汤，用量3~6g，后下；或入丸散。注意，阴虚血燥者禁服。

白豆蔻入药最早见于北宋刘翰的《开宝本草》，其中记载：

“白豆蔻，出伽罗古国，呼为多骨，其草形如芭蕉，叶似杜若，长八九尺而光滑，冬夏不凋，花浅黄色，子作朵如葡萄，初出微青，熟是变白，七月采之”，“味辛，大温，无毒，主积冷气，止吐逆，反胃，消谷下气”。

金元时期张元素在《医学启源》中将白豆蔻的功效归纳为五个方面，云：“《主治秘要》云，其用有五：肺经本药，一也；散胸中滞气，二也；（治）感寒腹痛，三也；温暖脾胃，四也；赤眼暴发，白睛红者，五也。”李东垣在《珍珠囊补遗药性赋》称：“其用有四：破肺中滞气，退口中臭气，散胸中冷气，补上焦元气。”

元代王好古的《汤液本草》综合了张元素与李东垣对白豆蔻的认识，谓：“气热，味大辛。味薄气厚，阳也。辛大温，无毒。入手太阴经。《珍》云：主积冷气，散肺中滞气，宽膈，止吐逆，治反胃，消谷下气，进食。去皮用。《心》云：专入肺经，去白睛翳膜。红者不宜多用。《本草》云：主积聚冷气，止吐逆反胃，消谷下气。《液》云：入手太阴经，别有清高之气，下焦元气不足，以此补之。”

元代医籍中含白豆蔻的方剂，举8例如下：

1. 儿吐乳胃寒者　白豆蔻（十四个，去壳），生甘草（二钱），炙甘草（二钱），砂仁（十四个）。为末，常掺小儿口中。（《世医得效方》）

2. 葛花解酲[1]汤　白豆蔻、缩砂、葛花[2]（各半两），干姜姜、

① 酲，读音 chéng，形容醉后神志不清。

② 葛花，别名葛条花，为豆科植物葛的花。甘，凉。入胃经。解酒，止渴。治酒醉，烦渴，等症。

神曲炒、泽泻、白术（各二两），人参（去芦）、白茯苓（去皮）、猪苓（去皮）、橘皮（去白，各一钱半），木香（半钱），莲花青皮（三分）。上十三味为极细末，每服三钱匕[①]，白汤调下，但得微微汗出，酒病去矣。此盖不得已而用之，岂可恃赖此药，日日饮之。此方气味辛辣，偶因病酒而用之，则不损元气，何者？敌酒病故也。若赖此服之，损人天年矣。（《卫生宝鉴》）

3. **葛花汤** 治伤酒之仙药，能上下分消其湿。葛根面、小豆花、藿香叶、白豆蔻、益智仁、缩砂仁、香附子、车前子、葛花、葛叶、白檀、木香、丁香、沉香、橙皮、陈皮、姜屑、官桂、白术、泽泻、茯苓、甘草、人参（各等分）。上为细末，汤点服，酒调亦得，姜糊丸桐子大，酒下之亦可，服毕但鼻准微汗即解。（《医垒元戎》）

4. **生津甘露饮子** 治膈消[②]大渴，饮水无度，舌上赤涩，上下齿皆麻，舌根强硬肿痛，食不下，腹时胀满疼痛，浑身色黄，目白睛黄，甚则四肢瘦弱无力，面尘脱色，胁下急痛，善嚏善怒，健忘，臀肉腰背疼寒，两足冷甚。顺德安抚张耘夫，年四十五岁，病消渴，舌上赤裂，饮水无度，小便数多，先师以此药治之，旬日良愈。古人云：消渴多传疮疡，以成不救之疾。既效亦不传疮疡，享年七十五岁，终。名之曰生津甘露饮。人参、山栀子、甘草（炙）、知母（酒洗）、姜黄、升麻（各二钱），白

---

① 钱匕，是古代量取药末的器具。用汉代的五铢钱币抄取药末，以不落为度称为一钱匕，一钱匕的分量约等于2克。

② 膈消，病证名，即上消，又称肺消。指以口渴引饮为主证的消渴，多属心胃火盛，上焦燥热。

芷、白豆蔻、荜澄茄、甘草（各一钱），白葵、兰香、当归、麦门冬（各半钱），黄柏（酒拌）、石膏（各二钱半，一方石膏用一两一钱），连翘（一钱），杏仁（一钱半），木香、黄连、柴胡（各三分），桔梗（三钱），全蝎（一个），藿香（二分）。上为末，汤浸蒸饼和成剂，捻作饼子，晒半干，杵筛如米大，食后每服二钱，抄在掌内，以舌舐之，随津咽下，或白汤少许送亦可。此治制之缓也，不惟不成中满，亦不传疮疡下消矣。论曰：消之为病，燥热之气盛也，《内经》云：热淫所胜，佐以甘苦，以甘泻之。热则伤气，气伤则无润，折热补气，非甘寒之剂不能，故以石膏、甘草之甘寒为君；启玄子云：滋水之源以镇阳光。故以黄连、黄柏、栀子、知母之苦寒泻热补水为臣，以当归、麦门冬、杏仁、全蝎、连翘、白芷、白葵、兰香甘辛寒，和血燥润为佐。以升麻、柴胡苦平，行阳明少阳二经，白豆蔻、木香、藿香、荜澄茄反佐以取之。因用桔梗为舟楫，使浮而不下也。东垣先生尝谓予曰：洁古老人有云：能食而渴者，白虎倍加人参，大作汤剂多服之；不能食而渴者，钱氏白术散倍加葛根，大作汤剂广服之。(《卫生宝鉴》)

5. 参附正气散 治阴阳不和，脏腑虚弱，头目昏眩，腹胁刺痛，呕逆恶心，饮食不进，气虚盗汗，咳嗽上喘，四肢厥冷，腰背酸痛，脾虚泄泻，脾肾俱损，精血伤竭，气短脉沉，耳干焦黑，面黄体瘦，怠惰多困，小便频数，小肠气痛，霍乱吐泻。及卒中风气，昏乱不常，大病尪羸倦弱，妊娠失调理，产后虚损，并宜服之。大能补益正气，调理气血，固肾消痰。人参、木香、白豆蔻（各二钱半），川芎、干姜、甘草、藿香、茯苓、黄芪、当归（去尾）、丁香、桂心、陈皮、白芷、缩砂仁、青皮（去白，各半两），白术、附子（炮）、半夏曲（各七钱）。上锉散。每服半钱，生姜五片，枣二个，煎服。此方屡有奇验。（《世医得效方》）

6. **宽中散** 治因忧恚，寒热动气，成五类膈气，不进饮食。白豆蔻（去皮，二两），缩砂（四两），香附子（炒去毛，十六两），丁香（四两），木香（三两），青皮（去白，四两），甘草（炙，五两），厚朴（去皮，炙令熟，一斤），陈皮（去白，四两）。上为末。每服二钱，入生姜二片，盐少许，沸汤点服，不以时候。诸冷气用之亦效。（《世医得效方》）

7. **参术散** 治虚弱人脾疼。人参、白术（去芦，炒）、干姜（炮）、白豆蔻仁、缩砂仁、丁香、橘皮、甘草（略炒）。上等分，锉散。每服三钱，姜三片，煎取药汁，调炒过真蚌一大钱，并服。（《世医得效方》）

8. **大仓丸** 治脾胃虚弱，不进饮食。翻胃不食，亦宜服之。陈仓米（一升，用黄土炒米熟，去土不用），白豆蔻（二两），沉香（一两），缩砂仁（二两）。上为末，用生姜自然汁法丸，如梧子大。每服一百丸，食后用淡姜汤送下。（《世医得效方》）

七、补骨脂

补骨脂为豆科补骨脂属植物补骨脂的果实。分布于山西、江苏、安徽、江西、河南、广东、四川、贵州、云南、陕西等地。秋季果实成熟时，随熟随收，割取果穗，晒干，打出种子，除净杂质即可。别名胡韭子、婆固脂、破故纸、补骨鸱、黑故子、胡故子、吉固子等。

补骨脂味辛、苦，性温。归脾、肾经。功能补肾助阳、纳气平喘、温脾止泻。主治腰膝冷、阳痿遗精、尿频、遗尿、虚喘不止、大便久泻、斑秃、银屑病等。内服入煎剂，常用量6~15g；或入丸、散。本品亦可外用，适量补骨脂，酒浸涂患处。阴虚火旺者忌服。

补骨脂最早载于《药性论》，曰："主男子腰疼，膝冷囊湿，逐诸冷痹顽，止小便利，腹中冷。"唐末的《日华子本草》云："兴阳事，治冷劳，明耳目。"北宋初的《开宝本草》称其"主五劳七伤，风虚冷，骨髓伤败，肾冷精流及妇人血气堕胎。"清代黄元御在《玉楸药解》对补骨脂功效总结如下："温暖水土，消化饮食，升达脾胃，收敛滑泄、遗精、带下、溺多、便滑诸证。"

青娥丸为补肾名方，首载于宋代的《和剂局方》，其中主要药物即为补骨脂。据说"青娥丸"的来历与唐代相国郑絪有关。唐宪宗时，宰相郑絪出任岭南节度使。因年高体弱，加之南方气候潮湿，任职不久即因湿邪感伤内外，引起多种疾病发作，身体渐渐衰竭。服用多种"补剂"，也未见效。一位来自诃陵国（今印尼爪哇或苏门答腊）的船主，名李摩诃，获知郑的病况后，向郑献上一方，并配好药，嘱其服之。郑初时未敢服，经摩诃再三苦劝，才服下。不料，药后七八日，病情开始减轻，于是又坚持服用数日，不但痊愈，身体也强壮了许多。三年后，郑相国罢郡归京，将此方录下传之他人。经多人服用后，发现该方不仅对腰痛、脚气等有良效，常服该药还能“壮筋骨、活血脉、乌鬓须、益颜色”。对老年人有延年益气、悦心明目的作用。因此方功效卓著，后人有诗曰：“三年持节向南隅，人信方知药力殊，夺得春光来在手，青娥休笑白髭须。”

元代医籍中含有补骨脂的方剂，举27例如下：

1. 治小肠气及腰痛　萆薢、杜仲（酥炒，去丝）、胡芦巴（生芝麻炒）、破故纸（炒）、小茴香（盐水浸一宿，以上各一两），胡桃仁（四两，汤去皮）。上将胡桃为末，同前五味药末为丸，如梧桐子大。每服三五十丸，空心，盐酒送下，或盐汤亦可。（《瑞竹堂经验方》）

2. 四陪丸　治腰膝疼痛，美进饮食。杜仲（四两，瓦器内炒黄色，去丝），破故纸（四两，瓦器内炒黄色），甘草（四两），胡桃仁（四两，去皮油）。上为细末，酒糊为丸，如梧桐子大。每服五七十丸，空心，用甘草末调汤送下。（《瑞竹堂经验方》）

3. 燥脾土，固真养胃　苍术（一斤，分作四份制。一份四两用破故纸小茴香同炒；一份四两用川楝子同炒；一份四两用川椒同炒；一份四两用青盐同炒）。上件同炒毕，余药不用，只用苍术为末，酒糊为丸，如梧桐子大。每服五十丸，空心，米饮汤送下。（《瑞竹堂经验方》）

4. 补养丸　补善元气，滋益气血，暖水脏及下元。菟丝子（洗净，捣为末，四两），破故纸（炒香）、益智仁（各一两），杜仲（一两，去皮，用生姜自然汁拌匀，炒断丝），山药（一两，锉碎，炒黄），茴香（一两半，炒香），苍术（二两，米泔浸，切片，

麸炒）。上各为细末，酒糊为丸，如梧桐子大。每服五十丸，空心，温盐酒盐汤送下。(《瑞竹堂经验方》)

5. 二神丸　治脾肾泄泻不止。破故纸（半斤，炒），肉豆蔻（四两，生）。上为细末，用肥枣取肉研膏，和药杵，丸如梧桐子大。每服五七十丸，空心，用米饮汤送下。二神丸加木香二两，名木香三神丸。孙真人云：补肾不若补脾。许学士①云：补脾不若补肾。盖肾气怯弱，则真阳衰劣，不能蒸脾胃，脾胃多寒，令人胸膈痞塞，不进饮食，迟于运化，或腹胁虚胀，或呕吐痰涎，或肠鸣泄泻。譬如鼎釜之中，有诸米谷无火力，虽终日不熟，其何能化？用破故纸则补肾，用肉豆蔻则补脾。愚见之二药，虽兼补脾肾，但无斡旋，往往常加木香以顺其气，使之斡旋，空虚仓廪，仓廪空虚则受物。屡用见效，加至百丸，空心，米饮汤入盐少许送下。(《瑞竹堂经验方》)

6. 蒲黄散　治妇人血山崩，累验秘方。破故纸（炒黄）、蒲黄（炒）、千年石灰②（炒黄）。上各等分，为细末，每服三钱，空心，用热酒调服，立止。(《瑞竹堂经验方》)

7. 十宝丸　专补益肝、脾、肾三经，其功不可具述。破故纸（酒浸一宿，焙干）、附子（炮去皮脐，秤）、苍术（剉，泔浸一

① 许学士，指南宋著名医家许叔微，（1079～1154年），字知可，号白沙，又号近泉，真州白沙（今江苏省仪征市）人。研究和活用《伤寒论》之大家、经方派创始人之一，曾任徽州、杭州府学教授、集贤院学士，人称许学士。许叔微心慈近佛，志虑忠纯，遇事敢言，为人豪爽，弃官归医，终享“名医进士”之誉，百姓奉为神医。著有《伤寒百证歌》《伤寒发微论》《伤寒九十论》《普济本事方》《普济本事方后集》传世。

② 石灰，别名矿灰，为石灰岩经加热煅烧而成，再经吸取水分而得的粉状物。辛，温，有毒。熟石灰可解毒、止血、收敛；生石灰有腐蚀作用。

宿，焙干）、当归（去芦，焙，各一两），石枣（半两，去核），枸杞子（焙，半两），菟丝子（酒浸，焙干）、苁蓉（酒浸，焙干）、白茯苓（去皮，各半两），地黄（去芦，拣肥壮者，酒浸，蒸焙干，如此九次，透黑为度，仔细制，全在此一味，焙干二两）。上为细末，醋糊为丸，如梧桐子大，每服三五十丸，空心用温酒或盐汤送下，干物压之。(《瑞竹堂经验方》)

8. 金锁正元丹 治男子五劳七伤，沉寒痼冷，四肢厥逆，阴盛身寒，脐腹久痛，脏腑软弱，困倦少力，饮食迟化。涩精补气，久服强健注颜。白僵蚕（炒）、补骨脂（炒）、白龙骨、山茱萸（汤浸，去核）、桑螵蛸（炒）、黑附子（炮）、肉苁蓉（酒浸）、牛膝（酒浸）、菟丝子（酒浸，以上各半两），韭子[①]（二两，炒）。上为细末，炼蜜为丸，如梧桐子大，每服二三十丸，空心，温酒送下，日进三服，常服有益，妇人亦可服。(《瑞竹堂经验方》)

9. 金锁正元丹 治真气不足，元脏虚弱，四肢倦怠，百节酸疼，头昏眩痛，目暗耳鸣，面色黄黑，鬓发脱落，头皮肿痒，精神昏困，手足多冷，心胸痞闷，绕脐切痛，膝胫酸疼，不能久立。或脚弱隐痛，步履艰难，腰背拘急，不得俯仰，腹痛气刺，两胁虚胀，水谷不消，大便不调，呕逆恶心，饮食减少，恍惚多忘，气促喘乏，夜多异梦，心忪盗汗，小便滑数，遗精白浊，一切元脏虚冷，皆治之。五倍子（四两），巴戟（去心，十三两），茯苓（四两），胡芦巴（炒，半斤），补骨脂（酒炒，五两），肉苁

---

① 韭子，即韭菜子，为百合科葱属植物韭的种子。辛、甘，温，无毒，归肝、肾经。补益肝肾，壮阳固精。主治肾虚阳痿，腰膝酸软，遗精，尿频，尿浊，带下清稀，及顽固性呃逆。

蓉（洗，焙，半斤），龙骨、朱砂（另研，各一两半）。上为末，入研药令匀，酒糊丸，梧桐子大。每服十五丸至二十丸，空心食前温酒吞下，盐汤亦可。(《世医得效方》)

10. 春丹 治腰腿疼痛。杜仲（酥炒断丝）、补骨脂（酒浸一宿，用芝麻炒黄色）、萆薢（酥炙黄）、巴戟（去心，各一两），沉香（五钱），胡桃（五七个，去皮）。上为细末，醋糊为丸，如梧桐子大，每服五七十丸，空心，每服药时，先嚼胡桃一枚，同药一处，温酒送下，干物压之。(《瑞竹堂经验方》)

11. 聚宝丹 治五劳七伤，诸虚不足，温中正气，祛风活血，逐寒除湿，填精益髓，强阴壮阳，聪耳明目，开心益智，暖胃化食，消痰宽中，杀九虫，通九窍，补五脏，秘精气，止梦遗，除咳嗽，养肌肤，治腰膝疼痛，轻身。白茯苓（去皮）、石莲肉、鸡头肉①、金樱子、巴戟（去心）、补骨脂、炒杜仲（去粗皮，炒断丝）、牛膝（酒浸）、熟地黄（酒浸，焙）、石菖蒲、远志（去心）、枸杞子（酒浸，焙）、龙骨、楮实②、茴香（炒）、仙茅、苁蓉（酒浸湿，焙干秤）、沉香（以上各一两）。上为细末，枣肉为丸，如梧桐子大，每服五十丸，以朱砂为衣，空心，温酒或盐汤送下，如有气滞不顺，用木香调气散入盐少许，汤调送下。(《瑞竹堂经验方》)

12. 杜仲丸 补心肾，益气血，暖元脏，缩小便，壮力。莲

---

① 鸡头肉，即芡实，又称鸡头米，为睡莲科植物芡实的种仁。甘、涩，平。入脾、肾经。益肾固精，补脾止泻。治遗精，滑精，尿频，遗尿，白浊，带下，脾虚久泻。

② 楮实，即楮实子，别名角树子。为桑科植物构树的果实。产黄河、长江和珠江流域。甘，寒。入肝、肾经。滋肾，养肝，利尿。治肾虚阳痿，腰膝酸软，头晕目眩，水肿。煎服：9～15克。

肉（去心，四两），龙骨（七钱半，新瓦上煅，另研细），益智仁、补骨脂（炒香）、茴香（微炒，各二两），牛膝（去苗，一两，酒浸洗），白茯神（去皮木，一两），杜仲（去皮，剉碎，酒拌，炒断丝，一两），菟丝子（四两），桃仁（汤泡，去皮尖净，炒，一两）。上为细末，用山药四两炙为末，酒糊为丸，如梧桐子大，每服五十丸，枣汤送下，空心食前服。如欲暖水脏，减去莲肉、龙骨、白茯神，加好醋、酒兼糟四两，连须葱白四两，苍术四两，米泔水浸洗一夕，切片，连葱糟捣淹一宿成饼，晒干，炒令热，入前药同炒。（《瑞竹堂经验方》）

13. 移刺相公神仙保命金丹 治男子丹田衰弱，五脏虚损，血少气微，肌瘦面尘，手足颤掉，目视荒荒，迎风出泪，耳鸣旋运，筋骨无力，春秋发嗽疾，痰喘满闷，腰膝疼痛，脚上瘾疹，难坐立，夜多盗汗，四肢怠惰，阳事不强，精滑无子，悉宜服此丹。草乌头（四两，秋收黑色者，去皮，同蛤粉炒黄存性，地内埋一宿去火毒，焙干），金铃子（三两，去皮），补骨脂（三两，浸酒一宿），茴香（二两，炒香）。上为细末，酒糊丸，桐子大，每服三二十丸，空心温酒下，妇人醋汤下，服数日，所病即效。痛寒久利，尤宜服。妇人血冷，月事不调，赤白，绝孕，面黑焦干，发退不生，瘦恶自汗，每服三十丸，热醋汤下，久服补益，男子无风中卒病，此药性温无毒，保全天寿。（《医垒元戎》）

14. 延龄丹 脾肾不足，真气伤惫，肢节困倦，举动乏力，怠惰嗜卧，面无润泽，不思饮食，气不宣通，少腹内急，脐下冷痛，及奔豚小肠气攻冲脐腹。其功不可具述。牛膝（酒浸）、苁蓉（酒浸）、金铃子（去皮及籽，麸炒）、补骨脂（炒）、川茴香（以上各七钱半），鹿茸（去毛酥炙）、益智仁、檀香、晚蚕蛾（炒）、没药（研）、丁香、青盐、穿山甲（酥炙，各五钱），沉香、香附（炒）、姜黄、山药、木香、巴戟（去心）、甘草（炙，各一两），乳香（研）、白术、青皮（各三钱），苍术（三两，酒浸，炒，用青盐炒，去青盐不用）。上为末，酒糊丸梧子大，空心服四十丸，温酒下，茴香汤亦可。（《丹溪心法》）

15. **青娥丸**　治肾虚腰痛，益精助阳。补骨脂（四两），炒杜仲（四两，炒，去丝），生姜（二两半，炒干）。上为末，用胡桃肉三十个，研膏入蜜丸，桐子大，每服五十丸，盐汤下。（《丹溪心法》）

16. **川楝子丸**　治疝气。一切下部之疾，悉皆治之。肿痛缩小，虽多年，服此药永去根本。川楝子（一斤，净肉。四两用麸一合，斑蝥四十九个，同炒麸黄色，去麸、斑蝥不用；四两用麸一合，巴豆四十九粒，同炒麸黄色，去麸、巴豆不用；四两用麸一合，巴戟一两，同炒麸黄色，去麸、巴戟不用；四两用盐一两，茴香一合，同炒黄色为度，去盐及茴香不用），木香（一两，不见火），补骨脂（一两，炒香为度）。上为末，酒糊丸如梧子大。每服五十丸，盐汤下。甚者，日进三两服，空心、食前。（《世医得效方》）

17. **牵牛丸**　治冷气流注，腰疼，不能俯仰。延胡索、补骨脂（炒，各二两），黑牵牛（炒，二两）。上为末，研煨蒜为丸，如梧子大。每服三十丸，葱、酒、盐汤任下。（《世医得效方》）

18. **鹿茸丸**　治失志伤肾，肾虚消渴，小便无度。鹿茸（去毛，切，酒浸炙，七钱），麦门冬（去心，二两），熟地黄（洗净)、黄芪(去芦)、鸡肶胵[①](麸炒)、苁蓉(酒浸)、山茱萸(去核取肉)、补骨脂(炒)、川牛膝(去芦,酒浸)、五味子(各三分),白茯苓(去皮)、地骨皮(去骨,各半两),人参(去芦,三分)。上为末,蜜丸如梧子大。每服三十丸至五十丸,米汤下。(《世医得效方》)

19. 子午丸　治心肾俱虚,梦寐惊悸,体常自汗,烦闷短气,悲忧不乐,消渴引饮,漩下赤白,停凝浊甚,四肢无力,眼昏,形容瘦悴,耳鸣,头晕,恶风怯冷。榧子(去壳,二两),莲肉(去心)、枸杞子、白龙骨、川巴戟(去心)、补骨脂(炒)、真琥珀(另研)、芡实、苦楮实(去壳)、白矾(枯)、赤茯苓(去皮)、白茯苓(去皮)、文蛤、莲花须[②](盐蒸)、白牡蛎(煅,各一两)。上为末,酒蒸肉蓉一斤二两,烂研为丸,梧桐子大,朱砂一两半重,细研为衣。浓煎萆薢汤空心吞下。忌劳力房事,专心服饵,渴止浊清,自有奇效。(《世医得效方》)

20. 补骨脂散　治因感卑湿致疾,久之阳气衰绝,乳石补益药不效,服此收功。常服延年益气,悦心明目,补益筋骨,忌食芸苔[③]、羊血。好补骨脂(十两,拣,净洗,为末),胡桃肉(去皮,二十两,研如泥)。上炼蜜和二味均如饴,盛瓦器中。旦日以

① 鸡肶胵,读音 píchī,即鸡内金。

② 莲花须,又称莲须,莲蕊须,为睡莲科植物莲的雄蕊。甘、涩,平。入心、肾经。清心,固肾,涩精,止血。治遗精,滑精,遗尿,吐血,衄血,血崩,白带。

③ 芸苔,别名胡菜、青菜、油菜,为十字花科芸薹属植物油菜的根、茎和叶。辛、甘,平。归肺、肝、脾经。凉血止血,解毒消肿。主治血痢,丹毒,热毒疮肿,乳痈,风疹,吐血等病。

温酒化药一匙，熟水亦可。或为丸服。(《世医得效方》)

21. 无名丹　补虚守神，涩精固阳道，男子服之有奇功。苍术（一斤，不浸，杵舂令稍滑，净筛去粗皮），龙骨（一两），赤石脂（二两），大川乌（一两，炮，去皮脐），补骨脂（二两，微炒），川楝子（三两，去皮），舶上茴香（一两，微炒），莲肉（去心）、白茯苓（去皮）、远志（捶，甘草水煮取皮，姜汁拌炒，各一两）。上为末，酒煮面糊丸，如梧子大，朱砂一两另研为衣，三十丸渐至百丸，食前温酒、米饮、盐汤皆可。妇人无子，服之效。(《世医得效方》)

22. 石刻安肾丸　治真气虚惫，脚膝缓弱，目暗耳鸣，举动倦乏，夜梦遗精，小便频数，一切虚损。久服壮元阳，益肾气，健筋骨，生血驻颜，扶老资寿。苍术（四两，一两用茴香一两炒，一两用青盐一两炒，一两用茱萸一两炒，一两用猪苓一两炒，各炒令黄色，取术用），川乌（炮，去皮脐）、附子（同上）、川楝子（酒浸，去核）、巴戟（去心，炒）、白术（炒）、陈皮（炒，各一两），肉苁蓉（酒浸，炙）、补骨脂（炒，各二两），茯苓（一两，炒）、肉豆蔻（面裹煨）、木香（不见火）、当归（火焙干，各一两），杜仲（炒去丝，二两），熟地黄（酒浸，蒸十次，火焙）、菟丝子（酒浸，炒）、茴香、黑牵牛（半生半炒）、山药（炒，各一两），晚蚕蛾（去头足翅，炒）、胡芦巴（酒浸，炒）、肉桂（不见火）、石斛（炒）、川牛膝（酒浸炒，各一两）。上为末，酒煮面糊丸，梧桐子大。每服四十丸，空心盐汤下。(《世医得效方》)

23. 海桐皮散　治（小儿）禀受肾气不足，血气未荣，脚趾挛缩无力，不能伸展。海桐皮[①]、牡丹皮、当归、熟地黄、牛膝（各一两），山茱萸、补骨脂（各半两）。上为末。每服一钱，葱白二寸煎，食前服。（《世医得效方》）

24. 固经丸　治产后血崩不止，或因餐极酸咸物过度。艾叶、赤石脂（煅）、补骨脂、木贼（各半两），附子（一个，炮）。上为末，陈米饮丸，梧子大。食前温酒下二十丸，米饮亦可。盖此证非轻病，况产后有此，是谓重伤。恐不止咸酸不节而致，多因惊忧恚怒，脏气不平，或产后服断血药太早，致恶血不消，郁满作坚，亦成崩中。此药自难责效，不若大料煮芎劳汤加芍药，候定，续次随证诸药治之为得。小腹满痛，肝经已坏，难治。（《世医得效方》）

25. 紫金皮散　治一切打扑损伤，金刃箭镞浮肿，用此效。紫金皮[②]（醋炒）、天南星、半夏、黄柏（盐炒）、草乌（炮）、川芎（茶水炒）、川当归（煨）、杜当归[③]、乌药、川白芷（盐水炒）、补骨脂、刘寄奴、川牛膝、桑白皮（各等分）。上为末。生姜、薄荷汁兼水调，糊肿处或伤处。皮热甚，加黄柏皮、生地黄各五钱。有疮口者，勿封其口，四畔用此糊之。（《世医得效方》）

---

① 海桐皮，别名刺桐皮，为豆科植物刺桐的干皮。主产广西、云南、福建。苦，平。祛风湿通络，化湿杀虫。1. 治风湿顽痹，麻木，腰膝疼痛，跌打损伤。煎服：6～12克。2. 治疗龋齿痛，煎水含漱；顽癣，和蛇床子研末，猪脂调敷痢疾，牙痛，疥癣。血虚者不宜服。用量不宜过大，可引起心律失常和血压降低。

② 紫金皮，别名内红消、红木香，为木兰科植物长梗南五味子的根或根皮。辛，温。行气活血，止痛。主治脘腹胀痛，筋骨疼痛，痛经，跌打损伤等。

③ 杜当归，即土当归，别名九眼独活，为五加科楤木属植物食用土当归、柔毛龙眼独活、龙眼独活及浓紫龙眼独活的根和根茎，性味辛、苦，温。归肝、肾经。具有祛风除湿、舒筋活络、和血止痛，主治风湿痹痛，腰肌劳损，鹤膝风，水肿，痈肿，扭伤肿痛，骨折，头痛，牙痛等。

26. **应痛丸** 治折伤后，为四气所侵，手足疼痛。生苍术（半斤），补骨脂（半斤，半生半炒），舶上茴香（六两，炒），骨碎补（半斤，去毛），穿山甲（去膜，桑灰炒胀为度，柴灰亦可）、生草乌（半斤，锉如麦大）。上用草乌半斤，用生葱一斤，连皮生姜一斤，擂烂，将草乌一处淹两宿，焙干。连前药同焙为末，酒煮面糊丸，梧桐子大。每服五十丸，酒或米饮下。忌热物。片时少麻无妨。(《世医得效方》)

27. **黑附丸** 治气虚血弱，老人疽发后，四肢倦怠无力，或燥渴好饮水不止者。黑附子（一个，九钱，煨，盐水浸），白茯苓（五钱，去皮），川楝子（一两，去皮核），茴香（一两，炒），补骨脂（一两，炒），熟地黄（净洗，切，酒炒，一两），交趾桂（五钱，去粗皮），大当归（一两，去尾）。上为末，炼蜜丸如梧桐子大。每服三十丸，空心盐汤或盐酒下。如觉脾虚食减，亦用参苓白术散兼服。(《世医得效方》)

八、草豆蔻

草豆蔻为姜科山姜属植物草豆蔻的种子团。草豆蔻分布于广东、海南、广西等地。夏、秋季果熟时采收，晒至八九成干，剥除果皮取出种子团晒干。别名豆蔻、漏蔻、草果、草蔻、大草蔻、偶子、草蔻仁、飞雷子、弯子等。

草豆蔻味辛性温。归脾、胃经。功能燥湿健脾、温胃止呕。

主治寒湿内阻，脘腹胀满冷痛、嗳气呕逆、不思饮食等证。内服入汤剂，常用量3～6g，宜后下；或入丸、散。阴虚血少、津液不足者禁服，无寒湿者慎服，如李时珍在《本草纲目》认为草豆蔻虽可入食料，但亦不可多用。其曰："南地卑下，山岚烟瘴，饮啖酸咸，脾胃常多寒湿郁滞之病，故食料必用，与之相宜。然过多亦能助脾热，伤肺损目。"

草豆蔻之名最见于《名医别录》，谓其"味辛，温，无毒。主温中，心腹痛，呕吐，去口臭气。"南北朝时期《雷公炮炙论》，言其曰："凡使（草豆蔻），须去蒂，取向里子后皮，用茱萸同于鏊上缓炒，待茱萸微黄黑，即去茱萸，取草豆蔻皮及子，杵用之。"

明朝缪希雍《本草经疏》对草豆蔻功效论之颇详，其曰："豆蔻，辛能破滞，香能入脾，温热能祛寒燥湿，故主温中及寒客中焦、心腹痛、中寒呕吐也。脾开窍于口，脾家有积滞，则瘀而为热，故发口臭，醒脾导滞，则口气不臭矣。辛散温行，故下气。寒客中焦，饮食不消，气因闭滞则霍乱。又散一切冷气、消酒毒者，亦燥湿破滞、行气健脾开胃之功也。"

清代黄宫绣在《本草求真》对草豆蔻与肉豆蔻、草果的功效作了鉴别，其曰："草豆蔻，辛热香散，功与肉蔻相似，但此辛热燥湿除寒，性兼有涩，不似肉蔻涩性居多，能止大肠滑脱不休也。又功与草果相同，但此止逐风寒客在胃口之上，症见当心疼痛，不似草果辛热浮散，专治瘴疠寒疟也。故凡湿郁成病，而见胃脘作疼，服之最为有效。若使郁热内成，及阴虚血燥者，服之为大忌耳。"

元代医籍中含有草豆蔻的方剂，举8例如下：

1. 宽中进食丸　滋形气，喜饮食。猪苓（去皮）、半夏（各七钱），草豆蔻仁（五钱），神曲（炒半两），枳实（四钱），橘红、白术、泽泻、白茯苓（去皮，各三钱），缩砂、甘草、炙大麦蘖（炒，各一钱半），人参、青皮、干生姜（炮，各一钱），木香（半钱）。一方有槟榔一钱半，合用。上十六味为末，汤浸蒸饼为丸，如桐子大，每服三十丸米汤送下，食前。（《卫生宝鉴》）

2. **厚朴温中汤**　治脾胃虚寒，心腹胀满，及秋冬客寒犯胃，时作疼痛。或戊火已衰，不能运化，又加客寒，聚为满痛。散以辛热，佐以苦甘，以淡泄之，气温胃和，痛自止矣。厚朴（姜制）、橘皮（去白，各一两），干姜（七钱），甘草（炙）、草豆蔻、茯苓（去皮）、木香（各半两）。上七味为粗末，每服五钱匕，水二盏，姜三片，煎一盏，去滓温服，食前。忌一切冷物。（《卫生宝鉴》）

3. **参术调中汤**　治内伤自利，脐腹痛，肢体倦，不喜食，食即呕，嗜卧懒言，足胻冷，头目昏。人参、黄芪（各五钱），当归身、厚朴（姜制）、益智仁、草豆蔻、木香、白术、甘草（炙）、神曲（炒）、麦蘖面、橘皮（各三钱）。上十二味，锉如麻豆大，每服一两，水二盏，生姜三片，煎至一盏，去滓温服，食前。（《卫生宝鉴》）

4. **铁刷汤**　治积寒痰伙，呕吐不止，胸膈不快，不下饮食。半夏（四钱，汤泡），草豆蔻、丁香、干姜（炮）、诃子皮（各三钱），生姜（一两）。上六味。㕮咀，水五盏，煎至二盏半，去渣，分三服，无时。大吐不止，加附子三钱，生姜半两。（《卫生宝鉴》）①

---

①《瑞竹堂经验方》中铁刷汤，主治男子妇人，一切阴寒失精色败，腰膝疼痛，阴汗不止，肠风下血，痔漏有头者即散，有漏平痊，兼治妇人赤白带下，产后血晕气等疾。与此方有别。

5. 扶阳助胃汤　干姜（炮，一钱半），拣参草、豆蔻仁、甘草（炙）、官桂、白芍药（各一钱），陈皮、白术、吴茱萸（各五分），黑附子（炮去皮，二钱），益智仁（五分，一方一钱）。上㕮咀，都作一服，水三盏，生姜三片，枣子两个，煎至一盏，去渣，温服，食前。三服大势皆去，痛减过半。至秋先灸中脘三七壮，以助胃气。次灸气海百余壮，生发元气，滋荣百脉，以还少丹服之，则喜饮食，添肌肉，润皮肤。明年春，灸三里二七壮，乃胃之合穴也，亦助胃气，又引气下行。春以芳香助脾，复以育气汤加白檀香平治之。戒以惩忿窒欲，慎言语，节饮食，一年而平复。《内经》曰：寒淫于内，治以辛热，佐以苦温。附子、干姜大辛热，温中散寒，故以为君。草豆蔻仁、益智仁、辛甘大热，治客寒犯胃为佐。脾不足者以甘补之，炙甘草甘温，白术、橘皮苦温，补脾养气。水挟木势，亦来侮土，故作急痛。桂辛热以退寒水，芍药味酸以泻木克土，吴茱萸苦热，泄厥气上逆于胸中，以为使也。(《卫生宝鉴》)

6. 温中益气汤　附子（炮，去皮脐）、干姜（炮，各五钱），草豆蔻、甘草（炙，各三钱），益智仁、白芍药、丁香、藿香、白术（各二钱），人参、陈皮、吴茱萸（各一钱半），当归（一钱）。上十三味，㕮咀，每服五钱，水二盏，煎至一盏，去渣，温服食前。病势大者，服一两重。论曰：《内经》云：寒淫于内，治以辛热，佐以苦甘温。附子、干姜大辛热，助阳退阴，故以为君；丁香、藿香、豆蔻、益智、茱萸辛热，温中止吐，用以为臣；人参、当归、白术、陈皮、白芍药、炙甘草苦甘温，补中益气，和血脉协力，用以为佐使矣。(《卫生宝鉴》)

7. 小理中丸　治三脘气弱，中焦积寒，脾虚不磨，饮食迟化，吃物频伤，胸膈满闷，胁肋疞刺，呕吐哕逆，噫醋[①]恶心，腹胀肠鸣，心腹疼痛，噎塞膈气，翻胃吐食，饮食减少。草豆蔻（煨）、京三棱（煨，乘热碎）、干姜（炮）、青皮、陈皮（净洗，去蒂）、肉桂（去粗皮，各二两），牵牛（炒香熟）、良姜（炒，各三斤），阿魏（三两，醋化去沙石，研），缩砂仁、蓬莪术（炒，乘热碎）、红豆（各一斤）。上为末，用水煮面糊丸，如梧子大。每服三十粒，生姜、橘皮汤下，温汤亦得，不拘时。此药无利性，不损脾胃，气偏虚寒者，最宜服之。与三棱煎丸和同服，尤妙。（《世医得效方》）

8. 桂香散　治脾胃虚弱，并脾血久冷。草豆蔻（去壳，炒用）、甘草、高良姜（锉，炒香熟）、白术、缩砂仁（各一两），青皮（去瓤，炒黄）、诃子肉（各半两），肉桂（一分），生姜（切，炒干）、厚朴（去粗皮，姜汁炒）、枣肉（切，三味各一两），水一碗煮令干，同杵为丸，焙干）。上为末。每服二钱，入盐少许，沸汤点，空心服。及疗腹痛，又治冷泻尤妙。腹痛最难得药，此方只是温补药耳，特工止痛，理不可知。（《世医得效方》）

① 噫醋，证名，指噫气吞酸。《诸病源候论·呕哕诸病》："噫醋者，由上焦有停痰，脾胃有宿冷，故不能消谷。谷不消则胀满而气逆，所以好噫而吞酸，气息醋臭。"

九、荜茇

荜茇为胡椒科胡椒属植物荜茇的果穗。原产热带，喜高温潮湿气候。我国主产地是云南省盈江县，东北、华北及新疆、四川、西藏等地亦有分布。9月果穗由绿变黑时采收，除去杂质，晒干。包装后放阴凉干燥处，注意防止霉变或虫蛀。别名荜拨、毕勃、荜拨梨、椹圣、蛤蒌、鼠尾等。

荜茇味辛性热。归脾、胃、大肠经。功能温中散寒，下气止痛。主治脘腹冷痛、呕吐、泄泻、头痛、牙痛、鼻渊等，以及冠心病心绞痛证属寒凝冷滞者。内服及汤剂，每日量1～3g；或入丸、散。外用适量，研末吹鼻；或为丸纳龋齿孔中；或浸酒擦患处。注意证属实热郁火、阴虚火旺者均忌服。《本草衍义》称："多服走泄真气，令人肠虚下重。"《本草纲目》称："辛热耗散，能动脾肺之火，多用令人目昏，食料尤不宜之。"

荜茇入药最早见于唐代《新修本草》，称为之荜拨，曰："荜拨，生波斯。丛生，茎叶似蒟酱，其子紧细。味辛烈于蒟酱，胡人将来入食味用也。"唐末李珣《海药本草》云："主老冷心痛，水泻，虚痢，呕逆醋心[①]，产后泄利。"

据李时珍《本草纲目》记载："贞观中，上以气痢久未痊，服名医药不，因诏访求其方。有卫士进黄牛乳煎荜茇方，御用有效。刘禹锡亦记其事云，后累试于虚冷者必效。"此外，李时珍又称：

① 醋心出自《素问玄机原病式·六气为病》，指吞酸之轻症，又称中酸。《医学正传·吞酸》："或微而止为中酸，俗谓之醋心。"

“荜茇为头痛、鼻渊、牙痛要药，取其辛热能入阳明经散浮热也。”近代张山雷在《本草正义》提出了不同看法，对荜茇功效颇有发明，其曰：“荜茇，脾肾虚寒之主药。惟濒湖谓是头痛、鼻渊要药，取其辛热能入阳明而散浮热。按头痛固有真寒一证之宜用大辛大温者，但鼻渊、牙痛，本皆火症，古人偶用辛散之药，盖亦反佐之义，用作向导，濒湖竟以为散浮热，恐是误会，石顽和之，非也。”

元代王好古《汤液本草》对荜茇的功效论识已经比较全面，称其：“气温，味辛。无毒。《本草》云：主温中下气，补腰脚，杀腥气，消食，除胃冷，阴疝痃癖①。《衍义》云：走肠胃中冷气，呕吐，心腹满痛。多服走泄真气，令人肠虚下重。”

元代医籍中含有荜茇的方剂，举13例如下：

1. 硇砂煎丸 治积块痃癖，一切凝滞。黑附子（两个，各重五钱半以上，炮，去皮脐，剜作瓮子），木香（三钱），补骨脂（一两，隔纸微炒），荜茇（真者，一两），硇砂②（三钱）。上先将

---

① 痃癖，指脐腹偏侧或胁肋部时有筋脉攻撑急痛的病症。见《外台秘要》卷十二。因气血不和，经络阻滞，食积寒凝所致。《太平圣惠方》卷四十九：“夫痃癖者，本因邪冷之气积聚而生也。痃者，在腹内近脐左右，各有一条筋脉急痛，大者如臂，次者如指，因气而成，如弦之状，名曰痃气也；癖者，侧在两肋间，有时而僻，故曰癖。夫痃之与癖，名号虽殊，针石汤丸主疗无别。此皆阴阳不和，经络否隔，饮食停滞，不得宣疏，邪冷之气，搏结不散，故曰痃癖也。”

② 硇砂，为紫色石盐晶体（紫硇砂，又名红硇砂）或氯化铵矿石（白硇砂）。产青海、甘肃、新疆等地。咸、苦、辛，温，有毒。入肝、脾、胃经。消积软坚，破瘀，去翳。1. 治噎膈反胃，癥瘕积块，痰饮咳嗽，妇女经闭。研末服：0.3～0.9克，一般多入丸、散用。2. 治痈肿，疔疮，息肉，赘疣，研末敷；目翳，研细粉点眼。孕妇忌服。

硇砂用水一盏徐徐化开于瓮内，熬干为末，安在附子瓮内，却用剜出附子末盖口，用和成白面裹约半指厚，慢灰火内烧匀黄色，去面，同木香等药为细末，却用原裹附子熟黄面为末，醋调煮糊为丸，如梧桐子大。(《卫生宝鉴》)

2. **荜茇粥**　治脾胃虚弱，心腹冷气痛，烦闷不能食。荜茇（一两），胡椒（一两），桂（五钱）。上件三味为末。每用三钱，水三大碗，入豉半合，同煮令熟，去滓，下米三合作粥，空腹食之。(《饮膳正要》)

3. **牛奶子煎荜茇法**　贞观中，太宗苦于痢疾，众医不效，部左右能治愈者，当重赏。时有术士进此方：用牛奶子煎荜茇，服之立瘥。(《饮膳正要》)

4. **大己寒丸**　治脏腑虚寒，心腹疞痛，泄泻肠鸣，自利自汗，米谷不化，手足厥冷。荜茇、肉桂（各六两半），干姜、良姜（各十两）。上为末，面糊丸如桐子大，每服二十丸，米饮汤下，食前服。(《卫生宝鉴》)

5. **荜茇散**　治风蛀牙疼，牙关紧急。荜茇、草乌头、细辛、升麻、良姜、蝎梢。上为细末，如牙疼时擦少许，沥涎痛即止。(《医垒元戎》)

6. **荜茇散**　治风蚛牙疼，兼治偏正头疼。荜茇（二钱），良姜（各一钱），草乌（去皮尖，五分）。上为末，每用半字，先含水一口，应痛处鼻内搐上，吐了水，用指粘药，擦牙疼处立定。(《卫生宝鉴》)

7. **荜茇散**　治偏头痛，绝妙。上一味（荜茇）为末，令患者口中含。左边疼，令左鼻吸一字，右边疼，右鼻吸一字。即效。

（《世医得效方》）

8. **硇砂煎丸** 消磨积块痃癖，一切凝滞，老人虚人无妨。黑附子（两个，各重五钱半以上，正坐妥者，炮去皮脐，剜作瓮子），木香（三钱），破故纸（隔纸微炒）、荜茇（真者，各一两），硇砂（三钱）。上先将硇砂用水一盏，续续化开，于瓮内熬干为末，安在附子瓮内，却用剜出附子末盖口，用和成白面裹，约半指厚，慢灰火内烧匀黄色，去面。同木香等药为细末，却用面裹附子熟黄面为末，醋调煮糊，丸桐子大。每服十五丸至三十丸，生姜汤送下，此药累有神功。（《卫生宝鉴》）

9. **一粒金搐鼻方** 治偏头风。荜茇（不以多少，研细，用猪胆汁拌匀，再入胆内，悬阴干）、藁本、延胡索、白芷、川芎（各一两），青黛（二两）。上为末，入制荜茇末一两半，用无根水为丸，每用一粒，长流水化开，搐鼻，以铜钱二三文口咬定，出涎。（《丹溪心法》）

10. **破块丸** 治受瘴结成气块，腹中不能消散，服之立效。荜拨一两，大黄一两，各生用。上为末，入生麝香少许，炼蜜为丸，如梧子大。每服三十丸，空心冷酒下，或温冷汤下，日三服。（《世医得效方》）

11. **六物饮** 治酒疸①肚胀。毕拨、荆芥穗、不蛀川楝子（连皮核用）、生姜母、软乌梅、甘草。上件等分。于石臼中捣细，用瓷器盛，以自己满腹小便，去其首尾，取中间小便浸药，两重

① 酒疸，语出《金匮要略》，黄疸类型之一。因酒食不节，以致脾胃受伤，运化失常，湿浊内郁生热，湿热交蒸而成。主要症状有身目发黄、胸中烦闷而热、不能食、时欲吐、小便赤涩、脉沉弦而数等。

纱盖，露星一宿，拂明饮其汁。继用车前子、山茵陈、竹芫荽煎汤，乘热调五苓散服，自觉黄水从小便出，而肚不胀，妙。（《世医得效方》）

12. 破饮丸 治五饮停蓄胸腹，结为癥癖，支满胸胁，旁攻两胁，抢心疼痛，饮食不下，翮胃吐逆，九种心痛[①]，积年宿食不消，久疟久痢，遁尸疰忤，癫痫厥晕，心气不足，忧愁思虑；妇人腹中诸病，悉能治疗。久服尤妙，且不伤脏气。荜拨、丁香（不见火）、胡椒、缩砂仁、木香（不见火）、蝎梢、乌梅、青皮、巴豆（去壳膜，各等分）。上以青皮同巴豆浆水浸一宿，次日漉出，同炒青皮焦，去巴豆。水淹乌梅肉，蒸一炊久。细研为膏，入药末和匀，丸如绿豆大。每服五七丸，临卧姜汤吞下。曾有妇人头风，服之亦效，且断根不复发，岂头风即痰饮耶。（《世医得效方》）

13. 荜茇丸 治滑泄，妙甚。荜茇、川姜（炮）、丁香（不见火）、附子（炮，去皮脐）、吴茱萸（炒）、良姜、胡椒（以上各一两），山茱萸、草豆蔻（去皮，各半两）。上为末，枣肉丸，梧子大。每服五十丸，食前陈米饮下，日三服。（《世医得效方》）

---

① 九种心痛，据《千金要方》，有虫心痛、注心痛、风心痛、悸心痛、食心痛、饮心痛、冷心痛、热心痛、去来心痛。明代虞抟在《医学正传》中指出："古方九种心痛……详其所由，皆在胃脘，而实不在心也。"

十、草果

草果为姜科砂仁属植物草果的果实。生于沟边林下，分布于广西和云南南部地区。每年9～12月果穗由绿变黑时采收，除去杂质，晒干或烘干。包装后放阴凉干燥处，注意防止霉变或虫蛀。别名草果仁、草果子、老蔻等。

草果味辛性温。归脾、胃经。功能燥湿温中、祛痰截疟。主治脘腹冷痛、恶心呕吐、胸膈痞满、泄泻、下痢，以及疟疾等证属寒凉者。内服入煎剂，每日量3～6g；或入丸、散。阴虚血少者禁服。

草果最早载于南宋陈衍的《宝庆本草折衷》，称其“味辛，温，无毒。主温中，去恶气，止呕逆，定霍乱，消酒毒，快脾暖胃。”其后，元代忽思慧在《饮膳正要》称其：“味辛，温，无毒，治心腹痛，止呕，补胃，下气，消酒毒。”

临床上常用草果与知母配伍治疗疟疾，如李时珍《本草纲目》所称：“草果，与知母同用，治瘴疟寒热，取其一阴一阳无偏胜之害，盖草果治太阴独胜之寒，知母治阳明独胜之火也。”近世医家张山雷在《本草正义》中又对此进一步解释，曰：“草果，辛温燥烈，善除寒湿而温燥中宫，故为脾胃寒湿主药。按岚瘴皆雾露阴湿之邪，最伤清阳之气，故辟瘴多用温燥芳香，以胜阴霾湿浊之蕴祟。草果之治瘴疟，意亦犹是。然凡是疟疾，多湿痰蒙蔽为患，故寒热往来，纠缠不已，治宜开泄为先。草果善涤湿痰，而振脾阳，更以知母辅之，酌量其分量，随时损益，治疟颇有妙义，固不必专为岚瘴立法。惟石顽所谓实邪不盛者，当在所禁耳。”

元代医籍中含有草果的方剂，举4例如下：

1. **实脾散** 治阴水，先实脾土。厚朴（去皮，姜制，炒）、白术、木瓜（去瓤）、木香（不见火）、草果仁、大腹子、附子（炮，去皮脐）、白茯苓（去皮）、干姜（炮，各一两），甘草（炙）。上锉散。每服四钱，水一盏半，生姜五片，枣子一枚，煎至七分，去滓温服，不以时服。（《世医得效方》）

2. **草果饮子** 治产后疟疾，寒热相半者，或多热者。半夏（汤洗）、赤茯苓、草果（炮，去皮）、甘草、川芎、陈皮、白芷（各二钱），青皮（去白）、良姜、紫苏（各一钱），干葛（四钱）。上锉散。每服三钱，生姜三片，枣二枚，水一盏半煎，当发生日早连进三服，无不安者。（《世医得效方》）

3. **生熟饮子** 治产后疟疾多寒者。肉豆蔻、草果仁、厚朴（生，去皮）、半夏、陈皮、甘草、大枣（去核）、生姜（各等分）。上锉散，和匀。一半生，一半以湿纸裹，煨令香熟，去纸与生者和匀。每服五钱，水盏煎，食前一服，食后一服。（《世医得效方》）

4. **人参散** 治产后虚羸，脾胃乏弱，四肢无力，全不思饮食，心腹胀满。黄芪、人参、草果仁、厚朴、附子（各一两），白术、当归、白茯苓、木香、川芎、桂心、甘草、陈皮（去白）、良姜、诃黎勒皮（各半两）。上锉散。每服四钱，生姜三片，枣一枚煎，不以时温服。（《世医得效方》）

十一、荜澄茄

荜澄茄为胡椒科胡椒属植物荜澄茄的果实。分布于印度尼西亚、马来半岛、印度、西印度群岛等地。我国广东、海南、广西等地有引种栽培。在果实充分成长而未成熟仍呈青色时采收，连果枝摘下，晒干，干燥后摘下果实（每粒须连小柄）。别名澄茄、毗陵茄子、毕茄等。

荜澄茄味辛性温。归脾、肾、胃、膀胱经。功能温中散寒、行气止痛、暖肾。主治胃寒呕逆、脘腹胀满冷痛、肠鸣泄泻、寒疝腹痛、寒湿小便淋沥浑浊等证。内服入汤剂，每日量1～5g；或入丸、散。外用适量，研末擦牙或搐鼻。阴虚火旺及实热火盛者禁服。

荜澄茄入药最早见于唐末《海药本草》，称其："主心腹卒痛，霍乱吐泻，痰癖冷气。"同时期的《日华子本草》称其："治一切气，并肾气膀胱冷。"元代王好古《汤液本草》云："气温。味辛。无毒。《本草》云：主下气消食，皮肤风，心腹间气胀，令人能食。"明代兰茂《滇南本草》又补充曰："泡酒吃，治面寒疼痛，暖腰膝，壮阳道，治阳痿。"

清代陈其瑞的《本草撮要》对荜澄茄的配伍总结如下，曰："荜澄茄，功专治膀胱冷气；得白豆蔻治噎食不纳；得高良姜治寒呃；得薄荷、荆芥治鼻塞不通；得毕茇为末擦牙，治齿浮热痛；若蜈蚣咬伤，荜澄茄研末调敷。"

元代医籍中含有荜澄茄的方剂，举8例如下：

1. 噙化荜澄茄丸　治鼻塞不通。荜澄茄（半两），薄荷叶

（三钱），荆芥穗（一钱半）。上为细末，糖霜[1]蜜和为丸，如樱桃大。每次一丸，时时噙化咽津。（《御药院方》）

2. 法制生姜散 治饮酒过多，或生冷停滞，吐逆恶心，不欲饮食。生姜（十两，切作片，用青盐糁过，再用白曲拌挹，焙干而用之），荜澄茄（二两半），缩砂仁、白豆蔻、白茯苓（去皮）、木香（各一两半），丁香（二两），官桂（去皮）、青皮（去皮）、陈皮（去白）、半夏（姜制）、白术（各一两），甘草（炙）、葛根（各半两）。上十四味为末，每服一钱至二钱，温酒调下，不拘时。（《卫生宝鉴》）

3. 回阳丹 治阴毒伤寒，面青手足逆冷，心腹气胀，脉候沉细。荜澄茄、木香、干蝎、附子（炮裂，去皮脐）、硫黄（细研入）、吴茱萸（汤浸七遍，焙干微炒，各半两），干姜（一分）。上为末，酒煮，面糊丸如梧子大。每服三十丸，不计时候，生姜汤下，频服。三服，复以热酒一盏投之，厚衣盖取汗。（《世医得效方》）

4. 荜澄茄散 疗噫气，咳逆。荜澄茄、良姜（各二两）。上锉散。每服二钱，水一盏，煎六分，沸，投醋半盏，取出时哈之，甚妙。（《世医得效方》）

5. 荜澄茄丸 治痞满胀痛，谷胀、气胀通用。荜澄茄、白豆蔻仁、缩砂仁、青皮、萝卜子、木香（各二分），肉豆蔻（煨）、茴香（炒）、辣桂、丁香（各一分半），陈皮（三分）。上为末，面煮稀糊丸，梧桐子大。每服三十丸，陈皮汤下。（《世医得效方》）

6. 菟丝子丸 治肾气虚，面色黧黑，目暗耳鸣，心忪气短，

---

① 糖霜，是由甘蔗熬制而成结晶体，具有止咳化痰、润肺消肿、清心除烦的功效。

举动乏力，脚膝缓弱，小便滑数，房室不举，股内湿痒，小便涩痛，出血遗沥。久服补五脏，去万病，益颜色，聪耳明目。菟丝子（净洗，酒浸，炒，一两），石斛（去根，三分），熟地黄（去土，酒炒，三分），白茯苓（去皮，三分），川牛膝（去苗，酒浸，焙干，三分），五味子（半两），泽泻（一两），山茱萸（水洗，去核，三分），鹿茸（去毛，酥炙，一两），川续断（三分），桑螵蛸（酒浸，炒）、覆盆子（去枝叶并萼，各半两），防风（去苗叉）、杜仲（去粗皮，炒，各三分），石龙芮[①]（去土，一两），肉苁蓉（酒浸，切，焙）、补骨脂（酒炒）、荜澄茄、黑角、沉香、茴香（炒）、巴戟（去心，各三分），大川芎（半两），肉桂（去粗皮）、绵附子（炮，去皮、脐，各一两）。上为末，酒煮面糊为丸，梧桐子大。每服二十丸，温酒或盐汤下，空心服。脚膝无力，木瓜汤下，晚食前服。（《世医得效方》）

7. **金铃散**　治疝气作痛时，先曲腰啼哭，眼中无泪，脚冷唇干，额上多汗。或外肾钓上，阴囊偏大。金铃子（一两，煨，去核），缩砂（七钱半，去壳），荜澄茄、木香（各五钱）。上为末。每服一钱，大者二钱，盐汤或好酒调服。（《世医得效方》）

8. **藿香养胃汤**　治阳明经虚，不荣肌肉，阴中生疮不愈。藿香、白术、白茯苓、神曲（炒）、乌药（去木）、缩砂仁、薏苡仁、半夏曲、人参（各半两），荜澄茄、甘草（炙，各三钱半）。上锉散。每服四钱，水盏半，姜五片，枣二枚同煎，不以时。

---

① 石龙芮，别名水堇、姜苔，胡椒菜，鬼见愁等。为毛茛科毛茛属植物石龙芮的全草。苦、辛，寒，有毒。解毒散结，止痛，截疟。主治痈疖肿毒，毒蛇咬伤，痰核，瘰疬，风湿痹痛，牙痛，疟疾。

(《世医得效方》)

十二、八角茴香

八角茴香为八角科八角属植物八角茴香的果实。生于气候温暖、潮湿、土坑壤疏松的山地，野生或栽培，栽培品种甚多。分布于福建、广东、广西、贵州、云南、台湾等地。栽培8年有少量结果，10年进入盛果期，可连续采收50～70年。一年结果2次。春果在2～4月间果实成熟时采收，晒干。秋果在8～10月采收，采后置沸水锅中煮沸，搅拌5～10min，捞出，晒干或烘干。别名舶上茴香、大茴香、舶茴香、八角珠、八角香、八角大茴、八角、大料、五香八角等。

八角茴香味辛、甘，性温。归肝、肾、脾、胃经。功能散寒、行气、止痛。主治寒疝腹痛、腰膝冷痛、胃寒呕吐、脘腹冷痛、寒湿脚气等证。内服入汤剂，每日用量3～6g；或入丸、散。外用研末调敷。火旺者禁服。

元代王好古《汤液本草》对八角茴香的功效论述较详，曰："气平。味辛。无毒。入手足少阴经、太阳经药。《象》云：破一切臭气，调中止呕，下食。炒黄色，碎用。《本草》云：主诸瘘，霍乱及蛇伤，又能治肾劳，㿗疝气，开胃下食。又治膀胱阴痛，脚气，少腹痛不可忍。"

明代刘文泰主编的《本草品汇精要》对八角茴香本草学描述

很形象，谓："其形大如钱，有八角如辐而锐，赤黑色，每角中有子一枚，如皂角子小匾而光明可爱，今药中多用之。"

八角茴香是治疗肝经寒邪所致疝气的必要之药。例如《本经逢原》称："舶上茴香，性热味厚，入肝经，散一争寒结，故黑锡丹用之。若阴虚肝火从左上冲头面者，用之最捷。盖茴香与肉桂、吴茱共，皆厥阴之药，萸则走肠胃，桂则走肝藏，茴则走经络也。得盐引入肾经，发出邪气，故治疝气有效。"

【治方举例】

元代医籍中含有大茴香的方剂，举43例如下：

1. 活络丹　治男子妇人瘫痪，筋掣骨痛，腰膝疼痛，口眼㖞斜，语言謇涩，目晦耳聋，头风等证。近用治心气痛疝证尤验。萆薢二两，金毛狗脊（四两，切作片，去毛），川乌（五钱，去皮脐，切小块），苍术（五钱，去皮，切作片，炒），杜仲（五钱，细切，汁浸炒，去丝），补骨脂（拣，炒）、仙灵脾（切）、吴茱萸（炒）、续断（切，各五钱）。小茴香（炒）、独活（切，各一两），猪牙皂角（三两，去皮弦，切作一寸），薏苡仁（三两）。上通作一处，用好酒三升，于瓷瓶内浸一宿，次日以文武火煮至约酒汁一升，控出，焙干，为细末，用煮药酒打面糊为丸，如梧桐子大，每服五七十丸，空心温酒或盐汤送下，与七乌丸[①]相间服。孕妇不可服此二药。(《瑞竹堂经验方》)

2. 活络丹　治丈夫元脏气虚，妇人脾血久冷，诸般风邪湿毒之气，留滞经络，流注脚手，筋脉挛拳，或发赤肿，行步艰辛，

---

① 七乌丸，出自《瑞竹堂经验方》卷一诸风门。主治瘫痪、风湿、寒痹脚疾证，主要组成有草乌、何首乌、乌药、川乌、乌梅、黑豆、猪牙皂角。

腰腿沉重，脚心吊痛，及上冲腹胁膨胀，胸膈痞闷，不思饮食，冲心闷乱，及一切痛风走注，浑身疼痛。川乌（炮，去皮脐，六两），草乌（炮，去皮脐，六两），地龙（去土）、天南星（炮，各六两），乳香、没药（研，各二两二钱）。上为末，入药研和匀，酒面糊为丸，梧桐子大。每服二十丸，空心、日午冷酒送下。荆芥、茶亦可。（《世医得效方》）

3. 川楝茴香散　治小肠疝气疼痛。木香、茴香（盐炒香，不用盐）、川楝子（切片，盐炒，同盐用）。上件各等分，为细末，每服三钱，热酒一盏，空心调服。（《瑞竹堂经验方》）

4. 治疝气（验过如神）　川楝子（一两），八角茴香（一两），舶上茴香（五钱，其状如葵花子也，味如茴香），吴茱萸（一两），赤、白芍药（各五钱），枳实（麸炒）、川芎、川归（各一两），人参、木香（各二钱），粉草（三钱，炙）。上水二盅，生姜三片，葱六茎，煎至八分，温服，每服一两，仍以草烘热包裹子袋，频易，第二服加枳壳，如气虚加黄芪、破故纸，第三服加蓬术，第四服加苍术为君，少用蓬术。（《瑞竹堂经验方》）

5. 补益丸　补益肾水明目，及腰膝痛。小茴香（一两，盐炒），木香（一两），川楝子（春秋二两，夏一两，取肉酒浸），知母（春秋二两，夏一两，冬三两，酒浸），枳壳（去瓤，一两，干炒），白茯苓、甘草（炙）、地龙（炒）、鹿茸（酒炙）、川山甲（各一两，酥炙），狗茎（五枚，酥炙）。上为细末，炼蜜为丸，如弹子大，每服一丸，空心细嚼，酒送下，干物压之，午食前再进一服。（《瑞竹堂经验方》）

6. 仙术汤　去一切不正之气。温脾胃，进饮食，辟瘟疫，除寒湿。苍术（一斤，米泔浸三日，竹刀子切片，焙干，为末），茴香（二两，炒，为末），甘草（二两，炒，为末），白面（一斤，炒），干枣（二升，焙干，为末），盐（四两，炒）。上件，一同和匀。每日空心白汤点服。(《饮膳正要》)

7. **四和汤**　治腹内冷痛，脾胃不和。白面（一斤，炒），芝麻（一斤，炒），茴香（二两，炒），盐（一两，炒）。上件，并为末。每日空心白汤点服。(《饮膳正要》)

8. **茴香汤**　治元藏虚弱，脐腹冷痛。茴香（一斤，炒），川楝子（半斤），陈皮（半斤，去白），甘草（四两），盐（半斤，炒）。上件为细末，相和匀。每日空心白汤点服。(《饮膳正要》)

9. **破气汤**　治元藏虚弱，腹痛，胸膈闭闷。杏仁（一斤，去皮、尖，麸炒，另研），茴香（四两，炒），良姜（一两），荜澄茄（二两），陈皮（二两，去白），桂花（半斤），姜黄（一两），木香（一两），丁香（一两），甘草（半斤），盐（半斤）。上件为细末。空心白汤点服。(《饮膳正要》)

10. **开结妙功丸**　治怫热内盛，痃癖坚积，酒食积，一切肠垢积滞，癥瘕[①]积聚，疼痛发作有时，三焦壅滞，二肠燥结，或懊憹烦心，不得眠，咳喘哕逆，不能食，兼为肿胀，一切所伤心腹暴痛。又能宣通气血，消酒进食解积。三棱（炮）、神曲（妙，各一两），川乌（一两半，去皮脐），大黄（一两，同前三味为末，好醋半升熬成膏，不破坚积，不用膏），麦蘖（炒）、茴香（炒，

① 癥瘕，病证名，指腹腔内痞块，一般以腹隐见腹内，按之形证可验，坚硬不移，痛有定处者为癥；聚散无常，推之游移不定，痛无定处者为瘕。发于下焦者为多。常由情志抑郁，饮食内伤，导致肝脾受损，脏腑失和，日久正气不足所致。

各一两)，半复(半两)，巴豆(两个，破坚积用四个)，干姜(炮)、拣桂(各二钱)，牵牛(三两)。上为末，同前膏和丸如小豆大，生姜汤下十丸至十五丸，或嚼生麦，温水送下亦得。渐加二三十丸，或心胃间稍觉药力暖性，却即减丸数。或取久积，或破坚积，初服十丸，次服二十丸，每服加十丸，大便三五行后如常服。少得食力后，更加取利为度。(《卫生宝鉴》)

11. 法制陈皮　消食化气，宽利胸膈，美进饮食。茴香(炒)、青盐(炒)、甘草(炙，各二两)，干生姜、乌梅肉(各半两)，白檀(二钱半)。上六味为末，外以陈皮半斤，汤浸去白，净四两，切作细条子。用水一大碗，煎药末三两同陈皮条子一处，慢火煮。候陈皮极软，控干，少时用干药末拌匀焙干。每服不拘多少，细嚼，温姜汤下，不拘时。(《卫生宝鉴》)

12. 还少丹　大补心肾脾胃。治一切虚损，神志俱耗，筋力顿衰，腰脚沉重，肢体倦怠，血气羸乏，小便浑浊。山药、牛膝(酒浸)、远志(去心)、巴戟(去心)、山茱萸(去核)、白茯苓(去皮)、楮实、五味子、肉苁蓉(酒浸一宿)、杜仲(去皮，姜汁酒浸，炒去丝)、石菖蒲、舶上茴香(各一两)，枸杞、熟地黄(各二两)。上为末，炼蜜同枣肉为丸，如桐子大，温酒、盐汤任送下三十丸，日进三服，食前。五日后有力，十日精神爽，半月气力颇壮，二十日目明，一月夜思饮食。冬月手足常暖，久服身体轻健，筋骨壮盛，悦泽难老。更看体候加减：身热，加山栀子一两；心气不宁，加麦门冬一两；少精神加五味子一两；阳弱加续断一两。常服牢牙，永无瘴疟。妇人服之，姿容悦泽，暖子宫，去一切病。(《卫生宝鉴》)

13. 巴戟丸　治肝肾俱虚。收敛精气，补真戢阳，充悦肌肤，进美饮食。白术、五味子、川巴戟（去心）、茴香（炒熟）、地黄、肉苁蓉（酒浸）、人参、覆盆子、菟丝子（酒浸）、牡蛎、益智仁、骨碎补、白龙骨（各二两）。上十三味为末，蜜丸如桐子大，焙干，每服三十丸，食前米饮下，日三服。(《卫生宝鉴》)

14. 神仙六子丸　治男子血气衰败，未及五十岁发斑白，若服此药，百日黑如漆。菟丝子、金铃子、枸杞子、覆盆子、五味子、蛇床子、何首乌、舶茴（各一两），牛膝、地骨皮、木瓜（各二两），熟地黄（三两）。上蜜为丸，每服五十丸，空心酒下。如要疾黑，前药内别加人参、茯苓、石菖蒲各一两，忌萝卜、生韭、薤菜、蒜。(《医垒元戎》)

15. 十补丸　治男子肾脏虚，精气寒滑，妇人血海冷，经脉不调，除寒湿，养脾胃，手足温和。延胡索、胡芦巴、补骨脂、茴香、川芎、附子、桂、当归、紫巴戟、肉苁蓉（各等分）。上细末，酒糊为丸，桐子大，每服三五十丸，空心温米饮下，酒、盐汤亦可。(《医垒元戎》)

16. 太和膏　刘快活仙进方。补真，壮下元，治本脏虚弱，进食，强筋骨、助脾胃，补损伤，久服延年益寿，长生不老，消除百病。当归（酒浸）、苁蓉（酒浸）、川芎（各四两），舶茴（六两），川楝子、补骨脂、楮实子、远志（去心）、白术、韭子、白茯苓、胡芦巴、枸杞（各三两），黄蜡[1]（一两半），葱白（十根），

① 黄蜡，即蜂蜡之黄者，又称蜜蜡、黄占。为蜜蜂科昆虫中华蜜蜂等分泌的蜡质，经精制而成。甘、淡，平。收涩，生肌，止痛，解毒。外用治疮痈久溃不敛，臁疮，烧烫伤；内服可预防痈疽内溃。

胡桃（五十个，切作片）。上用鹿角三十斤，东流河水三十担，铜灶铁锅二只，靠鹿顶截角，用赤石脂、盐泥于截动处涂固之，勿令透气，于甑内煎一炊时，用马商刷就热汤，刷去鹿角上血刺尘垢讫，可长三四寸截断鹿角外，将前药一十六味拌和匀停，先铺一层角于锅内，角上铺一层药，如此匀三层铺之，将河水添在药锅内其水于角上常令高三寸，无烟木炭熬，令常小沸，勿令大沸，外一锅内专将河水煎汤，亦勿令大滚，如药锅内水积下却，与热汤内取添上令三寸，却取河水添在热汤内，续续倒添至二十四时，住火候冷时，将鹿角捞出，用白绢滤取汁，其药滓不用外，将药汁如前法再煎，更不用加水，如膏滴水不散，凝结方成。（《医垒元戎》）

17. **金铃子丸** 治小肠气疼不已，或肿偏大。金铃子、茴香、当归、胡芦巴、蝎梢（各等分）。上为细末，酒调下一二钱。（《医垒元戎》）

18. **苦楝丸** 治奔豚，小腹痛，神效。川楝子、茴香（各二两），附子（一两，炮，去皮、脐）。上三味，酒二升，煮尽为度，焙干，细末之，每秤药味两，入延胡索（半两），全蝎（一十八个），炒丁香（一十八个），另为细末，和匀，酒糊丸桐子大，温酒下五十丸，空心服。痛甚，加当归煎酒下。（《医垒元戎》）

19. **羌活附子汤** 治呃逆。木香、附子（炮）、羌活、茴香（炒，各半两），干姜（一两）。上五味为细末，每服二钱，水一盏半，盐一捻，煎二十沸，和渣热服，一服止，治一切呃逆不止。男左女右，乳下黑尽处一韭叶许，灸三壮，病甚者灸二七壮。（《卫生宝鉴》）

20. 羌活附子汤　治吐利后，背寒，咳逆。羌活（去芦）、附子（炮，去皮脐）、茴香（炒，各半两），干姜（炮）、丁香（各一两）。上锉散。每服二钱，水一盏，盐少许，煎至七发，空心热服。（《世医得效方》）

21. 紫金丹　治打扑损伤，及伤折疼痛不可忍。川乌（炮）、草乌（炮，各一两），五灵脂、木鳖子（去壳）、黑牵牛子（生）、骨碎补、威灵仙、金毛狗脊、自然铜（醋淬七次）、防风、禹余粮（醋淬七次）、地龙（去土）、乌药、青皮（去白）、茴香（炒，各五钱），乳香、没药、红娘子①、麝香（各二钱半），陈皮（去白，五钱）。上为末，醋糊丸如桐子大，每服十丸至二十丸，温酒送下。病在上食后，在下食前。（《卫生宝鉴》）

22. 圣散子　治远年积块，及妇人干血气。硇砂、川大黄（各八钱），麦蘖（六两），干漆②（三两，炒烟尽），萹蓄、茴香（炒）、槟榔、瞿麦（各一两）。上为末，每服五钱，临睡温酒调下，仰卧，此药只在心头。至明大便如烂鱼，小便赤为验，取去。药无毒性如君子，有神效。小儿用一钱，十五以上五钱或七钱，空心服之更效。如治妇人干血气，加穿山甲（二两，炮）。（《卫生宝鉴》）

23. 控引睾丸　治小肠病结，上而不下，痛引心臆。茴香

---

① 红娘子，别名红姑娘、红蝉，为蝉科红娘子属动物黑翅红娘子、短翅红娘子、褐翅红娘子的全体。性平，味苦，有小毒。主心、肝、胆经。破瘀，散结，攻毒。主治血瘀经闭，腰痛，不孕，瘰疬，癣疮，狂犬咬伤。

② 干漆，为漆树科漆树属植物漆树树脂经加工制成的干燥品。辛，温，有小毒。归肝、脾经。破瘀，消积，杀虫。主治妇女瘀血经闭，癥瘕，虫积。

（炒）、楝实（锉炒）、食茱萸[1]、陈皮、马兰花（醋炒，各一两），芫花（五钱，醋炒）。上为末，醋糊丸如桐子大，每服十丸至二十丸，温酒送下，空心食前。（《卫生宝鉴》）

24. 茴香楝实丸　治阴疝痛不可忍，及小肠气痛。川楝实（炒）、茴香（炒）、山茱萸、食茱萸、吴茱萸、青皮（去白）、马兰花、芫花（醋炒）、陈皮（去白，各等分）。上为末，醋糊丸如桐子大，每服三十丸，温酒送下，食前服。（《卫生宝鉴》）

25. 川苦楝散　治小肠气痛。木香（一两，另为末），茴香（一两，盐炒黄，去盐），川楝子（一两锉，用巴豆十个碎与川楝炒黄，去巴豆）。上为末，每服二钱，温酒一盏调下，空心食前服。许学士云：大抵此疾因虚得之，不可以虚骤补。经云：邪之所凑，其气必虚。留而不去，其病则实。故必先涤所蓄之热，然后补之，是以诸方多借巴豆气者，盖谓此也。（《卫生宝鉴》）

26. 天台乌药散　治小肠疝气，牵引脐腹疼痛。乌药、木香、茴香（炒）、良姜（炒）、青皮（去白，各五钱），槟榔（锉，两个），川楝（十个），巴豆（十四个，微打破，同川楝，实用麸炒，候麸黑色，去麸巴不用，只用川楝）。上为末，每服一钱，温酒调下，痛甚者炒生姜热酒调下亦得。（《卫生宝鉴》）

27. 火龙散　治妊娠心气痛。艾叶末（盐炒一半），川楝子（炒）、茴香（炒，各半两）。上为粗末，每服二钱，水一盏，煎至七分，去渣，温服，不拘时。（《卫生宝鉴》）

---

① 食茱萸，别名越椒，为芸香科植物樗叶花椒的果实。辛、苦，温，有毒。温中，燥湿，杀虫，止痛。主治心腹冷痛，寒饮，泄泻，冷痢，湿痹，赤白带下，齿痛。

28. 导气枳壳丸　治气结不散，心胸痞痛，逆气上攻，分气逐风，功不可述。枳壳（去瓤，麸炒）、木通（锉，炒）、青皮（去白）、陈皮（去白）、桑白皮（炒）、萝卜子（微炒）、白牵牛子（炒）、莪术（煨）、茴香（炒）、荆三棱（煨，各等分）。上为末，生姜汁打面糊为丸，如梧子大。每服二十丸，煎橘皮汤下，不拘时候。(《世医得效方》)

29. 立效散　治疝气。川芎、川楝子、青皮（去白）、茴香（舶上者）、桃仁、黑牵牛（炒，各一两）。上锉散。每服二钱。无灰酒一盏，煎至八分，温服。(《世医得效方》)[①]

30. 金铃丸　治膀胱肿痛，及治小肠气，阴囊肿，毛间水出。金铃子肉（五两），茴香（炒）、马蔺花[②]（炒）、海蛤、补骨脂、菟丝子、海带[③]、木香、丁香（各一两）。上为末，面糊丸如梧子大。每服三十丸，温酒、盐汤任下。(《世医得效方》)

31. 茴姜汤　治男子妇人一切心腹胀满，气滞走痛，神效。茴香（二两半），青皮（一两，去白），良姜（一两，酒浸炒），天台乌药（泔浸一日夜，炒黄为度）。上锉散。每服三钱，水一盏，姜五片，枣一枚煎，空心服。(《世医得效方》)

32. 木瓜汤　治霍乱，吐下不已，举体转筋，入腹则闷绝。木瓜（一两），吴茱萸（半两，汤洗），茴香（二钱半），甘草

---

①《医垒元戎》亦有立效散，主治妇人脐腹痛，组方与此不同。

② 马蔺花，为鸢尾科植物马蔺的花。咸、微苦，微凉。清热凉血，利尿消肿。主治吐血、衄血、小便不通，淋病，疝痛，咽喉肿痛等。

③ 海带，即昆布，为海带科植物海带或翅藻科植物鹅掌菜等的叶状体。产山东、辽宁等地。咸、寒。入肝、胃、肾、经。消痰、软坚、行水。治瘿瘤，瘰疬，水肿，脚气，睾丸肿痛。煎服：4.5～9克。

（炙，一钱）。上锉散。每服四大钱，水一盏半，生姜三片，紫苏十叶，食盐一撮，煎七分，去滓，食前服。仍研生蒜贴心下、脚心上。（《世医得效方》）

33. **荆蓬煎丸** 破痰癖，消癥块，冷热积聚，胃膈痞闷。通利三焦，升降阴阳，顺气，消化宿食。荆三棱（酒浸三日，夏一日）、蓬莪术（酒浸三日，夏一日。以上二味，用去皮巴豆二十粒，于银石器内，文武火炒令干黄色，去巴豆，却用汤浸去白），木香、枳壳（去瓤）青皮（去瓤）、川茴香（微炒）、槟榔（锉，各一两）。上为末，面糊丸，如绿豆大。每服三十丸，食后生姜汤下。（《世医得效方》）

34. **苍术难名丹** 治元阳气衰，脾精不禁，漏浊淋沥，腰痛力疲。苍术（杵去粗皮，半斤，米泔浸一日夜，焙干用），舶上茴香（炒）、川楝子（蒸，去皮取肉，焙干，各一两半），川乌（炮，去皮脐）、补骨脂（炒）、白茯苓、龙骨（另研，各一两）。上为末，酒曲糊丸，梧桐子大，朱砂为衣。每服五十丸，空心缩砂煎汤下，粳米汤亦可。（《世医得效方》）

35. **黄芪丸** 治丈夫肾脏风虚，上攻头面虚浮，耳内蝉声，头目昏眩，项背拘急，下注腰脚，脚膝生疮，行步艰难，脚下隐疼，不能踏地，筋脉拘挛，不得屈伸，四肢少力，百节酸疼，腰腿冷重，小便滑数，及瘫缓风痹，遍身顽麻。又疗妇人血风，肢体痒痛，脚膝缓弱，起坐艰难。并宜服之。黄芪（去芦）、杜蒺藜[1]（炒，去刺）、茴香（炒）、川楝子（去核）、川乌（炮，去皮

① 杜蒺藜，即白蒺藜，又名刺蒺藜。

脐)、赤小豆、地龙(去土炒，各一两)，乌药(二两)，防风(去芦，一两)。上为末，酒煮面糊丸，梧桐子大。每服十五丸，温酒、盐汤吞下。妇人醋汤下。空心服。(《世医得效方》)

36. **茴香丸**　治丈夫元脏久虚，冷气攻冲，脐腹疞痛，腰背拘急，面色萎黄，饮食减少，及膀胱、小肠气痛，并肾脏风毒，头面虚浮，目暗耳鸣，脚膝少力，肿痛生疮；妇人血脏虚冷食减少力，肢体疼痛，并宜服之。久服补虚损，除风冷，壮骨，明耳目。威灵仙(洗去土)、川楝子(炒)、川乌(去皮脐，各二两)，杜乌药(五两)，川椒(去目及闭口者，炒出汗，二两)，地龙(去土，炒，七两)，赤小豆(八两)，陈皮、萆薢(各三两)，茴香(炒，八两)，防风(去苗，三两)。上为末，煮面糊丸，如梧子大。空心、晚食前温酒下二十丸，盐汤亦可。糊用酒煮。小肠气痛，炒茴香、生姜，酒下。脚转筋，木瓜汤下。妇人血脏虚冷，温醋汤下。脐腹绞痛，滑泄冷痢，浓艾汤下。(《世医得效方》)

37. **茱萸内消丸**　治阴癞[①]偏大，上攻脐腹疞痛，肤囊肿胀，或生疮疡，时出黄水，腰腿讥重，足胫肿满，行步艰辛。服之内消，不动脏腑。川楝(三两，锉，炒)，大腹皮、五味子、海藻(洗)、延胡索(各二两)，茴香(炒)、桂心、川乌(炮，去皮脐)、吴茱萸、食茱萸、桃仁(麸炒，另研，各一两)，木香(一两半)，桔梗、青皮、山茱萸(各二两)。上为末，酒糊丸，梧子大。每服三十丸，温酒送下。木香流气饮兼服效。(《世医得效方》)

38. **大戟丸**　治阴癞肿胀，或小肠气痛。大戟(去皮，锉，

---

① 阴癞，又称病癀，是指双侧睾丸肿大。《诸病源候论》：“癀者，阴核气结肿大也。”治宜利气软结。

炒黄，半两重），胡芦巴（四两，炒），木香、附子（炮，去皮脐）、舶上茴香、诃子（煨，去核）、槟榔（各一两），川楝（五两，后入），麝香（半钱，另研）。上八味为末，外留川楝，以好酒二升，葱白七茎长三寸，煮软去皮核，取肉和末药，丸如梧子大。五七丸至十丸，空心温酒下，姜汤亦可。潮发疼痛，炒姜、热酒下十五丸。(《世医得效方》)

39. **炼阴丹** 治阴器下坠，肿胀，卵核偏大，坚如石，痛不可忍。延胡索（微炒，去壳）、海藻（洗）、昆布（洗）、青皮（去瓤）、茴香（炒）、川楝（去核）、马蔺花（各一两），木香（半两），大戟（酒浸三宿，切片，焙干，切片，一分）。上为末，别将硇砂、阿魏、安息香各一分，用酒、醋各一升，淘去沙石，熬成膏，入麝香一钱，没药一分，入前药和丸，如绿豆大。用绵灰酒下十丸至十五丸，空心服。(《世医得效方》)

40. **荔核散** 治肾大如斗，不过二剂除根。舶上茴香、青皮（全者）、荔枝核①。上等分，锉散。炒，出火毒，为末。酒下二钱，日三服。(《世医得效方》)

41. **葱白散** 治产前后腹痛，胎不安，或血刺痛疼，兼治血脏宿冷，百节倦疼，肌体怯弱，劳伤带癖，久服尽除。妇人一切疾病，最宜服之。川芎、当归（去尾）、枳壳（去瓤）、厚朴（去粗皮，姜汁炒）、桂心、干姜、芍药、舶上茴香、青皮、苦楝子、木香、熟地黄（酒炒）、麦芽、三棱、莪术（煨）、茯苓（去皮）、

---

① 荔枝核，别名荔仁、枝核。为无患子科植物荔枝的种子。甘、涩，温。入肝、肾经。温中，理气，止痛。治胃气冷痛，疝气痛，睾丸肿痛，妇女血气刺痛。

神曲、人参（各等分）。上为末。每服三钱，连根葱白二寸擘破，盐半钱煎服。如大便不利，入大黄煎，却不入盐。若大便自利，入诃子煎。（《世医得效方》）

42. **木通散**　治胁肋苦痛。木通（去皮节）、青皮（去白）、川楝子（去皮用，用巴豆半两同炒黄，去巴不用，各一两三钱），萝卜子（炒）、舶上茴香（炒，一两），莪术、木香、滑石（各半两）。上为末。煎葱白酒调三钱。一服愈，甚者再服。（《世医得效方》）

43. **赤术丸**　治附骨疽脓汁淋漓，久而不瘥，已破未破皆可用。赤术（一斤，泔浸去油，用川椒、葱白煮令黑色，焙干），舶上茴香、补骨脂（炒）、川楝子（锉，炒）、茯苓、土茴香[①]、川白芷、桃仁（去皮尖，炒，各一两）。上为末。老人加黑附子。炼蜜丸，梧桐子大。每服五十丸，温酒或盐汤吞下。（《世医得效方》）

十三、丁香

丁香为桃金娘科丁子香属植物丁香的花蕾。主要产地是斯里兰卡、爪哇、马达加斯加。以蒸馏法制得，是香水制造业不可缺少的一种香料，亦常加入酒中，精油颜色为透明无色。通常在每年9月至次年3月间，花蕾由青转为鲜红色时采收。别名丁子香、

---

① 土茴香，即小茴香。

支解香、瘦香娇、雄丁香、公丁香、如宇香、索瞿香、百里馨等。

丁香味辛性温。归脾、胃、肾经。功能温中健胃、暖肾降逆。主治呕逆、反胃、泻痢，疝气等症。内服入汤剂，每日用量2～5g；或入丸散。外用研末撒或调敷。不宜与郁金同用。《宝庆本草折衷》认为丁香对寒呕可行，热呕则不可用。其曰："丁香，惟胃脘寒积凝滞，食之即呕，服之无不中的。倘或热呕，此性既热，必致膈截上焦，反为僭燥，尤须审寒热之宜。"明代李中梓在《本草通玄》认为丁香味辛性温，宜配伍清热养阴之品，否则易于损肺伤目，曰："丁香，温中健胃，须于丸剂中同润药用乃佳。独用多用，易于僭上，损肺伤目。"

丁香始载于《雷公炮炙论》，其果实以"鸡舌香"入药，最早见于《名医别录》，随后的《南方草木状》对其亦有记载。

元代王好古《汤液本草》对丁香的论述比较全面，其曰："气温。味辛。纯阳。无毒。入手太阴经、足阳明经、少阴经。《象》云：温脾胃，止霍乱，消痃癖，气胀反胃，腹内冷痛，壮阳暖腰膝，杀酒毒。《珍》云：去胃中之寒。《本草》云：主温脾胃，止霍乱，壅胀，风毒诸肿，牙齿疳䘌，能发诸香，能疗反胃，肾气奔豚气阴痛，壮阳暖腰膝，消痃癖，除冷劳。《液》云：与五味子、广茂同用，亦治奔豚之气，能泄肺，能补胃，大能疗肾。"

清代黄宫绣在《本草求真》对丁香与砂仁、木香的功效略做鉴别，曰："丁香，辛温纯阳，细嚼力直下达，故书载能泄肺，温胃、暖肾。非若缩砂蜜，功专温肺和中，木香功专温脾行滞，沉香功专入肾补火，而于他脏则止兼而及之也。是以亡阳诸症，一切呕哕呃逆反胃，并霍乱呕哕，心腹冷疼，并痘疮灰白，服此逐步开关，直入丹田，而使寒去阳复，胃开气缩不致上达而为病矣。此为暖胃补命要剂，故逆得温而逐，而呃自可以止。若止用此逐滞，则木香较此更利。”

本书收载了元代医籍中含有丁香的方剂124种，举例如下：

1. 治元藏虚弱，腹痛，胸膈闭闷。杏仁（一斤，去皮、尖，麸炒，另研）、茴香（四两，炒）、良姜（一两）、荜澄茄（二两）、陈皮（二两，去白）、桂花（半斤）、姜黄（一两）、木香（一两）、丁香（一两）、甘草（半斤）、盐（半斤），上件为细末。空心白汤点服。(《饮膳正要》)

2. 遇仙如意丸　治诸风疾病，及患恶疮，妇人月事不见，产后胸中恶物，尽皆治之，大有效验。白茯苓（去皮）、陈皮（去白）、青皮（去瓤，各一钱），丁香、木香、人参（各二钱），白术（煨）、白豆蔻仁、缩砂仁、官桂（去皮）、荆三棱（炮）、石菖蒲（炒，去毛）、远志（去心）、广茂（炮，各三钱），干山药（半两），甘草（去皮，少许），香附子（五两），牵牛头末（将八两研，用头末一两六钱）。上为细末，好醋糊为丸，如梧桐子大，每服一百二十丸，看老幼虚实加减丸数，临卧温水送下。凡食不可太饱，可食粥五七日，忌生冷、硬物、酒、肉、鱼、面。若风疾病，加地骨皮一两；若气蛊、水蛊，每服三百丸，一服立消，大效。此药微利三五行，欲要止脏腑，吃凉水一口便住，利后服甘露散一服即补。(《瑞竹堂经验方》)

3. 丁香烂饭丸　治中脘胃痛，消食快气。丁香、京三棱（炮）、木香、广茂（炮，各一钱），缩砂仁、益智仁、丁皮、甘松（去土，各三钱），甘草（炙，三钱），香附子（炒去毛，五钱）。

上为细末，蒸饼，水浸去皮为丸如梧桐子大。每服三五十丸，白汤送下，细嚼亦可，不拘时候。(《瑞竹堂经验方》)

4. 七香丸　治酒食过伤，停饮、消积，宽胸膈，快脾。丁香、乳香（研）、木香、麝香（研）、安息香（研）、沉香（镑）、藿香（各二钱半），青橘皮（去瓤）、陈皮（去白）、槟榔（面裹煨）、诃子皮、京三棱（面煨）、蓬莪术（煨）、肉豆蔻（面煨，各一两），桂（二两半，去皮），猪牙皂角（一两，去皮弦），巴豆（七钱，去壳不去油，另研），细墨（半两）。上用陈米四两与皂角、墨、巴豆一处炒令焦黄，用重纸裹，候冷，同前药研为细末，白面糊为丸，如黄米壳大，每服五七丸至十丸，食后姜汤送下，如欲推利，服一十五丸，利三二行，勿多服丸数。(《瑞竹堂经验方》)

5. 丁香散　治反胃吐食水不能停。黑锡（一钱半，又名黑铅），水银（一钱半，二件一处于慢火上焙为细末），丁香（三钱），官桂（一钱），舶上硫黄（五钱）。上为细末，用小黄米汤调，每服三钱，再用生姜自然汁三钱调一处，空心服之。(《瑞竹堂经验方》)

6. 丁香散　治胃虚气逆，呕吐不止。人参（半两），丁香、藿香（各一分）。上为末，每服一钱，水半盏，煎五七沸，入乳汁少许，去渣，稍热服，不以时。(《卫生宝鉴》)

7. 丁香散　治产后心烦，咳逆不止。丁香、白豆蔻仁（各半两），伏龙肝[①]（一两）。上为末。煎桃仁、吴茱萸汤调下一钱，如

---

① 伏龙肝，别名灶心土，灶中黄土。为久经柴草熏烧的土灶底中心的焦黄土块。辛，微温。入脾、胃经。温中燥湿，止呕止血。治妊娠恶阻，呕吐反胃，腹痛腹泻，以及虚寒性出血，如呕血、便血、崩漏，带下，等。

人行五里，再服。(《世医得效方》)

8. **神应丸**　治因一切冷水及潼乳酪水所伤，腹痛肠鸣，米谷不化。巴豆（去壳）、杏仁（去皮尖）、干姜（炮）、面草霜（各半两），丁香、木香（各二钱）。上六味，先将黄蜡二两，用好醋煮浮，滤去渣。将巴豆、杏仁二味同炒黑烟尽，研如泥，余四味为细末。然后再将黄蜡上火，春夏入小油半两，秋冬入小油八钱，溶开。入杏仁、巴豆泥于内，同搅。旋旋下四味末子于内，研匀，搓作铤，油纸裹了，旋丸如芥子大用。每服三五十丸，温米饮汤送下，食前。日三服，大有神效。(《卫生宝鉴·卷四》)[①]

9. **育气汤**　通流百脉，调畅脾元，补中脘，益气海，祛阴寒，止腹痛，进饮食，大益脏虚疼痛。木香、丁香、藿香、人参、白术、白茯苓、缩砂、白豆蔻、荜澄茄（炙）、甘草（各半两），干山药（一两），陈橘皮（去白）、青皮（去白，各二钱半），白檀香（半两）。上十四味为末，每服一钱至二钱，用木瓜汤调下，空心盐汤亦得。(《卫生宝鉴》)

10. **五通丸**　治妇人月水不通，脐腹硬痛，寒热盗汗。干漆（炒）、红花、丁香、牡丹皮、当归、官桂、广茂（各半两）。上醋为丸，桐子大，每服三十丸，当归酒下，米饮亦得。(《医垒元戎》)

11. **二十八宿散**　治远年近日发牙痛。丁香、荜茇、大椒[②]、蝎梢。上各七个，同碾为细末，痛处用津点擦立止。(《医垒元戎》)

12. **局方感应丸**　治虚中积冷，气弱有伤，停积胃脘，不

---

①《卫生宝鉴·卷十五》另有一神应丸，治一切腰痛，组成与此方不同。
② 大椒，指花椒。

能传化，或因气冷，因饥饱食，饮酒过多，心下坚满，两胁胀痛，心腹大疼，霍乱吐泻，大便频，并后重，迟涩久利赤白脓血相杂，米谷不消，除而复发。又治中脘呕吐，痰逆恶心，喜睡，头旋，胸膈痞闷，四肢倦怠，不欲饮食。又治妊娠伤寒，新产有伤，若久有积寒，吃热药不效者，并悉治之。又治久病形羸，荏苒岁月，渐致虚弱，面黄肌瘦，饮食或进或退，大便或秘或泄，不拘久新积冷，并悉治之。大病不过三服，便见痊愈。此药温无毒，并不燥热，不损胃气，亦不吐泻，止是磨化积聚，消逐温冷，疗饮食所伤，快三焦滞气。新拣丁香（一两五钱），南木香（去芦，一两五钱），川干姜（炮，一两），肉豆蔻（去粗皮，用仁、子、滑皮，二十个），巴豆（七十个，去皮、心膜，研细，出尽油，研如糊），杏仁（拣肥者，去灰土，一百四十个，去尖，汤浸一宿，去皮，另研极烂如膏），百草霜（用村庄家锅底上者、细研，二两）。上七味，除巴豆粉、百草霜、杏仁三味，余四味捣为细末，与前三味同拌，研令细，用好蜡匮和，先将蜡六两溶化作汁，以重绵滤去滓，更以好酒一升，于银石器内煮蜡溶滚数沸，倾酒冷，其蜡自浮于上，取蜡秤用。凡春夏修合，清油一两于铫内熬令末散香熟，次下酒煮蜡四两，同化作汁，就锅内乘热拌和前项药末；秋冬修合，用清油一两半同煎煮热作汁，和匮药末同剂，分作小锭子，以油单纸裹之，旋丸如绿豆大，每服三五粒，量虚实加减，温水吞下，不拘时候常服，进饮食，消酒毒，令人不中酒。又治小儿脾胃虚弱，累有伤滞，粪白酢臭，下利水谷，每服五粒黍米大，干姜汤下，不拘时候。前项疾证，连绵月日，用热药攻取，转并不成效者，不拘老幼，虔心服饵，立有神效。（《医垒元戎》）

13. 易简渗湿汤　治寒湿所伤，身重腰冷，如坐水中，小便或涩或利，大便溏泄，皆因坐湿处，或因雨露所袭，或因汗出衣里令湿，久久得之，腰下重疼，两脚酸痛，腿膝或肿，小便利及不渴，悉能治之。苍术、甘草、干姜、白术、茯苓（各一两），橘红、丁香（各一分）。上㕮咀，每服四钱，水一盏半，生姜三片，枣一枚，煎至六分，去滓，温服。此药兼治脾胃不和，呕逆恶心，大便时时溏泄，尤得其宜。一方减橘红、丁香，名肾着汤，腰重而疼者，大宜服此。或不因湿气所伤，止是风寒相搏，以致腰疼，宜服生料五积散加桃仁数个，煎服。若肾虚致疼，当服补药。(《医垒元戎》)

14. 大生姜丸　补脾胃，治口苦舌干，中脘不和，胀满呕吐食不化，酒病翻胃。丁香、桔梗、川芎、白术、炙甘草（各五钱），人参、良姜、丁皮、桂心、缩砂仁（各一两）。上为细末，蜜丸，每两作十五丸，细嚼一丸，米饮汤，空心，日三服。(《医垒元戎》)

15. 藿香安胃散　治脾胃虚弱，不进饮食，呕吐不待腐熟。人参、丁香（各一钱），藿香（七分半），陈皮（二钱半）。上为末，每服二钱，水二盏，生姜三片，煎至一盏，去渣，凉服。(《卫生宝鉴》)

16. 丁香柿蒂散　治诸种呃噫呕吐痰涎。丁香、柿蒂、青皮、陈皮（各等分）。上为粗末，每服三钱，水一盏半，煎至七分，去渣，温服，无时。(《卫生宝鉴》)

17. 丁香柿蒂散　治吐利及病后胃中虚寒，咳逆，至七八声相连，收气不回者，难治。人参、茯苓、橘皮、半夏、良姜、炒丁香、柿蒂（各一两），生姜（一两半），甘草（五钱）。上锉散。每服三钱，水一盏煎，乘热顿服。或用此调苏合香丸，亦妙。（《世医得效方》）

18. 五香汤　治毒气入腹托里。丁香、木香、沉香、乳香（各一两），麝香（三钱）。上为粗末，每服三钱，水一盏半，煎至八分，去渣，空心稍热服。呕者，去麝，加藿香一两；渴者加人参一两。《总录圣惠》《千金》《外台》治诸疮肿方中皆载，与此方大同小异。大抵此药治毒气入腹烦闷气不通者，其余热渴昏冒，口燥咽干，大便硬小便涩者，皆莫与服之。（《卫生宝鉴》）

19. 汉防己散　治五噎。官桂（去皮）、陈皮（各一两，去白）、汉防己（五钱），杏仁（汤浸去皮尖，一两），紫苏、羚羊角（镑）、细辛（各七钱半）。上七味为粗末，每服三钱，水一盏，生姜三片，煎七分，去渣，温服。忌酸味生冷滑物，一日两服。（《卫生宝鉴》）

20. 丁香止痛散　治心气痛不可忍。良姜（五两），茴香（炒）、甘草（炙，各一两半），丁香（半两）。上为末，每服二钱，沸汤点服，不拘时。（《卫生宝鉴》）

21. 仙方香棱丸　破痰癖，消癥块，及冷热积。木香、丁香（各五钱），京三棱（切，酒浸一宿）、青皮（去白）、枳壳（麸炒）、川楝子、茴香（炒，各一两），广茂（一两切，酒浸一宿，将三棱、广茂，用去皮巴豆三十粒，同炒，巴豆黄色，去豆不用）。上为末，醋糊丸如桐子大，用朱砂为衣，每服二十丸，炒生姜盐汤下，温酒亦得，食后，日进三服。（《卫生宝鉴》）

22. 丁香楝实丸 治男子七疝[①]，痛不可忍，妇人瘕聚[②]带下，皆任脉所主阴经也，乃肾肝受病，治法同归。当归（去芦锉）、附子（炮，去皮脐）、川楝（锉）、茴香（炒）。上四味各一两，以好酒三升同煮，酒尽焙干为细末，每秤药末一两，再入下项药。丁香、木香（各半钱），全蝎（十三个），延胡索（五钱）。上四味同为末，与前项药末拌和匀，酒糊丸如桐子大，每服三十丸至一百丸，用酒送下，空心食前服。凡疝气带下，皆属于风，全蝎治风之圣药。茴香、川楝，皆入小肠经。当归、玄胡，活血止痛。疝气带下，皆积寒邪入于小肠之间，故用附子佐之，丁香、木香为引导也。(《卫生宝鉴》)

23. 丁香胶艾汤 治崩漏走下不止，盖心气不足，劳役过度，及饮食不节所得。经隔少时，其脉两尺俱弦紧而洪，按之无力。其证自觉脐下如冰，求厚衣被以御其寒。白带白滑之物多，间有如屋漏水下，时有鲜血不多。右尺时洪微也，屋漏水暴下多者。夫如屋漏水者，黑物多而赤物少，合而成也。急弦脉见，是寒多；洪脉时见，乃热少；合而言之，急弦者、北方寒水多也；洪脉时出者，命门包络之少火也。阿胶（六分，炮），当归身（一钱二分），生艾末（一钱），川芎、丁香末、熟地黄（各四分），白芍药（三分）。上七味㕮咀，作一服，水五盏，先煎五味，作二盏，去渣，入胶艾，再煎至一盏，空心食前热服。(《卫生宝鉴》)

24. 人参半夏丸 治肺胃受冷，咳嗽气急，胸膈痞满，喉

---

① 七疝，病名，出自《素问·骨空论》。《素问》所记为冲疝、狐疝、癫疝、厥疝、瘕疝、瘭疝、癃疝。

② 瘕聚，指腹部脐下有硬块，推之可移，痛无定处。

中呀呷，呕吐涎沫，乳食不下。半夏、厚朴、丁香（各四两），陈皮、人参、细辛（各二两）。上为末，姜汁糊丸麻子大，三岁儿每服二十丸，姜汤下，食后服，量儿大小加减。（《卫生宝鉴》）

25. **益黄散**　治小儿脾胃虚弱，腹痛泄痢。（一名补脾散）丁香（四钱），陈皮（二两），甘草、诃子、青皮（各一两）。上为细末，每服一钱，水七分盏，煎至五六分，食前服。（《卫生宝鉴》）

26. **白术丁香散**　治小儿吐利不止，烦渴小便少。丁香、白术、舶上硫黄、肉豆蔻（各三钱），人参（二钱），桂府滑石（二两）。上为末，大人每服二钱，小儿一钱，温米饮调下，食前服。（《卫生宝鉴》）

27. **玉液散**　治小儿呕逆吐利，霍乱不安，烦躁不得卧，及腹胀，小便赤，烦渴闷乱，或伤寒疟病。丁香（一钱），藿香（半两），桂府滑石（四两）。上为末，每服一钱，清泔水半盏调下，冷服。大人霍乱吐利，水打腊茶清下三钱，立效。（《卫生宝鉴》）

28. **枇杷叶散**　治中暑伏热，引饮太过，脾胃伤冷，饮食不化，胸膈痞闷，呕哕恶心，头目昏眩，口干烦渴，肢体困倦，全不思食，或阴阳不和，致成霍乱，吐利转筋，烦躁引饮。枇杷叶（去毛，炙，半两），香薷（三分），白茅根、麦门冬（各一两，去心），丁香、甘草（炙）、干木瓜（各一两），陈皮（去白，焙，半两），厚朴（去皮，姜汁炙，半两）。上为末，每服二钱，温水调下，烦躁用新汲水调下，不拘时服。小儿亦可服，量岁数减少与之。（《卫生宝鉴》）

29. **莲心散**　治虚劳或大病后，心虚脾弱，盗汗遗精。人参、白茯苓、莲肉（各二两），白术、甘草、白扁豆（炒）、薏苡

（炒）、桔梗（炒）、干葛（炒）、黄芪（各一两，炒），当归（半两），桑皮、半夏曲、百合、干姜（炮）、山药（炒）、五味子、木香、丁香、杏仁（炒）、白芷、神曲（炒，各一两）。上㕮，每服五钱，生姜三片，枣同煎，空心温服。（《丹溪心法》）

30. 理中加丁香汤　治中脘停寒，喜辛物，入口即吐。人参、白术、甘草（炙）、干姜（炮，各一钱），丁香（十粒）。上㕮咀。生姜十片，水煎服，或加枳实半钱亦可。不效，或以二陈汤加丁香十粒，并须冷服，盖冷遇冷则相入，庶不吐出。又或活人生姜橘皮汤。（《丹溪心法》）

31. 延生护宝丹　补元气，壮筋骨，固精健阳。菟丝子（酒浸，二两），肉苁蓉（酒浸，二两，二味浸药多着要熬膏子），韭子（四两，用枣二两煮熟去枣，将韭子再用酒浸一宿，焙干用二两），蛇床子（二两，用枣三两同煮熟，去枣，用一两），木香（五钱），晚蚕蛾（全者，二两，酥微炒），白龙骨（一两，用茅香一两同煮一日，去茅香，用绵裹悬入井中浸一宿，取出用），鹿茸（一两，酥炙黄），莲实（一两，炒），桑螵蛸（一两，炒），干莲蕊（二两），胡芦巴（二两），丁香（五钱），乳香（五钱），麝香（一钱，另研）。上一十五味，除乳、麝、菟丝子末外，十二味同为末，将前菟丝子末三两，用浸药酒二，文武火熬至一半，入荞面两匙，用酒调匀，下膏子，搅匀，次下乳香、麝香，不住手搅。沸熬如稠糊，放冷。此膏子都要用尽。恐硬，再入酒少许成剂捣千余下，丸如桐子，服五十丸，空心，温酒下。（《丹溪心法》）

32. 丁香止痛散　治心气痛不可忍。良姜（五两），茴香（炒）、甘草（各一两半），丁香（半两）。上为末，每服二钱，沸

汤点服。(《丹溪心法》)

33. 摩腰膏　治老人虚人腰痛，并妇人白带。附子尖、乌头尖、南星（各二钱半），雄黄（一钱），樟脑[1]、丁香、干姜、吴茱萸（各一钱半），朱砂（一钱），麝香（五粒大者）。上为末，蜜丸如龙眼大，每用一丸，姜汁化开如粥厚，火上炖热，置掌中，摩腰上，候药尽粘腰上，烘绵衣包缚定，随即觉热如火，日易一次。(《丹溪心法》)

34. 渗湿汤　治寒湿所伤，身体重著如坐水中。苍术、白术、甘草（炙，各一两），茯苓、干姜（炮，各一两），橘红、丁香（各二钱半）。上每服五钱，水一钟，生姜三片，枣一枚，煎服。(《丹溪心法》)

35. 丁沉透膈汤　治脾胃不和，痰逆恶心，或时呕吐，饮食不进，十膈五噎[2]。白术（二两），香附（炒）、砂仁、人参（各一两），丁香、麦芽、木香、肉豆蔻、白豆蔻、青皮（各半两），沉香、厚朴、藿香、陈皮（各七钱半），甘草（炙，一两），半夏、神曲（炒）、草果（各二钱半）。上锉，每服四钱，水煎，姜三片，枣一个，不拘时候温服，忌生冷瓜果。(《丹溪心法》)

36. 五膈散　治五膈，胸膈痞闷，诸气结聚，胁肋胀满，痰

---

① 樟脑，为樟科樟属植物樟的根、干、枝、叶经蒸馏精制而成的颗粒状物。味辛，性温，入心、脾经。具有通关窍，利滞气，辟秽浊，杀虫止痒，消肿止痛之功效。主治热病神昏，中恶猝倒，痧胀吐泻腹痛，寒湿脚气，疥疮顽癣，秃疮，冻疮，臁疮，水火烫伤，跌打伤痛，牙痛，风火赤眼。

② 十膈五噎，即十种膈气，五种噎证。十膈，指冷膈、风膈、气膈、痰膈、热膈、忧膈、悲膈、水膈、食膈、喜膈等十种膈气；五噎，指气噎、忧噎、食噎、劳噎、思噎。

逆恶心，不进饮食。枳壳（去瓤，麸炒）、木香（不见火）、青皮（去白）、大腹子、白术、半夏曲（锉炒）、丁香（不见火）、天南星（汤泡，去皮）、干姜（炮）、麦芽（炒）、草果仁（各一两），甘草（炙，半两）。上为末。每服二钱，水一中盏，生姜五片，煎至六分，温服，不拘时候。(《世医得效方》)

37. **丁香煮散** 治脾脏伏冷，胃脘受寒，胸膈痞闷，心腹刺痛，痰逆恶心，寒嗽中满，脏腑虚滑，饮食减少，翻胃吐逆，四肢逆冷。但是沉寒痼冷，无问久新，功效不可具述。丁香（不见火）、红豆（去皮）、青皮（去白）、甘草（炙）、川乌（炮，去皮）、陈皮（去白）、干姜（炮，各四两），良姜（炮，去芦头，四两），益智（去皮，五两半），胡椒（二两）。上锉散。每服二钱，水一盏，生姜三片，盐一捻，煎至七分，空心、食前稍热服。滓再煎，病退即止，极妙。(《世医得效方》)

38. **暖胃丸** 去虚痰，利冷饮。硫黄（研）、白矾（同炒，各一两），半夏（二两，姜汁炒），丁香、茴香（炒）、木香（各一两）。为末姜汁煮面糊丸，梧子大。每服二十丸，空心米饮下。(《世医得效方》)

39. **丁香半夏丸** 治脾胃宿冷，呕吐痰水，噫气吞酸。人参、丁香、木香、肉豆蔻、陈皮（各一分），藿香叶（半两），半夏（汤洗七次，姜淹炒黄，三两）。上为末，姜汁糊丸，如小豆大。每服四十丸，姜汤下。(《世医得效方》)

40. **粉灵砂** 治脾疼翻胃。灵砂（一两），蚌粉（同炒，略变色，二两），丁香、胡椒（各四十九粒）。上为末，生姜自然汁煮半夏糊丸，如梧子大。每服三十丸，翻胃，煨生姜汤吞下；虚

人脾疼，炒盐汤下。(《世医得效方》)

41. 丁附散治翻胃。大附子（一个，切去盖，剖中令空，入拣丁香四十九粒，以盖覆之，线缚着，置银器中，浸以生姜自然汁及盖而止，慢火煮干为度）。上为末。用一钱匕掺舌上，漱津下。若烦渴，徐徐食糜粥。忌油腻、生冷。(《世医得效方》)

42. **盐滚丸** 治翻胃膈气。丁香、木香、肉豆蔻、缩砂、青皮、陈皮、胡椒、荜茇、沉香（各半两）。上为末，以大蒜瓣子不拘多少，每瓣作二瓣，入去壳巴豆一粒，用饼药调面裹蒜片，慢火煨熟，去巴豆及面，只将蒜研成膏，将前项药末一半搜和为丸，如梧子大。每服三十丸，于盐内滚过，萝卜汤调前药末二钱吞下，神效。(《世医得效方》)

43. **强中汤** 治脾胃不和，食啖生冷，过饮寒浆，多致腹胀，心下痞满，有妨饮食，甚则腹痛。干姜（炮，去土）、白术（各一两），青皮（去白）、橘红、人参、附子（炮，去皮脐）、厚朴（姜制）、甘草（炙，各半两），草果仁、丁香（各三两）。上锉散。每服四钱，水一盏半，生姜五片，大枣二枚，煎至七分，去滓温服，不拘时。呕者，加半夏半两。或食面致胀满，加萝卜子半两。(《世医得效方》)

44. **气针丸** 专治气膨[①]。全蝎（去毒并足）、木香、丁香（不见火）、胡椒、肉豆蔻（煨，各一两），片子姜黄、青皮（去白，各二两）。上为末，用萝卜子炒净退壳，取仁四两烂研，和药令匀，红酒、生姜汁各少许，煮糊丸如梧子大。每服四五十丸，

---

① 气膨，指气机郁滞所致的鼓胀。

紫苏、陈皮汤下，不以时候。(《世医得效方》)

45. 石刻方 治虫毒。无论年代近远，但煮一鸭卵，插银钗于内，并噙之，约一食顷取视，钗卵俱黑，即中毒也。五倍子（二两），硫黄（末，一钱），甘草（三寸，半生半炙），丁香、木香、麝香、轻粉（各少许），糯米（二十粒）。上用水十分，于瓶内煎取七分，候药面生皱皮为熟，绢滤去滓。通口服。病人平正仰卧，令头高，觉腹中有物冲心者三，即不得动，若出，以盆桶盛之，如鱿鱼之类，乃是恶物。吐罢，饮茶一盏。泻亦无妨。旋煮白粥补，忌生冷、油腻、鲊酱十日，后服解毒丸三五丸，经旬复。(《世医得效方》)

46. 至圣丸 治冷疳[①]。时时泄泻，虚汗不止。丁香、丁皮（各一钱），木香、紫厚朴（制见前）、使君子肉（焙）、橘红、肉豆蔻（湿纸略煨，各二钱）。上为末，神曲糊丸，麻子大。每七丸，食前米饮下。(《世医得效方》)

47. 温脾丸 治滞颐[②]，涎流出而渍于颐间也。涎者脾之液，脾胃虚冷，故涎液自流，不能收约。法当温脾。半夏、木香、丁香（各半两），川白姜、生白术、青皮、陈皮（各二钱半）。上为末，糕糊丸，麻子大。一岁十丸，二岁二十丸，米汤灌下。(《世医得效方》)

48. 石莲散 治咳逆呕吐，心怔目晕，不思饮食。石莲肉

---

① 冷疳，病名，疳之新者名热疳，疳之久者为冷疳，冷疳病多在内，症见利色无常，其沫青白，肢体软弱，目肿面黧等。

② 滞颐，病证名，指小儿口角流涎，浸渍两颐的证候。多因脾胃虚寒，不能收摄，或脾胃湿热，上蒸于口而成。

（炒，两半），白茯苓（一两），丁香（半两）。上为末。每服三钱，米饮调，不以时服。（《世医得效方》）

49. **内灸散** 治妇人产前、产后一切血疾。血崩虚惫，腹胁㽲痛，气逆呕吐，冷血、冷气凝积，块硬刺痛，泄下青白，或下五色，腹中虚鸣，气满坚胀，沥血腰疼，口吐青水。频产血衰，颜色青黄，劳伤劣弱，月经不调，下血堕胎。血迷，血运，血瘕，时发疼痛，头目眩晕。恶血冲心，闷绝昏迷。恶露不干，体虚多汗，手足逆冷。并宜服之。藿香叶、丁香皮、熟干地黄（洗，焙）、肉桂（去粗皮，各一两半），甘草（炙赤）、当归（去芦，洗）、白术、白芷（各八两），藁本（去芦，锉）、干姜（炮）、川芎、黄芪（去苗，各二两），木香（一两），陈皮（去白）、白芍药（十两），茴香（一两半）。上锉散，每服三钱，水一大盏，入生姜五片，艾一团，同煎至七分，空心食前热服。为末，温酒调下亦得。如产后下血过多，加蒲黄煎服。恶漏不快，加当归、红花煎服。水泻，加肉豆蔻末煎服。呕吐，加藿香、生姜煎。上热下冷，加荆芥煎。但是腹中虚冷，血气不和，并宜服。产后每日一服，则百病不生。丈夫虚冷气刺，心腹疼痛，尤宜服之。（《世医得效方》）

50. **三圣丸** 治瘰疬[①]。丁香（五十个），斑蝥（十个），麝香（一分，另研）。上为末，用盐豉五十粒，汤浸烂如泥，和药令匀，

---

① 瘰疬，病证名，又名鼠瘘、老鼠疮、疬子颈等。小者为瘰，大者为疬。多因肺肾阴虚，肝气久郁，虚火内灼，炼液成痰，或受风火邪毒，结于颈项、腋、胯之间。初起结块如豆，数目不等，无痛无热，后渐增大串生，久则微觉疼痛，或结块相互粘连，推之不移。若溃破则脓汁稀薄，其中或夹有豆渣样物质，此愈彼起，久不收口，可形成窦道或瘘管。

丸如绿豆大。每服五七丸。食前温酒送下，日三服。至五七日外，觉小便淋漓是效，即加服。或便下如青筋膜之状，是病之根。忌湿面毒食。(《世医得效方》)

十四、茅香

茅香为禾本科香茅属植物香茅的全草。我国华南、西南、福建、台湾等地有栽培。全年均可采，洗净，晒干。别名香麻、大风茅、柠檬茅、茅草茶、姜巴茅、姜草、香巴茅、香茅草、风茅草等。

茅香味甘、辛，性温。功能祛风通络、温中止痛、止泻。主治感冒头身疼痛、风寒湿痹、脘腹冷痛、泄泻、跌打损伤。内服及煎剂，每日量6～15g。外用适量，水煎洗或研末敷。

茅香始载于《海药本草》，谓其："生广南山谷。味甘、平，无毒。主小儿遍身疮，以桃叶同煮浴之。合诸名香甚奇妙，尤胜舶上来者。"北宋《开宝本草》称："苗、叶可煮作浴汤，辟邪气，令人身香。"

古代文献对于茅香的论述较少，总体来看，茅香多用于外洗治疗皮肤或经络间疾病。近代萧步丹在《岭南采药录》称："(茅香)散跌打伤瘀血，通经络。头风痛，以之煎水洗。将茅香与米同炒，加水煎饮，立止水泻。煎水洗身，可祛风消肿，辟腥臭。提取其油，止腹痛。"《四川中药志》称其："除风湿，散凉寒。治筋骨疼痛及半身麻木，风湿疼痛，风寒湿全身疼痛。”《全国中草药汇编》认为茅香“主治产后水肿”。

含有茅香的方剂较少，本书收载了元代医籍中含有茅香的方剂5种，举例如下：

1. 澡洗药 治一切风疾，燥痒，淋洗。干荷叶（二斤），藁本、零陵香[①]、茅香、藿香、威灵仙（去土，以上各一斤），甘松香、白芷（各半斤）。上为㕮咀，每用二两，生绢袋盛，用水二桶，熬数十沸，放稍热，于无风房内淋浴，避风，勿令风吹，光腻皮肤，去瘙痒。(《瑞竹堂经验方》)

2. 洗面药方 治面上游风[②]，诸般热毒，风刺光泽精神。零陵香、檀香（镑）、丁香、茅香、藿香、白术、白及、白蔹、川芎、沙参、防风、藁本、山柰、天花粉、木贼、甘松、楮桃儿[③]、黑牵牛、白僵蚕（炒去丝）、香白芷（以上各一两），绿豆（五升，沸汤泡一宿，晒干）、肥皂角（五十荚，去皮弦）。上为细末，每日洗面用之。(《瑞竹堂经验方》)

3. 衣香方 茅香（锉，蜜炒）、零陵香（各二两），香白芷、

---

① 零陵香，别名陵草，为报春花科植物灵香草的带根全草。产广东、广西、四川、贵州等地。辛、甘。祛风寒，止痛。治感冒头痛，牙痛，胸腹胀满，下利，等。

② 游风，又名赤游风、赤游丹。多为脾肺燥热，或表气不固，风邪袭于腠理，风热壅滞，营卫失调所致。滞于血分则发赤色，名赤游丹；滞于气分则成白色，名白游风。常突然发作，游走不定，皮肤红晕、光亮、浮肿，形如云片，触之坚实，瘙痒，灼热，麻木。多发于口唇、眼睑、耳垂或胸腹、背部等处。一般无全身症状，亦可伴有腹痛、腹泻、呕吐等症状。治宜疏风清热利湿。

③ 楮桃儿，楮实的别名。

甘松（去土，各一两），檀香（五钱），三柰[①]（七钱，面裹煨）。上件为粗末，入麝香少许和匀，以绢囊盛之。(《卫生宝鉴》)

十五、檀香

檀香为檀香科檀香属植物檀香树干的心材。野生或栽培，分布于澳大利亚、印度尼西亚和南亚等地。全年可采。采得后切小段，除去边材（制造檀香器具时，剩下的碎材亦可利用）。别名旃檀、白檀、檀香木、真檀等。

檀香味辛，性温。归脾、胃、肺经。功能行气、散寒、止痛。主治胸腹胀痛、霍乱吐泻、噎膈吐食、寒疝腹痛及肿毒等证。内服入汤剂，每日量1.5～3g，后下；或入丸、散。外用磨汁涂。阴虚火盛者禁服。

檀香入药最早见于南北朝时期陶弘景的《名医别录》。

《汤液本草》："檀香气温。味辛热。无毒。入手太阴经。足少阴经。通行阳明经药。《本草》云：主心腹痛，霍乱，中恶鬼气，杀虫。又云：治肾气诸痛，腹痛，消热肿。东垣云：能调气而清香，引芳香之物上行至极高之分，最宜橙橘之属，佐以姜、枣，将以葛根、豆蔻、缩砂、益智通行阳明之经，在胸膈之上，处咽嗌之中，同为理气之药。《珍》云：主心腹霍乱中恶，引胃气上升进食。"

---

① 三柰，山柰的别名。

清代黄宫绣在《本草求真》中对檀香与沉香作了鉴别，其曰："白檀香，熏之清爽可爱，凡因冷气上结，饮食不进，气逆上吐，抑郁不舒，服之能引胃气上升。且能散风辟邪，消肿止痛，功专入脾与肺，不似沉香力专主降，而能引气下行也。"

元代医籍中含有檀香的方剂，举11例如下：

1. 洗面药方 治面上游风，诸般热毒，风刺光泽精神。零陵香、檀香（镑）、丁香、茅香、藿香、白术、白及、白蔹、川芎、沙参、防风、藁本、山柰、天花粉、木贼、甘松、楮桃儿、黑牵牛、白僵蚕（炒去丝）、香白芷（各一两），绿豆（五升，沸汤泡一宿，晒干），肥皂角（五十定，去皮弦）。上为细末，每日洗面用之。(《瑞竹堂经验方》)

2. 掠鬓鬓方 白檀末（一钱），香白芷（一钱），白及（一钱），山柰（三钱，面包烧熟为度），滑石（研）、零陵香（二钱），青黛（一钱，研），百药煎（一钱，另研），甘松（一钱，去土）。上为细末，用浆水一大盏，药末一钱，用瓷器内收盛，如法盖覆，勿令灰尘坐落，早晨梳洗毕掠之，不过十数日有验。用尽再添浆水药末。(《瑞竹堂经验方》)

3. 梅子丸 生津止渴，解化酒毒，祛湿。乌梅（一两半，取肉），白梅[①]（一两半，取肉），干木瓜（一两半），苏叶（一两半），甘草（一两，炙），檀香（二钱），麝香（一钱，研）。上件为末，

---

① 白梅，又称为霜梅、盐梅、白霜梅。为蔷薇科李属植物梅的果实经盐渍而成者。酸、涩、咸，平。利咽生津，涩肠止泻，除痰开噤，消疮止血。主治咽喉肿痛，烦渴呕恶，久泻久痢，便血，崩漏，中风惊痫，痰厥口噤，梅核气，痈疽肿毒，外伤出血。不宜多食久食。

入麝香和匀，沙糖为丸如弹大。每服一丸，噙化。(《饮膳正要》)

4. **白梅汤**　治中热，五心烦躁，霍乱呕吐，干渴，津液不通。白梅肉（一斤），白檀（四两），甘草（四两），盐（半斤）。上件为细末。每服一钱，入生姜汁少许，白汤调下。(《饮膳正要》)

5. **橘皮醒酲汤**　治酒醉不解，呕噫吞酸。香橙皮（一斤，去白），陈橘皮（一斤，去白），檀香（四两），葛花（半斤），绿豆花[①]（半斤），人参（二两，去芦），白豆蔻仁（二两），盐（六两，炒）。上件为细末。每日空心白汤点服。(《饮膳正要》)

6. **神清散**　治头昏目眩，脑痛耳鸣，鼻塞声重，消风壅，化痰涎。檀香、人参、羌活、防风（各十两），薄荷、荆芥穗、甘草（各二十两），石膏（研，四十两），细辛（五两）。上为末，每服二钱，沸汤点服。(《卫生宝鉴》)

7. **橙香丸**（一名万杯丸）　木香、沉香（各二钱），白檀、甘草（各半两），橙皮、葛面（各一两），橘红（一两半），白豆蔻、益智子（各三十枚），生姜（四两，切破，盐淹一宿，晒干或培干秤，三钱半），缩砂仁（三十枚）。上为细末，水浸蒸饼为丸，桐子大，细嚼一二十丸，白汤下，或减甘草，用甘草膏子丸。(《医垒元戎》)

8. **七香丸**　治脉伏不见，心腹痛欲死者。人参、槟榔（各二钱半），木香、丁香、乳香、藿香、沉香、檀香（各五钱），零陵香（五钱）。上为细末，蜜丸桐子大，量数目细嚼，米饮下。(《医垒元戎》)

---

① 绿豆花，为豆科豇豆属植物绿豆的花。据《本草纲目》记载绿豆花可“解酒毒。”

9. 聚香饮子　治七情所伤，遂成七疝，心胁引痛，不可俯仰。檀香、木香、丁香、乳香、沉香、藿香（各一两），延胡索、川乌（炮）、桔梗（炒）、桂心、甘草（炙）、片子姜黄（各十两）。上姜三片，枣一枚，煎服。（《丹溪心法》）

10. 香薷丸　治大人小儿伤暑伏热，燥渴瞀闷[①]，头目昏眩，胸膈烦满，呕哕恶心，口苦咽十，肢体困倦，不思饮食。或发霍乱，吐利转筋，并宜服之。香薷（去梗）、紫苏（去梗）、干木瓜（各一两），丁香、甘草（炙）、檀香、白茯苓（去皮）、藿香（各半两）。上为末，蜜丸弹子大。每一丸至二丸，熟水嚼下。或新汲水化下亦得。小儿半丸。（《世医得效方》）

11. 清神散　消风壅，化痰涎。治头昏目眩，心忪面热，脑痛耳鸣。鼻塞声重，口眼瞤动[②]，精神昏愦，肢体疼倦，颈项紧急，心隔烦闷，咽嗌不下。檀香、人参（去芦）、羌活（去苗）、防风（去芦，各一两），薄荷（去土）、荆芥穗（去土）、甘草（炙，各二两），石膏（研）、细辛（去苗，洗，焙，各五钱）。上为末。每服二钱，沸汤点服。或入末茶少许，食后服。（《世医得效方》）

---

① 瞀闷，多指昏昧兼烦闷的症状。《医学纲目》卷十六："盖瞀者，昏也；闷者，烦也。凡瞀而不闷者，名曰昏迷。闷而不瞀者，名曰虚烦。今曰瞀闷者，谓昏迷虚烦并病。"

② 瞤动，指肌肉抽掣跳动。

十六、香附

香附为莎草科莎草属植物莎草的干燥根茎。生于山坡草地、耕地、路旁水边潮湿处。分布于华东、中南、西南及河北、山西、辽宁、陕西、甘肃、台湾等地。春、夏、秋三季均可采，一般在春、秋季采挖根茎，洗净泥土，晒至八成干，用火燎去须根，置沸水中略煮或蒸透后晒干。也可用火燎去须根后直接晒干。别名雀头香、莎草根、香附子、雷公头、香附米、三棱草根、苦羌头等。

香附味辛、甘、微苦，性平。归肝、三焦经。功能理气解郁、调经、安胎。主治胁肋胀痛、乳房胀痛、疝气疼痛、月经不调、脘腹痞满疼痛、嗳气吞酸、呕恶、经行腹痛、崩漏带下、胎动不安等证。内服入汤剂，每日量5～10g；或入丸、散。外用研末撒，调敷。气虚无滞，阴虚血热者慎服。

香附始载于《名医别录》，谓："味甘，微寒，无毒。主除胸中热，充皮毛，久服利人，益气，长须眉。"元代危亦林在《世医得效方》中称："香附子乃妇人之仙药，不可谓其耗气而勿服。"明代兰茂的《滇南本草》对香附极为推崇，曰："（香附）味辛，性微温。调血中之气也，则有推行之意。开郁气而调诸气，宽中消食，止呕吐，和中养胃，进食。气血调而阴阳固守，忧郁开而疾病不生，开郁调气要药，女人之至宝也。"

王好古认为香附补益血中之气，而且能推陈致新而化瘀血。如《汤液本草》记载："《本草》云：除胸中热，充皮毛，久服利人益气，长须眉。后世人用治崩漏，本草不言治崩漏。《图经》云：膀胱、两胁气妨，常日忧愁不乐，饮食不多，皮肤瘙痒瘾疹，日渐瘦损，心忪少气，以是知益血中之气药也。方中用治崩漏，是益气而止血也。又能化去凝血，是推陈也。”

李时珍生活年代晚于兰茂，对香附同样极力推崇，认为香附是“气病之总司，女科之主帅”。并指出香附经过不同方法炮制其功效有所区别。如《本草纲目》称：“香附之气，平而不寒，香而能窜，其味多辛能散，微苦能降，微甘能和。生则上行胸膈，外达皮肤，熟则下走肝肾，外彻腰足。炒黑则止血，得童溲浸炒则入血分而补虚，盐水浸炒则入血分而润燥，青盐炒则补肾气，酒浸炒则行经络，醋浸炒则消积聚，姜汁炒则化痰饮。”

元代医籍中含有香附的方剂54种，举例如下：

1. 治吐血 童便调香附末或白及末服之。(《丹溪治法心要》)

2. 铁瓮先生交感丹 世人中年，精耗神衰，常言百事心灰。盖缘心血少而火不能下降，肾气惫而水不能上升，至心中隔绝，荣卫不和。所苦者，上则以多惊怖，中则寒痞，饮食减少，下则虚冷遗泄，甚至阴痿不兴，脏气滑泄。愚医徒知峻补下田，非惟不生水滋心，而建伪失真，立见衰悴，夭折之由，常自此始。悲夫，所处此方，广济迷流，然不可忽此药品，志心服之半年，渐展去一切暖药，不可恃此而驰嗜欲，然后力习秘固泝流之术，其神效不可殚述，质之天地，切勿乱传。居易之祖俞通奉遗训，年五十一岁，遇铁瓮申先生授此秘术，酷志行侍服一年大补，平日所服暖药一切屏尽，而饮食嗜好不减壮岁，乃此药力之功大矣。今年八十五，享天然之寿，瞑目无憾，犹此药耳。传之普示群生，同登寿域，药后有汤及刷牙药可同用。茯神（四两），香附子（一斤，碎去毛，用新米泔浸一宿，炒黄色）。上为细末，炼蜜为丸，如弹子大，每服一丸，空心，细嚼，后汤药送下。（《瑞竹堂经验方》）

3. 降气汤　茯神（二两），香附子（半斤，炒，浸如前法），甘草（一两半，炙黄色）。上为细末，每服二钱，汤点送交感丹。（《瑞竹堂经验方》）

4. 刷牙药　香附子（五两）。上用生姜三两，研和滓汁浸香附子三宿，炒黑存性为末，加盐二钱，拌匀，每日刷牙。（《瑞竹堂经验方》）

5. 妙应散　牢牙，疏风，理气，黑髭发。白茯苓、辽参、细辛（去叶）、香附子（炒，去毛）、白蒺藜（炒，去角）、川芎、缩砂（以上各五钱），龙骨（研）、石膏（煅）、百药煎、白芷（以上各七钱），麝香（少许，研）。上为细末，临卧，早晨温水刷之。（《瑞竹堂经验方》）

6. 刷牙药　香附子（去毛，炒熟，一两），大黄（火煨）。上用橡子二十个，内一十八个装满青盐，于砂器内摆定，用碗盖之，烧存性，与生橡子二个并香附子、大黄同为细末，每日刷牙，掠髭鬓。（《瑞竹堂经验方》）

7. 神仙长春散　治牙齿动摇疼痛，牢牙黑髭发，至老不白，深有神效。皂角（一斤，去皮弦，虫蛀不用），食盐（四两，二味同烧炼），香附子（净，四两，炒，去毛），青盐（四两，研），牛蒡子（四两，炒），莲花蕊（一两），藿香（一两），旱莲草（一两），麝香（一分，研），冰片（一分，研）。上将皂角剉碎，用小瓦盆两个，上盆底钻小孔三个，下盆装一重皂角，一重食盐四两，都装下盆内，相合泥固，炭火煅炼，烟青为度，取出，取出，同前药碾细，入麝香、冰片同为细末，每日早晨、临卧刷牙甚妙。(《瑞竹堂经验方》)

8. **四制醋附丸** 治妇人女人经候不调。香附子（一斤，带毛，分作四份，一份好酒浸七日，一份米醋浸七日，一份小便浸七日，一份盐水浸七日，各焙干）。上为细末，醋糊为丸，如梧桐子大，每服七十丸，空心食，温酒送下。肥人只依本方服，并无加减，瘦人加泽兰叶、赤茯苓各二两重。(《瑞竹堂经验方》)

9. **四七汤** 治妇人女子小便不顺，甚者阴户疼痛。半夏（一两，汤泡七次），厚朴（姜制）、赤茯苓（各半两），紫苏叶（三钱），甘草（二钱），香附子（五钱）。上为㕮咀，分作四服，每服水二盏，生姜五片，煎至七分，去滓，加琥珀末一钱，调服。(《瑞竹堂经验方》)

10. **磨积丸** 专治小儿疳积、泄泻等疾。京三棱、蓬莪术、陈皮（去白）、青皮（去白）、神曲（炒）、麦芽子（炒）、川郁金、胡黄连、香附子（炒去毛，与三棱、莪术、陈皮、青皮五件一处，用好米醋煮一昼夜，焙干）、雷丸（白者）、史君子肉（切，焙）、芦荟（以上各等分）。上为细末，米醋糊为丸，如豌豆大，每服三十丸，糯米汤送下，茶汤亦可，虚弱加木香，虚极加附子，疳极加癞蚵肉。(《瑞竹堂经验方》)

11. **万金丹** 治小儿急慢惊风，亦曾得效，无如前方效速。朱砂（五钱，另研），麝香（二钱半，另研），珍珠（钱半），白僵蚕（十个），琥珀（一钱，明者），全蝎（十个，去尾，火炙），冰片（另研）、犀角（镑）、干胭脂[1]（以上三味不以多少），天南星（一钱），钩藤（五钱），巴豆（五粒，去皮油）。上为细末，用薄荷汤打糊后丸如麻子大，一岁小儿服一十八丸，看儿大小加减丸数服之，急惊煎薄荷汤送下，慢惊煎地龙汤送下。（《瑞竹堂经验方》）

12. 消滞丸　治一切所伤，心腹痞满刺痛，积滞不消。黑牵牛（二两，炒末），五灵脂（炒）、香附（炒，各一两）。上为末，醋糊丸如小豆大，每服三十丸，食后生姜汤下。（《卫生宝鉴》）

13. 大七香丸　治脾胃虚冷，心膈噎塞，渐成膈气，脾泄泻痢，反胃呕吐。香附子（二两），麦蘖（一两），丁香（三两半），缩砂仁、藿香（各二两半），甘松、乌药（各六钱半），官桂、甘草、陈皮（各二两半）。上十味为末，蜜丸弹子大，每服一丸，盐酒、盐汤任嚼下。忌生冷肥腻物。（《卫生宝鉴》）

14. 川芎散　治头风偏正头疼昏眩，妙。川芎、细辛、羌活、槐花、石膏、香附子、甘草（炙，各半两），荆芥、茵陈、防风（去叉）、菊花（各一两）。上十二味为末，每服二钱，食后茶清调下，日三服。忌动风物。（《卫生宝鉴》）

15. 立应散　香附（炒，半两），良姜。上细末，每用二钱匕，沸汤点服，立效。治血崩急腹痛。当归、木贼（去节）、香附子、熟地黄、赤芍药、牡丹皮（各二两），没药、丁香、肉桂（去皮，各三钱）。上细末，酒调三钱，温服。（《医垒元戎》）

16. 立效散　治妇人脐腹痛。香附（三两，炒），当归（一两），赤芍药（半两），良姜（半两），五灵脂（半两）。上细末三

---

① 干胭脂，据《得配本草》记载，胭脂为红花汁所造，甘、平，具有血功效。痘将出时，以此涂眼四周，痘不入目。兼解疔毒。配蛤粉，敷乳头裂破。

钱，酒一盏，童子小便少许，同煎服。(《医垒元戎》)[①]

17. 正元广利方　治妇人本脏虚损，元气冷败，崩中漏下，经岁不止，服诸药不效，极甚者，宜服此药。龙骨（四两，煅），蒲黄（一两），艾叶（二两），当归（半两），五灵脂（半两，炒去烟），黑附子（炮，半两），香附子（炒紫色，半两）。上件同为末，水一盏半，药秤三钱，同煎至六分，去滓，食前空心，日三服。病轻者二服，重者一料。(《医垒元戎》)

18. 雷氏方　治妇人远年近日医不差，血崩或血气不止。木贼（一两），香附子（一两），朴硝（半两）。上三味为细末，色黑者，好酒一盏，煎三五沸，和滓温服；色红赤者，水一盏，煎至七分，和滓温服。忌生冷、硬、猪、鱼肉杂物。每服三钱，空心，每日二服。如脐下作痛，乳香、没药、当归各一钱，剉细，入上药一处同煎，不痛勿用。(《医垒元戎》)

19. 活血应痛丸　治风湿为病，血脉凝滞，腰腿重疼，身体麻木，头面虚肿，下注脚膝重痛，行履艰难。狗脊（六两半），苍术（十两），香附（十二两），陈皮（九两），没药（一两二钱），威灵仙（三两），草乌头（二两半）。上七味为末，酒糊丸桐子大，每服二三十丸，温酒或熟水任下，不以时。(《卫生宝鉴》)

20. 备金散　治妇人血崩不止。香附（四两炒），当归尾（一两二钱，炒，用尾），五灵脂（一两炒）。上为末，每服五钱，醋汤调，空心服，立效。(《卫生宝鉴》)

---

①《世医得效方》中立效散主治疝气，组成与此方不同。

21. 克效圣饼子　治癖积[①]。陈皮（去白，十两），巴豆（一百个，去壳切，同陈皮炒黄色，去巴豆），香附子（炒，去毛）、广莪（炮）、京三棱（炮，各半两）。上为末，糊丸如绿豆大，捻作饼子，每服三十饼子，温水送下。（《卫生宝鉴》）

22. 芎术香苏散　头疼发热，或鼻塞声重，四时俱用芎术香苏散治之。（即局方香苏散加芎术）。川芎、香附、紫苏（各四两），甘草（一两，炙），苍术、陈皮（各二两）。上锉，每服三五钱，水煎，去渣，热服，不拘时候，日三服。（《卫生宝鉴》）

23. 通秘散　治血淋[②]，痛不可忍。陈皮、香附、赤茯苓（等分）。上锉散。每服二钱，水煎，空心服。（《丹溪心法》）

24. 越鞠丸　气血冲和，万病不生，一有怫郁[③]，诸病生焉。故人身诸病，多生于郁。苍术、抚芎，总解诸郁，随证加入诸药。凡郁皆在中焦，以苍术、抚芎开提其气以升之。假如食在气上，提其气则食自降矣，余皆仿此。余戴云：郁者，结聚而不得发越也。当升者不得升，当降者不得降，当变化者不得变化也，传化失常。六郁之病见矣。气郁者，胸胁痛，脉沉涩；湿郁者，周身走痛，或关节痛，遇寒则发，脉沉细；痰郁者，动则喘，寸口脉沉滑；热郁者，瞀闷，小便赤，脉沉数；血郁者四肢无力，能食便红，脉沉；食郁者，嗳酸，腹饱不能食，人迎脉平和，气口脉

---

① 癖积，病名，与癖结相类，多由水饮停结，痰瘀凝滞，食积内阻，寒热邪气搏结而成。多经年不瘥，症见肋下弦硬有条块状物，胀痛或刺痛，或兼有喘息短气，治宜活血破瘀，逐饮化痰，理气消滞等法。

② 血淋，淋证之一，主要症状为小便涩痛有血。一般分为血虚、血冷、血热、血瘀四种情况。

③ 怫郁，音 fú yù，亦作“怫悒”，指忧郁，心情不舒畅。

繁盛者是也。越鞠丸解诸郁。又名芎术丸。苍术、香附、抚芎、神曲、栀子（各等分）上为末，水丸如绿豆大。(《丹溪心法》)

25. 润喉散　治气郁夜热，咽干硬塞。桔梗（二钱半），粉草（一钱），紫河车（四钱），香附（三钱），百药煎（一钱半）。上为末，敷口内。(《丹溪心法》)

26. 指迷七气汤　治七情相干，阴阳不得升降，气道壅滞，攻冲作疼。青皮、陈皮、桔梗、莪术、肉桂、藿香、益智（各一两），香附（一两半），甘草（炙，七钱半），半夏（七钱半）。上锉，每服三钱，水煎，姜三片，枣一个。(《丹溪心法》)①

27. 分心气饮　治一切气，留滞于胸膈之间，不能流畅，以致痞闷，噎塞不通，大便虚秘。木香、丁香皮（各二钱），人参、麦门冬（去心）、腹皮、槟榔、桑白皮、草果、桔梗、厚朴、白术（各半两），香附、藿香、陈皮、紫苏（各一两半），甘草（炙，一两）。上锉，每服姜三片，枣一枚，水煎服。(《丹溪心法》)

28. 鸡舌香散　治脏腑虚弱，阴阳不和，中脘气滞，停积痰饮，胸膈胀闷，心脾引痛。台乌、香附、良姜、芍药、甘草、肉桂。上以水煎服。(《丹溪心法》)

29. 鸡舌香散　治心腹卒痛。安胃进食，调冷热，定泄泻，老少通用。丁香（一百枚），甘草（半两），高良姜（一两），白芍药（二两）。上为末，每服二钱，陈米饮调，食前服。(《世医得效方》)

30. 化气散　治诸食积，并宿食不消，此剂至为稳当。三

---

① 此方在《世医得效方》中又名为“七气汤”。

棱、莪术、青皮、陈皮、厚朴、神曲、麦芽、甘草、台乌、香附。上以水煎服。(《丹溪心法》)

31. 五膈宽中散　治七情四气，胸膈痞满，停痰气逆，遂成五膈。青皮、陈皮、丁香皮、厚朴、甘草（炙）、白果、香附、砂仁、木香。上以水煎，生姜三片，入盐少许。(《丹溪心法》)

32. 香苏散（一方加沉香，名沉香饮子。）治四时伤寒伤风，伤湿伤食，大人小儿皆可服。香附子（五两，炒去毛），紫苏（去根，二两半），陈皮（二两），甘草（二两），苍术（二两，切片，米泔浸，炒黄）。上锉散。每服四钱，水盏半，生姜三片，葱白二根煎，不拘时候，得汗为妙。头痛，加川芎、白芷、北细辛、荆芥穗，每服各半钱。咳嗽声重，痰多涕稠，加半夏、苦梗、乌梅各半钱，桑白皮七寸。心疼，加石菖蒲、半夏各半钱。泄泻，加木瓜、藿香各半钱。伤湿自汗，时行暴泻，生姜三片，车前子一撮，或用香附子、陈皮各一两，以石器滴酒炒黄色为散，煎热服。感寒湿日久，腰脚疼，行步难，酒煎服。或湿气久留，痹疼，身体与手足倦怠，腹胀满或有气上冲，有类虚损，实非虚损，此主之。食积腹痛泄泻，葱白二根，乌梅一个，并吞服卢氏感应丸，绿豆大三七粒。脚气，每服槟榔、木瓜、大腹皮、枳壳、木香各少许，盐酒水煎，空心服。感风宿食不化，潮寒腹痛作泻，恶风四肢拘急，生姜三片，乌梅一个，葱白二根，就服卢氏感应丸。疟疾，桃柳枝七寸，薤白二个，头痛作恶，加盐少许。男女冷气，加茱萸一撮，食盐少许。妇人血气，加莪术、茴香、乌药、当归，所加量病患虚实增减。除香附子、紫苏，加厚朴、桔梗、藁本各四两，名和解散，乃和平之剂，随病用之。

(《世医得效方》)

33. 二香散 治四时感冒冷湿寒暑，呕恶，泄利腹痛，瘴气，饮冷当风，头疼身热，伤食不化。紫苏、陈皮、苍术（各一两），香薷（去根，二两），香附子（二两半，炒去毛），厚朴（去粗皮，姜汁拌炒）、甘草、扁豆（各一两）。上锉散。每服四钱，水一盏半，生姜三片，木瓜二片，葱白二根，煎热服。外感肿满，先以此多加车前子、木瓜煎效。(《世医得效方》)

34. 香附散 治心脾疼，不可忍者。高良姜（去芦，炒）、香附子（去毛，炒，各一两）。上为末，每服三钱，入盐，米饮调下。(《世医得效方》)

35. 附术汤 治脾积气，妇人诸般气痛。香附子（五两，炒去毛，赤色止），莪术（醋煮）、甘草（各二两）。上为末。每服二钱，入盐少许，百沸汤① 空心点服。(《世医得效方》)

36. 大异香散 治失饥伤饱，痞闷停酸，早食暮不能食，名谷胀。京三棱、莪术、青皮、半夏曲、藿香、北梗②、益智仁、枳壳（制）、香附子（炒，各半两），甘草（炙，三分）。上锉散。每服三钱，水盏半，姜五片，枣二枚，煎服。(《世医得效方》)

37. 香荆散 治肛门脱出，大人小儿悉皆治之。香附子（一两半，炒去毛），荆芥穗（二两）。上为末。每服三匙，水一大碗，煎热淋洗。(《世医得效方》)

38. 通秘散 治血淋，痛不可忍。陈皮、香附子、赤茯苓（各等分）。上锉散。每服三钱，水煎，空心服。(《世医得效方》)

---

① 百沸汤，又名热汤、太和汤、麻沸汤，指烧开的热水，以煮沸百次者为佳。
② 北梗，疑是苏梗。

39. 小安肾丸　治肾气虚乏，下元冷惫，夜多漩溺，肢体倦怠，渐觉羸瘦，腰膝沉重，嗜卧少力，精神昏愦，耳作蝉鸣，面无颜色，泄泻肠鸣，眼目昏暗，牙齿蛀痛，并皆治之。香附子、川乌、川楝子（用盐二两，水二升同煮，候干，锉，焙熟，各半斤），干地黄（四两），茴香（六两），川椒（二两，去目及闭口者，炒出汗）。上为末，酒糊丸如梧子大。每服二十丸至三十丸，空心盐汤、盐酒任下。常服补虚损，益下元。（《世医得效方》）

40. 加味茯苓汤　治痰迷心胞，健忘失事，言语如痴。人参（去芦）、半夏（汤洗）、陈皮（去白，各一两半），白茯苓（去皮，一两），甘草（五钱），益智仁（去壳）、香附子（炒去毛，各一两）。上锉散。每服四钱，水盏半，生姜三片，乌梅半个同煎，不拘时温服。（《世医得效方》）

41. 青蒿散　治虚劳，盗汗骨蒸，咳嗽胸满，皮毛干枯，四肢懈惰，骨节疼痛，心腹惊悸，咽燥唇焦，颊赤烦躁，涕唾腥臭，困倦少力，肌体潮热，饮食减少，日渐瘦弱。大仙藤、鳖甲（醋炙）、香附子（炒去毛）、桔梗（去芦）、柴胡（去苗）、青蒿（以上各一两重），乌药（半两），甘草（炙，一两半），川芎（二两）。上锉散，每服二钱，姜三片煎，不拘时候温服。小儿骨蒸劳热，肌瘦减食者，每一钱，水盏半，小麦三十粒煎服。（《世医得效方》）

42. 谷神丸　消食，健脾益气，进美饮食。人参、缩砂仁、香附子（炒去毛）、三棱（煨）、莪术（煨）、青皮、陈皮、神曲（炒）、麦芽（炒）、枳壳（炒，去瓤，各等分）。上为末，粳米糊丸，梧子大。每服三十丸，空腹米饮吞下，盐汤亦可。（《世医得效方》）

43. 槟榔汤 治脚气，顺气防壅。槟榔、香附子（去毛）、陈皮（去白）、紫苏叶、木瓜、五加皮、甘草（各一两）。上锉散。每服四钱，生姜五片，煎八分，温服。妇人脚气，多由血虚，加当归半两。室女脚气，多因血实，加赤芍药一两半。大便秘结，虚弱者加枳实，盛者加大黄。一方治脚气冲心，大便秘，宜服三和散加土乌药，春夏常服妙。(《世医得效方》)

44. 桑寄生散 治妊娠或因房室惊触，劳力过度，伤动胞胎。或食毒物，致令子宫虚滑，经血淋沥。若不急治，败血凑心，子母难保，日渐胎干，危亡不久。桑寄生、当归（去芦，酒浸）、川续断（酒浸）、川芎、香附子（炒去毛）、茯神（去木）、阿胶（锉），蚌粉（炒成珠子）、白术（各一两），人参、甘草（炙，各半两），陈艾叶（一两），乌梅（去核，半两）。上锉散。每服四钱，水一盏半，生姜五片煎，不以时温服。(《世医得效方》)

45. 煮附丸 治妇人、室女一切血气，经候不调，脐腹疠痛，面色萎黄，心忪乏力，腹胀胁疼，头晕恶心，饮食减少，崩漏带下，大肠便血，积聚癥瘕，并皆治疗。若以其名，人人言之耗气，不喜此药，世讹之久，不肯服者甚多，殊不知获效非常。古书所载妇人仙药，不可轻忽，修制相感，岂同日而语哉。服之自显其功耳。上以香附子不拘多少，先捣去毛净，用好醋煮半日出，焙碾为末，醋糊丸，梧桐子大。每服三四十丸，米饮吞下，不以时候。妇人数堕胎，由气不升降，所以胎气不固，此药尤妙。一方加陈艾，亦有加当归、鹿茸。(《世医得效方》)

46. 镇宫丸 治崩漏不止，或五色，或赤白不定，或如豆汁，或状若豚肝，或下瘀血，脐腹胀痛，头晕眼花。久久不止，令人黄瘦，口干胸烦，不食。代赭石（火煅，醋淬七次）、紫石英（制同上）、禹余粮（制同上）、香附（去毛，醋煮，各二两），阳起石（煅红，细研）、川芎、鹿茸（燎去毛，醋蒸焙）、茯神（去木）、阿胶（蛤粉炒）、当归（去芦，酒浸）、蒲黄（炒，各一两），血竭（另研，半两）。上为末，艾醋汁打糯米糊丸，梧桐子大。每服七十丸，空心米饮下。（《世医得效方》）

47. 柏子仁汤　治忧思过度，劳伤心经。心主血，心虚不能维持诸经之血，亦能致崩中下血之患。当归（去芦，酒浸）、川芎、茯神（去木）、小草[①]、阿胶（蛤粉炒）、鹿茸（燎去毛，酒蒸，焙）、柏子仁（炒，各一两），香附子（二两），甘草（炙，半两），川续断（酒浸，一两半）。上锉散。每服四钱，水盏半，生姜五片煎，空心食前温服。（《世医得效方》）

48. 抑气散　治气盛于血，所以无子，寻常头晕，膈满体痛，怔忡[②]，皆可服之。香附子乃妇人之仙药，不可谓其耗气而勿服。香附子（炒，杵净，四两），茯神（去木，一两），橘红（二两），甘草（炙，一两）。上为末。每服二钱，食前沸汤调服。仍兼进紫石英丸炙用。（《世医得效方》）

49. 芍药汤　治冷证胁痛，诸药不效。香附子（四两，黄醋二升、盐一两，煮干为度）、肉桂、延胡索（炒）、白芍药。上为末。每服二钱，沸汤调，不拘时候服。（《世医得效方》）

---

① 小草，即远志科远志属植物远志的全草。具有祛痰、安神、消痈之功，主治咳嗽痰多，虚烦，惊恐，梦遗失精，胸痹心痛，痈肿疮疡等。

② 怔忡，中医病名，心悸较重者称为怔忡。心悸是指由于气血阴阳亏虚，或痰饮瘀血阻滞，心失所养，心脉不畅，引起心中急剧跳动，惊惶不安，不能自主为主要表现的一种病证。

50. **穿针散**　治眼目赤肿，翳障羞明。木贼（五钱，去黑不用陈者），香附子（去毛）、细辛（净洗，日干）、菊花（去梗蒂）、羌活（各五钱）。上为末。每服二钱，用好茶少许同点，食后服。（《世医得效方》）

51. **香椒散**　治冷证齿痛。香附子、红川椒、补骨脂（炒，各二钱），荜茇（一钱）。上为末，和炒盐二钱擦敷。（《世医得效方》）

52. **揩漱方**　治无故牙动，牙宣[①]出血。香附子（去皮毛，锉碎，用姜汁浸一宿，曝干为末）。漱口揩齿。齿坚，无动无血矣。（《世医得效方》）

53. **甘松香散**　治一切牙疼。甘松香、莽草[②]、川乌（去皮，炮，各二钱），北细辛（去叶，二分），硫黄（半钱），香附子（炒去毛，二钱）。上为末，以手指蘸少许揩牙上，立效。后用盐汤灌漱妙。（《世医得效方》）

54. **小蓟散**　治牙齿宣露出血。百草霜、小蓟、香附子（炒去毛）、真蒲黄（各五钱）。上为末，揩牙上，立愈。（《世医得效方》）

---

① 牙宣，以龈肉萎缩、齿根宣露、牙齿松动、经常渗出血液或脓液为特征的牙科病证。若不及时治疗，日久则牙齿失去气血濡养而脱落。与西医的萎缩性牙周病类似。多见于中年和老年人，亦有20岁左右发病的。牙宣由胃火上蒸，精气亏虚，气血不足等原因引起。

② 莽草，为本兰科植物狭叶茴香的叶。辛，温，有毒祛风、消肿。治头风，痈肿，皮肤麻痹，瘰疬，乳痈，喉痹，疝瘕，癣疥，秃疮，风虫牙痛。

十七、高良姜

高良姜为姜科山姜属植物高良姜的根茎。生于荒坡灌丛或疏林中，或栽培。分布于广东（雷州半岛）、广西、海南、云南、台湾等地。每年8～10月采挖生长4～6年的根茎，除去地上茎、须根及残留鳞片，切段、晒干。别名小良姜、高凉姜、良姜、蛮姜、海良姜等。

高良姜味辛，性热。归脾、胃经。功能温中散寒、理气止痛。主治脘腹冷痛，呕吐，噫气等症。内服入汤剂，每日量3～6g；或入丸、散。

高良姜始载于《名医别录》，谓其："大温，主暴冷、胃中冷逆、霍乱腹痛。"《唐本草》："高良姜，生岭南者形大虚软；生江左者细紧，味亦不甚辛，其实一也。今相与呼细者为杜若，大者为高良姜，此非也。"《本草图经》对高良姜形态进一步描述，曰："高良姜，今岭南诸州及黔、蜀皆有之，内郡虽有而不堪入药。春生茎叶如姜苗而大，高一、二尺许，花红紫色如山姜。二月、三月采根，暴干。"

王好古《汤液本草》认为高良姜是"气热、味辛、纯阳"之品。李时珍《本草纲目》进一步指出高良姜是"治疗噫逆胃寒之要药"。

明代倪朱谟的《本草汇言》对高良姜的功效及配伍做了总结，并提出良姜不宜单味应用，且不宜久用，其曰："高良姜，祛寒湿，温脾胃之药也。若老人脾肾虚寒，泄泻自利，妇人心胃暴痛，因气怒、因寒痰者，此药辛热纯阳，除一切沉寒痼冷，功与桂、附同等。苟非客寒犯胃，胃冷呕逆，及伤生冷饮食，致成霍乱吐泻者，不可轻用。叶正华曰：古方治心脾疼，多用良姜。寒者，与木香、肉桂、砂仁同用至三钱。热者，与黑山栀、川黄连、白芍药同用五六分，于清火药中，取其辛温下气、止痛。若脾胃虚寒之证，须与参、芪、半、术同行尤善。单用多用，辛热走散，必耗冲和之气也。”

元代医籍中含有高良姜的方剂，举23例如下：

1. 红豆丸 治脏腑泄泻，名为飧泄[①]。麦蘖（炒）、半夏（汤泡七次）、砂仁、神曲（各一两半，炒），硇砂（醋化）、甘草、青皮（去瓤）、陈皮（去白）、郁金、红豆、藿香、棠毬[②]、莪术（各一两，煨），良姜、荜茇（各二两），丁香（半两，不见火）。上为细末，水煮面糊为丸，如梧桐子大，每服一百丸，米饮或随物空心送下。病甚者日进三服。(《瑞竹堂经验方》)

2. 良姜粥 治心腹冷痛，积聚，停饮。高良姜（半两，为末），粳米（三合）。上件，水三大碗，煎高良姜至二碗，去滓，下米煮粥，食之效验。(《饮膳正要》)

3. 海藏[③]已寒丸 此丸不僭上，阳生于下。治阴证服四逆辈，胸中发热而渴者，或数日大便秘，小便赤涩。服此丸上不燥，大小便自利。肉桂、附子（炮）、乌头（炮）、良姜、干姜、芍药、

① 飧泄，又名水谷泻，指泄泻完谷不化，因脾胃气虚阳弱，或风、湿、寒、热诸邪客犯肠胃所致。

② 棠毬，山楂的别称。

③ 海藏，王好古字进之，号海藏。

茴香（各等分）。上为细末，米糊丸桐子大，空心温水下五七十丸，或八九十丸，食前亦得，酒醋糊丸俱可。仲景云：趺阳脉[1]浮而涩，浮则胃气强，涩则小便数，浮数相搏，大便则难。主病人溲数，大便亦难。海藏云：已寒上五味虽热者，芍药、茴香润剂引而下之，阴得阳而化，故大小自通，如得春和之阳，冰自消矣。（《医垒元戎》）

4. 局方大已寒丸　《易简》大已寒丸同。治久寒积冷，腑脏虚弱，心腹疼痛，胁胀满，泄泻肠鸣，自利自汗，米谷不化，阳气暴衰，阴气独盛，手足厥冷，伤寒阴盛，神昏脉短，四肢怠惰，并宜服之。干姜（六斤，炮），高良姜（六斤，炮），桂（四斤），荜茇（四斤）。每服五十丸，米饮下。此药热燥，能治脏腑虚寒，滑而不利，反泄泻肠鸣，水谷不化。若心腹疼痛，中脘停寒，大溏泄者，尤宜服之。（《卫生宝鉴》）

5. 二姜丸　治心脾疼，温养脾胃，疗冷食所伤。干姜（炮）、良姜。上二味等分，为细末，面糊为丸梧子大，每服二三十丸，食后陈皮汤下。妊妇不宜服。（《卫生宝鉴》）

6. 高良姜汤　治心腹疞痛如刺，两胁支满而闷不可忍。良姜（五钱），浓朴[2]（姜制）、当归（炒）、官桂（各二钱）。上㕮咀，以水一升，煎取四合，强人分作二服，弱人分作三服，一服痛定，止后服，对病增损。（《卫生宝鉴》）

7. 回阳丹　治阴毒伤寒，手足厥冷。川乌（炮）、牡蛎

① 趺阳脉，又称冲阳脉，切脉部位之一，在足背胫前动脉搏动处。属足阳明胃经的经脉。

② 浓朴，厚朴的别称。

（烧）、不灰木[①]（烧）、良姜（炒）、白芍药（各二钱），麝香（少许）。上为末，每用一钱，男病女津唾调，涂外肾；女病男津唾调，涂乳上。（《卫生宝鉴》）

8. 浆水散　治暴泄如水，周身汗自出，一身尽冷，脉微而弱，气少不能语，甚者加吐，此为急病。半夏（二两，泡），附子（炮）、肉桂、干姜（炮）、甘草（炙，各五钱），良姜（二钱半）。上六味为末，每服三五钱，浆水二盏，煎至一盏，和滓热服。甚者三四服，微者一二服。太阳经伤动，传太阴下为鹜溏[②]，大肠不能禁固，猝然而下。下成小油光色，其中或有硬物，欲起而又下，欲了而不了。小便多清，此寒也，宜温之，春夏宜桂枝汤，秋冬宜白术汤。（《卫生宝鉴》）

9. 常山饮子　治疟疾。知母、常山、草果（各二两），乌梅（各三两），良姜（一两三钱）。上剉，每服三钱，水一盏，生姜三片，枣二枚，煎至八分，去渣，无时，温服。（《卫生宝鉴》）

10. 草果饮子　治脾寒疟疾。草果、川芎、紫苏叶、白芷、良姜、炙甘草、青皮（去白）、陈皮（去白）。上等分为粗末，每服二钱，水一盏，煎至七分，去渣，温服。留渣两服并一服，当发日进二服，不以时。（《卫生宝鉴》）

11. 夺命抽刀散　治男子妇人脾胃积冷，中焦不和，心下

---

① 不灰木，为硅酸盐类矿物角闪石石棉，功能清热除烦，利尿，治肺热咳嗽，热痱疮。

② 鹜溏，又名寒泄、寒泻。《黄帝内经素问·至真要大论》："寒清于中，感而疟，大凉革候，咳，腹中鸣，注泄鹜溏，名木敛。"《张氏医通·大小府门》："鹜溏中，中寒糟粕不化，色如鸭粪，所以澄彻清冷，小便清白，湿兼寒也。附子理中汤。"

虚容，腹中痛，胸胁逆满，噎塞不通，呕吐冷痰，饮食不下，噫醋吞酸，口苦无味，不思饮食。及妇人久患冷气刺痛，男子或当空露卧。感受风露之邪，得心痛积年，服之大效。干姜（锉，入巴豆半钱，同炒至黑色，去巴豆不用），良姜（入斑蝥一百个，同炒，去斑蝥，各二两），石菖蒲（二两二钱，不见火），糯米（二两半，炒）。上为末。每服二钱，盐少许，沸汤点服，不拘时。或温酒调尤佳。一方，以去壳巴豆炒蚌粉，去巴豆，加蚌粉入抽刀散内，煎服。若寻常气痛，不用巴豆，只加炒蚌粉亦得。或甚而心腹痛，大便秘者，巴豆同粉研烂，同抽刀散醋糊丸，服二三粒，大腑通为度。(《世医得效方》)

12. 五套丸　治胃气虚弱，二焦痞塞，不能宣行水谷，为痰饮结聚胸臆之间，令人头目昏眩，胸膈胀满，咳嗽气急，呕逆腹痛。伏于中脘，亦令臂疼不举，腰腿沉重。久而不散，流入于脾，脾恶湿，得水则胀，胀则不能消化水谷，又令腹中虚满而不食也，或肠间辘辘有声。半夏（一两），南星（一两，每个切作数十块。以上两味用水洗，次用白矾三两研碎，调入水内，再浸三日），干姜、良姜（炒）、白术（炒）、茯苓（各一两），木香、丁香（不见火）、青皮（去瓤）、陈皮（去白，各半两）。上为末，用神曲一两、大麦糵二两同研，取末打糊和药，为丸如梧子大。每服三十丸至五十丸，温熟水下，不拘时候。常服温脾胃，去宿冷，消积滞，化饮食，辟雾露风冷，山岚瘴疠，不正非时之气；或因酒癖停饮，痰水不去；或心膈痰逆，时发呕逆，昏晕心疼，累药不效，并皆治之。(《世医得效方》)

13. 破痰消饮丸　治一切停痰留饮。青皮、陈皮（并洗）、京三棱（炮，捶碎用）、川姜（炮）、草果（面煨）、莪术（炮，捶碎）、良姜（湿纸裹煨，各一两）。上为末，水面糊丸，如梧子大，阴干。每服五十丸，姜汤下。（《世医得效方》）

14. **安脾散** 治胃气先逆，饮食过伤。或忧思蓄怒，宿食痼癖，积聚冷痰，动扰脾胃，不能消磨谷食，致成斯疾。女人得之，多由血气虚损；男子得之，多因下元冷惫。有食罢即吐，有朝食暮吐，暮食朝吐，所吐酸臭可畏，或吐黄水。凡有斯疾，乃是脾败，惟当速疗，迟则发烦渴，大便秘，水饮纤悉不得入口，不旋踵毙矣。高良姜（一两，以百年壁上土三合，敲碎，用水二碗煮干，薄切成片），南木香、草果（面裹煨，去壳）、胡椒、白茯苓、白术、丁香（怀干）、陈橘皮（汤洗，去瓤）、人参（去芦，各半两），甘草（炙，一两半）。上为末。每服二大钱，食前米饮入盐点服。盐、酒亦得。（《世医得效方》）

15. **星砂丸** 治一切风痰[①]。利胸膈，壮脾胃，及消痰积，温中顺气，内伤生冷，腹胁胀痛，酒后痰实呕吐，服之神效。南星（四两，汤洗七次），良姜、缩砂仁（各一两），香附子（二两，去毛）。上为末，生姜自然汁煮面糊为丸，如梧桐子大。每服三十丸，生姜汤下，不计时候。夏月伤生冷尤宜服。（《世医得效方》）

16. **猪肚丸** 治脏寒泄泻。先用制成厚朴、附子二味，生姜、枣子煎服，空心仍服此猪肚丸。川乌（炮）、附子（炮，各二两），干姜（炮）、白术、厚朴（各一两半），良姜（炒）、肉豆蔻

---

① 风痰，病证名。痰证的一种，指素有痰疾，因感受风邪或因风热怫郁而发；亦指痰在肝经，症见脉弦面青，眩晕头风，胸胁满闷，便溺秘涩，时有躁怒，其痰色青而多泡。

（煨）、荜茇、禹余粮（火煅，醋淬）、缩砂仁、丁香、肉桂（各一两）。上为末，用豮猪肚一只净洗，以川椒一两，去目茴香一两，大曲二两，入猪肚内，用线缝定，酒、醋煮烂，取出川椒、茴香、大曲焙干为末，均和前药，以猪肚杵和得所，为丸如梧子大。每服五十丸，空心米饮送下。(《世医得效方》)

17. 脾积丸　治饮食停滞，腹胀痛闷，呕恶吞酸，大便秘结。蓬莪术（三两），京三棱（二两），良姜（半两，以上用米醋一升，于瓷瓶内煮干，乘热切碎，焙），青皮（去白，一两），南木香（半两），不蛀皂角（三大钱，烧存性），百草霜（村庄家锅底者佳）。上末，用川巴豆半两，只去壳，研如泥，渐入药末研和，面糊丸，麻子大。每服五十丸，加至六十丸，橘皮煎汤送下。(《世医得效方》)

18. 顺气术香散　治气不升降，呕逆恶心，胸膈痞闷，胁肋胀满。及酒食所伤，噫气吞酸，心脾刺痛，大便不调，面色萎黄，饥肉消瘦，不思饮食。兼妇人血气刺痛，及一切冷气，并治之。丁皮（不见火）、缩砂仁、良姜（去芦）、肉桂（去粗皮）、干姜（炮）、甘草（炙）、陈皮（去白）、厚朴（去粗皮，姜汁炙）、苍术（米泔浸，炒）、桔梗（去芦）、茴香（炒，各三两）。上锉。每服二钱，水一盏，生姜三片，枣二枚，煎至八分稍热，不拘时。或入盐少许，沸汤点服。宽中顺气，和胃进食。(《世医得效方》)

19. 巴戟丸　补肾脏，暖丹田，兴阳道，减小便，填精益髓，驻颜润肌。治元气虚惫，面目黧黑，口干舌涩，梦想虚惊，眼中冷泪，耳作蝉鸣，腰胯沉重，百节酸疼，项筋紧急，背胛劳倦，阴汗盗汗，四肢无力。及治妇人子宫久冷，月脉不调，或多或少，赤白带下，并宜服之。良姜（六两），紫金藤（十六两），巴戟天（三两），肉桂（四两），青盐（二两），吴茱萸（四两）。上为末，酒糊丸，梧桐子大。每服二十丸，暖盐、酒送下。盐汤亦可。日午、夜卧各一服。(《世医得效方》)

20. 黑龙丹　治产后一切血疾，产难，胎衣不下。危急恶疾垂死者，但灌药得下，无不全活，神验不可言。因惊败血上冲，心痛、头痛欲死，大效。当归、五灵脂、川芎、良姜、熟地黄（各一两）。上细锉，以沙合盛，赤石脂泯缝，纸筋盐泥固济，炭火十斤，煅令通赤，去火候冷，取开，看成黑糟色，取出细研，却入后药：百草霜（五两），硫黄、乳香（各一钱半），花蕊石、琥珀（各一钱）。上研细，与前药再研，和匀，米醋煮面为丸，如弹子大。每服一丸，炭火烧令通赤，投于生姜自然汁与童子小便，入酒，漉出研细，用其酒调下。(《世医得效方》)

21. 小乌鸡煎丸　治痃癖癥瘕，血气块硬，发歇刺痛，甚则欲死，或块如小盘，每作痛，要人扶定方少止，数年不愈者。与葱白散间服，即效。吴茱萸、良姜、白姜、当归（去头）、赤芍药、延胡索、补骨脂、川椒、生干地黄、刘寄奴、莪术、橘红、青皮、川芎（各一两），荷叶灰（四两），熟艾（二两）。上为末，醋煮面糊丸，梧桐子大。每服三五十丸，热酒下。(《世医得效方》)

22. 逡巡散　治风牙疼痛，不拘新久，一服立效。高良姜（一块，约二寸），全蝎（一枚，瓦上焙干）。上为末。以手指点药，如齿药用，须擦令热彻，须臾吐出少涎，以盐汤漱口，大妙。亦治腮颊肿痛。(《世医得效方》)

23. 秘方揩牙散　治牙疼，遇吃冷热独甚。良姜、细辛、川

椒、草乌尖。上为末。以指蘸少许揩牙上，噙少时，开口流出涎妙。(《世医得效方》)

十八、木香

木香为菊科云木香属植物木香的根。原产印度。我国陕西、甘肃、湖北、湖南、广东、广西、四川、云南、西藏等地有引种栽培。霜降前采挖根部，一般以种植2～3年的根为好，除去残茎及须根，洗净泥土。切成6～12cm长的短条，粗大空心者剖为2～4块，以风干为好，低温干燥，猛火易出油而影响质量，干燥后除去粗皮。别名蜜香、青木香、五香、五木香、南木香、广木香等。

木香味辛、苦，性温。归脾、胃、肝、肺经。功能行气止痛、调中导滞。主治胸胁胀满、脘腹胀痛、呕吐泄泻、里急后重等症。内服入汤剂，每日量3～6g。外用适量。可入蜜膏、消食膏、糖浆、汤剂、散剂、油剂、敷剂、软膏、伤粉等制剂。阴虚津液不足者慎服。

木香始载于《神农本草经》，列为中品，谓："木香味辛，温，主治邪气，辟毒疫温鬼，强志，治淋露。久服不梦寤魇寐。生永昌山谷。"永昌是指现在的云南保山市境内，是汉代开通的中国内陆通往世界的重要陆上通道——"西南丝绸之路"的要地。可见当时木香主要从国外引进。

李时珍《本草纲目》认为木香可治上、中、下三焦之气滞。

其曰:“木香,乃三焦气分之药,能升降诸气。诸气郁,皆属于肺,故上焦气滞用之者,乃金郁则泄之也;中气不运,皆属于脾,故中焦气滞宜之者,脾胃喜芳香也;大肠气滞则后重,膀胱气不化则癃淋,肝气郁则为痛,故下焦气滞者宜之,乃塞者通之也。”

倪朱谟对木香的功效认识颇为中肯,既肯定了其理气之功,又提醒阴虚有热者当禁用。其在《本草汇言》云:“广木香,《本草》言治气之总药,和胃气、通心气、降肺气、疏肝气、快脾气、暖肾气、消积气、温寒气、顺逆气、达表气、通里气,管统一身上下内外诸气,独推其功。然性味香燥而猛,如肺虚有热者,血枯脉躁者,阴虚火冲者,心胃痛属火者,元气虚脱者,诸病有伏热者,慎勿轻犯。”

研究数据显示,木香在各种香药中使用频率最高,本书收载了元代医籍中含有木香的方剂316种,举例如下:

1. 木香枳壳丸 宽胸膈,进饮食,消食快气。木香、槟榔、陈皮(去白)、黄连(去须)、莪术(煨)、当归(去芦)、枳壳(去瓤,麸炒)、青皮(各半两),黄柏、香附子(麸炒,去毛,各一两半),牵牛(头末二两)。上为细末,滴水为丸,如梧桐子大。每服五七十丸,食后姜汤送下。若有疮毒,急服百丸至二百丸,看人虚实加减服,但利五七行,立消肿毒。(《瑞竹堂经验方》)

2. 祛痰丸 治风痰喘嗽。人参、木香、天麻、白术(煨)、茯苓、青皮(去瓤)、陈皮(去白,以上各一两),槐角子、半夏(各七分半),猪牙皂角(去皮弦,酥炙,五分)。上为细末,生姜

自然汁打糊为丸，如梧桐子大。每服五七十丸，食后临卧，温酒送下，姜汤亦可。(《瑞竹堂经验方》)

3. 木香楝子散　小肠疝气，膀胱偏坠，久患，药不效者。川楝子（二十个为末，未碾前先同巴豆二十粒同楝子炒黄赤色，去巴豆不用），萆薢（半两），石菖蒲（炒，一两），青木香（一两，炒），荔枝核（二十个，炒）。上为细末，每服二钱重，入麝香少许，空心，炒茴香盐酒下。(《瑞竹堂经验方》)

4. 木香三棱散　治腹中有虫，面色萎黄，一切积滞。黑三棱（半生半炒，多用），大腹子（多用），槟榔、雷丸、锡灰[①]（醋炒）、三棱（煨）、蓬术（煨）、木香、大黄（以上各一两）。上为细末，每服三钱，空心，用蜜水调下，或砂糖水亦可，须先将烧肉一片，口中嚼之，休咽下，吐出口中肉汁后服药。(《瑞竹堂经验方》)

5. 七仙丹（又名枳壳丸）　治虚损，小便频数，健阳。木香（半两），枳壳（麸炒，去瓤，一两），白茯苓（去皮）、川楝子（酥炒）、知母（去毛）、小茴香（盐炒）、甘草（去皮，以上各一两）。上为细末，炼蜜为丸，如弹子大。每服一丸，空心，细嚼，温酒送下，干物压之。(《瑞竹堂经验方》)

6. 木香汤　治赤白痢久不瘥。黄连、木香、干姜（各一分），乳香（半两）。上四味为细末，每服二钱，空心，用米饮汤调服，大有效验。(《瑞竹堂经验方》)

7. 木香汤　治冷气凝滞，小便淋涩作痛，身体冷。木香、木

---

① 锡灰，据《中华本草》记载：黑锡灰，又名铅灰，味甘，性寒，可杀虫，解毒，消积。主治虫积，疮毒，瘰疬，鼠瘘。

通、槟榔、大茴香（炒）、当归、赤芍、青皮、泽泻、橘皮、甘草。上每服三钱，姜三片，入桂少许，煎服。(《丹溪心法》)

8. 香连丸　治赤白痢。木香（一两，一半生用，一半糯米炒，米黄为度，去米不用），黄连（一两，一半生用，一半用茱萸炒黄色，不用茱萸）。上为细末，米粉或粟米饭为丸，如梧桐子大。每服三十丸，空心，米饮汤送下。(《瑞竹堂经验方》)

9. 白附子香连丸　治肠胃气虚，暴伤乳哺，冷热相杂，下痢赤白，里急后重，腹中撮痛，日夜频并，乳食减少。（钱氏方）木香、黄连（各一分），白附子尖（二个）。上为末，粟米饭丸如绿豆大，或黍米大，每服十丸至二三十丸，食前，清米汤送下，日夜各四五服。(《卫生宝鉴》)

10. 小香连丸　治冷热腹痛，水谷痢，滑肠。（钱氏方）黄连（半两），木香、诃子肉（各一钱）。上为末，粟米饭丸如绿豆大，米饮下，每服十丸，至三五十丸，食前频服之。(《卫生宝鉴》)

11. 没石子丸　治泄泻白痢，及疳痢滑肠腹痛。（钱氏方）木香、黄连（各二钱半），诃子（去核，三个），没食子（一个），肉豆蔻（二个）。上为末，饭和丸如麻子大，米饮下十五丸，量儿大小加减，食前服之。(《卫生宝鉴》)

12. 换骨丹　治卒中风，口眼㖞斜，左瘫右痪，不能言，用此药与搐药不卧散，汗出其人必愈，有效。槐角子、桑白皮（去赤皮）、仙术、威灵仙、人参、川芎、何首乌、蔓荆子、防风、香白芷（以上各二两），五味子、木香、苦参（以上各一两），脑、麝（各少许，研）、麻黄（五斤，去苗根，不用节）。上麻黄用水二十升，以槐枝搅熬成膏子，留一升取出，和诸药为丸，如弹子大，每服一丸，用生姜七片，带须葱头七茎，水一碗煎至半碗，先将丸子研细，用葱姜汤热调服，便于暖处厚衣被盖之，勿令透风，通身汗出是效也。（《瑞竹堂经验方》）

13. 真方白丸子 治风，可常服，永无风疾隔壅之患。（吕九山总管家用秘方）大半夏（汤泡七次）、白附子（洗净，略炮）、天南星（洗净，略炮）、川乌头（去皮尖，略炮）、天麻、全蝎（去毒，炒）、木香、枳壳（各一两，去瓤，炒）。上为细末，生姜自然汁打糊为丸，如梧桐子大，每服一二十丸，食后临卧，茶清熟水送下，瘫痪风，温酒送下，日进三服，小儿惊风，薄荷煎汤送下二丸。（《瑞竹堂经验方》）

14. 神效丸 治疝气、奔豚、婴核。疝气因何得，邪风在肾经，流传并血聚，如此渐成形，冷气结在脏，因兹小腹疼，本经无补法，疏利药通灵。芫花（半两，醋浸，炒），木香、槟榔、三棱（各半两，炒），茯苓、青皮、全蝎、附子（炮）、硇砂、肉桂（各二钱半）。上将硇砂，用水浸瓷盏内，沉去泥土留汤，瓶头顿成膏子，米醋打糊为丸，如绿豆大，每服三十丸，空心，温酒送下。（《瑞竹堂经验方》）

15. 木香顺气丸 消食快气，美进饮食，予亦曾服。（史才用提举传此方）当归（去芦）、木香、独活（去芦）、牛膝（酒浸三日，去芦）、防风（各一两，去芦），大黄（五两，半熟半生），槟榔（一两五钱），麻仁（三两，另研），车前子、郁李仁（各二两五钱，汤浸去皮），枳壳（煨，去瓤）、菟丝子（酒浸三日）、干山药（各二两），山茱萸（二两，去核）。上为细末，炼蜜为丸，如梧桐子大，每服三五十丸，食后温汤送下。（《瑞竹堂经验方》）

16. 万灵丸　取虫，宣积。黑牵牛（一斤，取头末一十两，生用），大腹子（一斤，扁者，取七两末，生用，如尖者是槟榔），京三棱（五两，炮），广木香（五两，面裹干为度），雷丸（五两，炮），莪术（煨，三两）。上为细末和匀，用好紫色皂角半斤，去皮弦，切碎，用水两大碗，浸一宿，冬月两宿，捞去粗滓，瓷器内熬数沸，白沫出为度，放冷和药，必须揉杵捣丸，梧桐子大，每服四钱重，五更用沙糖水送下，温冷不妨，至天明去利四五行者，看取下是何虫积，以温白粥补之。忌生、冷、腥、硬之物，大有神效。孕妇勿服。(《瑞竹堂经验方》)

17. 木香枳壳丸　治中焦气涩、胸膈痞闷，饮食迟化，四肢困倦，呕吐恶心。常服升降滞气，消化宿食，去痰，进饮食。木香、枳壳（去瓤，炒）、槟榔、半夏（汤泡七次）、青皮（去瓤）、陈皮、白茯苓（去皮，以上各一两），白术（煨，一两半），京三棱（煨）、莪术（煨，各三两二钱），黑牵牛（微炒，取末三两），人参、神曲（微炒）、大麦蘖（微炒）、枳实（炒，各半两），干姜（炒，七钱）。上各依等分同为细末，水糊为丸，如梧桐子大，每服五十丸，食后温姜汤送下。(《瑞竹堂经验方》)

18. 金锁丹　此药延年益寿，不老添精，和血注颜，身轻壮骨，益元气，效不可尽述。远志（去心，炒）、蛇床子（酒浸，微炒）、鹿茸（各一钱半，炒黄），晚蚕蛾（二钱），紫梢花、续断（各一钱），海马（二封，炒黄色），黑牵牛（取头，三钱），川山甲（五片，炙黄），木香、麝香、乳香（各三钱），川茴香（二钱）。上为细末，酒糊为丸，如梧桐子大，每服五十丸，空心，温酒送下，七日可便见效。(《瑞竹堂经验方》)

19. 益卫丹 治心脉结而散，肺脉浮而软，余脉如经，原其所自，思虑伤心，忧虑伤肺，盖心乃诸血之源，肺为诸气之候，心虚则血少，脉弱则气虚，遂致目涩、口苦，唇燥舌咸，甚则齿为之痛，鼻为之不利，怔忡白浊，腠理不密，易为感风寒，今以补气汤补气以养肺，益荣丹滋血以助心，荣卫日充，心肺职治，诸疾自愈。当归（二两，去芦，酒浸焙），紫石英（火煅，醋淬七次，研细，一两），柏子仁（炒，另研）、酸枣仁（去壳）、小草、木香（不见火）、茯神（去木）、桑寄生、卷柏叶[①]（酒炙）、熟地黄（洗净，酒蒸焙干）、龙齿（各一两，另研），辰砂（半两，另研）。上为细末，炼蜜为丸，如梧桐子大，辰砂为衣，每服七十丸，食前，用麦门冬汤下。

20. 陈橘皮丸 治虚劳坚癖，腹胀羸瘦，食久不消，面色萎黄，四肢少力。陈橘皮（汤浸，去白，炒）、木香、厚朴（去粗皮，姜汁浸）、硫黄（细研）、大黄（剉，炒）、槟榔（生剉，以上各一两）。上六味捣罗为末，炼蜜为丸，如梧桐子大，每服二十丸，温酒或米饮送下。（《瑞竹堂经验方》）

21. 白术调中丸 治脾胃不和，心下坚痞，两胁胀满，脐腹疼痛，噫宿腐气，霍乱吐泻，米谷不消，久痢赤白，脓血相杂，多日羸瘦，不思饮食。神曲（四两，炒），白术（半两），人参（去芦）、白茯苓（去皮）、猪苓（去黑皮）、泽泻（各三钱），木香（二钱），官桂（一钱半，去粗皮），干姜（炮）、甘草（去皮，炙，

① 卷柏叶，别名长生草、万年松，为卷柏科植物卷柏的叶。辛，平，入肝经。生用活血，治经闭、癥瘕、跌打损伤。炒炭止血，治吐血、便血、尿血、子宫出血。

各一两）。上为细末，面糊为丸，如梧桐子大，每服五七十丸，空心，淡姜汤送下。（《瑞竹堂经验方》）

22. 神应丸　治水泻、食泻、积泻，赤白痢，休息痢，无问远年日近，并皆治之。黄连（二两，一半生用，一半熟用），炒吴茱萸（净，二两），罂粟壳（二两，去筋末十分，炒黑黄色），木香（二两，俱要用心，秤足）。上为细末，用陈仓米糊，同好米醋打糊为丸，如梧桐子大，每服五七十丸，空心，米饮汤送下。（《瑞竹堂经验方》）①

23. 长生丸　治小儿清上实下，补脾治痰。（出陈文仲方）木香（半两），槟榔（三两，不见火），枳壳（一两，去瓤，面裹煨），丁香（三线），半夏（三线，姜汤泡七次），全蝎（二十个，去毒尖），肉豆蔻（三钱），缩砂仁（三钱）。上件除肉豆蔻外，七味同为细末，次入豆蔻，再研极细末，用饮和为丸，如粟米大，小儿每服三五十丸，空心，乳汁饮汤送下，服讫，候半时方进乳食，日进三服。吐乳者胃冷，宜服此药；大便酸臭是伤食，乳食不消是脾虚，宜服此药。（《瑞竹堂经验方》）

24. 木香枳术丸　破滞气，消饮食，开胃进食。白术（二两），木香、枳实（麸炒，各一两）。上为末，荷叶裹，烧饭为丸，如桐子大。每服五十丸，温水送下，食远。（《卫生宝鉴》）

25. 木香化滞汤　治因忧气食冷湿面，结于中脘，腹皮底微痛，心下痞满，不思饮食，食之不散，常常痞气。半夏（一两，泡），草豆蔻、炙甘草（各五钱），柴胡（四钱），木香、橘皮（各

---

①《卫生宝鉴》卷四与卷十五各有一神应丸，方剂组成与主治均与本方不同。

三钱），枳实（麸炒，一钱），当归身（二钱），红花（五分）。上九味，㕮咀，每服五钱，水一盏，生姜五片。煎去渣稍热服，食远。忌生冷酒湿面。(《卫生宝鉴》)

26. **木香槟榔丸**（一方） 治一切气滞。心腹痞满、胁肋胀闷、大小便结滞不快利者，并宜服之。木香、槟榔、青皮（去白）、陈皮（去白）、枳壳（麸炒）、莪术（煨，切）、黄连（各一两），黄柏（去粗皮）、香附（炼炒）、大黄（炒，各三两），黑牵牛（生，取头床，四两）。上为末，滴水丸如豌豆大，每服三五十丸，食后生姜汤送下，加至微利为度。(《卫生宝鉴》)

27. **木香槟榔丸**（二方） 疏导三焦，宽胸膈，破痰逐饮，快气消食，通润大肠。木香、槟榔、杏仁（去皮尖，麸炒）、枳壳（麸炒）、青皮（去白，各一两），半夏曲、皂角（去皮，酥炙）、郁李仁（去皮，各二两）。上八味为末，别用皂角四两，用浆水一碗，搓揉熬膏，更入熟蜜少许，丸如桐子。每服五十丸，温淡生姜汤送下，食后。(《卫生宝鉴》)

28. **消积集香丸** 治寒饮食所伤，心腹满闷疼痛，及消散积聚、痃癖、气块久不愈，宜服。木香、陈皮、青皮、三棱（炮）、莪术（炮）、黑牵牛（炒）、白牵牛（炒）、茴香（炒，各半两），巴豆（半两，不去皮，用白米一撮同炒，米黑去米）。上为末，醋糊丸如桐子大，每服七丸至十丸，温姜汤下，无时，以利为度。忌生冷硬物。(《卫生宝鉴》)

29. **枳壳丸** 治中焦气滞，胸膈痞满，饮食迟化，四肢困倦，呕逆恶心。常服升降滞气，化宿食，祛痰逐饮，美进饮食。三棱（炮）、莪术（炮）、黑牵牛（炒，各三两），白茯苓（去皮）、白术青皮（各一两半），陈皮（去白，一两二钱），木香、枳壳（麸炒）、半夏（炮）、槟榔（各一两）。上为末，醋糊丸如桐子大。每服五十丸，温姜汤送下，食后。（《卫生宝鉴》）

30. 感应丸　治虚中积冷，气弱，有伤停积胃脘，不能传化，或因气伤冷，因饥饱食，饮酒过多，心下坚满，两胁胀痛，心痛，霍乱吐泻，大便频数，后重迟涩，久痢赤白，脓血相杂，米谷不化，愈而后发；又治中酒呕吐，痰逆恶心，喜唾头旋，胸膈痞满，四肢倦怠，不欲饮食，不拘新久积冷，并皆服之。南木香、肉豆蔻、丁香（各一两半），干姜（炮，一两），巴豆（七十个，去皮心膜，研出油），杏仁（一百四十个，汤浸去皮尖，研）。上前四味为末，外入百草霜（二两，研），与巴豆、杏仁七味同和匀。用好蜡六两，溶化成汁，以重绢滤去滓，更以好酒一升，于银石器内煮蜡数沸，倾出待酒冷，其蜡自浮于上。取蜡秤用。春夏修合，用清油一两，铫内熬令末散香熟，次下酒，煮蜡四两同化成汁，就铫内乘热拌和前项药末。秋冬修合，用清油一两半同煎，煮熟成汁，和前药末成剂，分作小铤子，油纸裹，旋丸，服之。每服三十丸，空心姜汤下。（《卫生宝鉴》）

31. 导饮丸　治风痰气涩，膈脘痞满，停饮不消，头目昏眩，手足麻痹，声重鼻塞，神困多睡，志意不清，常服去痰。三棱（炮）、莪术（炮，各三两二钱），白术、白茯苓（去皮）、青皮（去白）、陈皮（去白，各一两半），木香、槟榔、枳实（麸炒）、半夏（各一两）。上十味为末，面糊丸如桐子大，每服五十丸，温生姜汤送下，食后。渐加至百丸。忌猪肉、荞面等物。（《卫生宝鉴》）

32. 和中丸　治久病厌厌不能食，而脏腑或秘或结或溏，皆胃虚之所致也。常服和中理气，消痰去湿，厚肠胃，进饮食。白术（二两四钱），厚朴（姜制，二两），陈皮（去白，一两六钱），半夏（汤泡，一两），槟榔、枳实（各五钱），甘草（炙，四钱），木香（二钱）。上八味为末，生姜自然汁浸，蒸饼和丸如桐子大，每服三十丸，温水送下，食远服。（《卫生宝鉴》）

33. 白术散　治诸病烦渴，津液内耗，不问阴阳，皆可服之。大能止烦渴，生津液。干葛（二两），白术、人参、茯苓（去皮）、甘草（炙）、藿香、木香（各一两）。上七味为粗末，每服三钱，水一盏半，煎至一盏，去渣温服，不拘时。（《卫生宝鉴》）

34. 白术散　治消中，消谷，善饥。人参（去芦）、白术（去芦）、白茯苓、甘草（炙）、藿香叶（去土，各一两），白干葛（二两），木香（半两），北五味（去梗）、柴胡（去毛）、枳壳（去瓤，各半两）。上锉散。每服三钱，新水煎，去滓，不拘时候。（《世医得效方》）

35. 木香分气丸　善治脾胃不和，心腹胀满，胁肋膨胀，胸膈注闷，痰嗽喘息，干呕醋心，咽喉不利，饮食不化，气不宣畅，并皆治之。木香、槟榔、青皮、陈皮、姜黄、干生姜、当归、白术、延胡索、莪术（炮）、三棱（炮）、赤茯苓（去皮）、肉豆蔻（各等分）。上十三味为末，白曲糊丸如桐子大，每服三十丸，食后姜汤下，日三服。忌马齿苋、生茄子。秋冬加丁香。（《卫生宝鉴》）

36. 木香饼子　快气消食，利胸膈，化痰涎，止宿酒痰呕，吐哕恶心。木香、官桂（去皮）、姜黄、香附（炒，去毛）、香白芷、甘松（去土）、川芎、缩砂仁（以上各二两），甘草（炙，半两）。上九味为末，水和捻成饼子，每服十数饼，细嚼姜汤送下，不拘时候。《卫生宝鉴》

37. **润肠丸** 麻子仁（另研）、大黄（酒煨，各一两半），桃仁泥子、当归尾、枳实（麸炒）、白芍药、升麻（各半两），人参、生甘草、陈皮（各三钱），木香、槟榔（各二钱）。上十二味，除麻仁、桃仁外，为末，却入二仁泥子，蜜丸桐子大，每服七八十丸，温水食前送下。初六日得处暑节，暑犹未退，宜微收，实皮毛，益卫气。秋以胃气为本，以益气调荣汤[①]主之。本药中加时药，使邪气不能伤也。（《卫生宝鉴》）

38. **木香丸** 疏风顺气，调荣卫，宽胸膈，清头目，化痰涎，明视听，散积滞。槟榔、大黄（煨，各二两），陈皮（去白，焙，一两），木香、附子（炮）、人参（各一两），官桂、川芎、羌活、独活、三棱（炮，各半两），肉豆蔻（六个，去皮）。上十二味为细末，每料末二两，入牵牛净末一两，蜜丸桐子大，每服十丸至十五丸，临卧生姜橘皮汤下。此药治疗极多，不可具述。（《卫生宝鉴》）

39. **木香丸** 治妊娠饮食过度。木香（不见火）、三棱（炮）、人参、白茯苓（去皮，等分）。上为末，面糊丸，绿豆大。每服三十丸，熟水下，不拘时候。（《世医得效方》）

---

① 益气调荣汤，方在《卫生宝鉴》卷八，组成如下：人参（三分），当归（二分），陈皮（二分，去白），熟地黄（二分），白芍（四分），升麻（二分），黄芪（五分），半夏（泡，三分），白术（二分），甘草（炙，二分），柴胡（二分），麦门冬（三分，去心）。

40. 易简白术汤　治小儿泄泻，胃热烦渴，不问阴阳，并宜服之。人参、白术、木香、茯苓、甘草、黄芪（各一两），干葛（二两）。上㕮咀，每服二钱，水一盏，煎至半盏，量大小与服，仍用香连丸间之，渴欲饮水者，时时煎服，服意饮之，弥多弥佳。（《医垒元戎》）

41. 五物木香汤　治疮烦疼。青木香（二两），丁香（一两），薰陆香[①]、白矾（各一两），麝香。上剉，每服四钱，水一盏半，煎至一盏，温服。热盛者加犀角一两，无则以升麻代之；轻者去矾，大效。（《医垒元戎》）

42. 玄胡丸　延胡索、当归、青皮、陈皮、三棱、莪术、木香、干姜（另为细末，各半两），雄黄（三钱，研粉，入姜末同研）。上醋糊丸桐子大，每服三二十丸，白汤下，解利[②]内外伤。诗曰：玄归三广木，青陈姜与黄，醋糊丸桐大，偏宜内外伤。（《医垒元戎》）

43. 快活丸　治痃痞，呕吐不愈，腹胀，大便不通。秘者，阴胜燥也。吴茱萸（洗炒）、木香（各一两），良姜、干姜（炮）、枳实（麸炒）、陈皮（各三两）。上酒煮神曲末作糊丸，桐子大，姜汤下十五丸至二十丸，无时，陈皮汤亦得。（《医垒元戎》）

44. 木香五灵脂丸　治胸胁痞闷、气不顺、心腹疼痛、酒食所伤等证。木香（二钱），丁香（二钱），肉豆蔻（半两），三棱、青皮、陈皮（各半两），牵牛（半两），五灵脂（五钱），巴豆（四个，去皮、油）。上为细末，醋糊丸绿豆大，每服十五丸至二十

---

① 薰陆香，即乳香。沈括云：乳香即薰陆，如乳头者为乳香，塌地者为塌香。
② 解利，指肌肉之间气行流利通畅。《灵枢·本脏》："卫气和则分肉解利。"

丸，温水下。(《医垒元戎》)

45. **益脾丸** 一名三花丸。饮酒不醉，当在不醉丸[1]下。小豆花（一两），绿豆花（五钱），葛花（二两），木香（二钱半）。一法加红花二钱半。上为细末，蜜丸桐子大，每服十丸，煎红花汤下，夜饮津液下三五七丸，则不醉。(《医垒元戎》)

46. **猪肚丸** 治骨蒸唇红，频赤气粗，口干，身壮热，多虚寒，大便秘，小便赤，食减少。鳖甲（醋炙）、柴胡、木香、青蒿、黄连、生地黄（各一两），青皮（半两）。上为细末，嫩大猪肚一枚，入药在内，系定，蒸软药肚，仍碾匀，可丸如绿豆大，每服三十丸，米饮下，食前，日三服。忌热物湿面。(《医垒元戎》)

47. **调胃白术泽泻散** 治痰病化为水气，传为水鼓，不能食。白术、泽泻、芍药、陈皮、茯苓、生姜、木香、槟榔（各等分）。上为末。一法加白术、芍药各半，治脐腹上肿如神。心下痞者，加枳实；下盛者，加牵牛。(《医垒元戎》)

48. **紫菀散** 木香、人参、白术、铁脚紫菀、川芎（各二两）。上粗末，生姜乌梅煎，次日又一服。夫水气者，胃土不能制肾水，逆而上行，传入于肝，故令人肿。治者惟知泄水，而不知益胃，故多下之，强令水出，不依天度流转，故胃愈虚，食不滋味，则发而不能治也。莫若行其所无事则为上计，不可不知。(《医垒元戎》)

---

① 不醉丸，《医垒元戎》卷七有不醉丹，组成有白葛花、天门冬、白茯苓、牡丹蕊、小豆花、砂仁、葛根、官桂、甘草、海盐、木香、泽泻、人参、陈皮、枸杞。

49. 槟榔散　治痈疽疮疖脓溃之后，外触风寒，肿焮结硬，脓水清稀，出而不绝，肉湊空虚，恶汁臭败，疮边干及好肌不生及疗痈瘘恶疮，连滞不差，下疰臁疮[1]，浸渍不敛。黄连、木香、槟榔（上各等分），为细末，贴药。（《医垒元戎》）

50. 易简三生饮　治卒中昏不知人事，口眼歪斜，半身不遂咽喉作声，痰气上壅。无问外感风寒，内伤喜怒，或六脉沉伏，或指下浮盛，并宜服之。兼治痰厥、饮厥，及气虚眩晕，悉有神效。但口开手散，眼合遗尿，声如鼾鼻者，并难治疗。南星（一两），川乌、生附（各半两），木香（一分）。上㕮咀，每服半两，水二盏，姜十片，煎至六分，去渣温服。或口禁不省人事者，用细辛、皂角各少许，为细末，以芦管吹入鼻中，候喷嚏，其人少苏，然后进药。痰涎壅盛者，每服加全蝎四枚，仍用养正丹镇坠之。一法：气盛人止用南星半两，木香一钱，加生姜七片煎，名星香散。一法：气虚人用生附子，并木香，如前数煎，名附香饮。亦有天雄代附子者，并治卒中始作，无不克效。因气中，以净汤化苏合香丸，乘热灌服，仍用前药汁，浓磨沉香一呷许，再煎一沸，服之。候服前药已定，审其的然是风，方用醒风汤、小续命汤之类。中寒则用附子理中汤、姜附汤类。中湿则白术酒、术附汤之类皆可用。中暑不录于此。痰饮厥逆、气虚眩晕，止守本方。（《医垒元戎》）

51. 木香定痛丸　治远年近日患腰脚疼痛，不能起坐，气血

---

① 臁疮，又名烂腿、裙边疮。多由湿热下注，瘀血凝滞经络所致。局部常有破损或湿疹等病史。本病生于小腿胫骨部位，初起红肿痒痛，甚则腐烂，皮肉灰暗，久不收口，严重者可累及骨质。治宜清热利湿，和营解毒。

凝滞，走注疼痛，一切腰痛。木香（半两），青皮（二钱），陈皮、茴香、肉桂（去皮）、川芎（各一钱半），大黄（一两），黑牵牛（一两），甘遂、没药（各二钱），白芥子（炒，钱半），当归（三钱半）。上细末，酒糊丸桐子大，每服十五丸、二十丸，食前，临卧温汤下。(《医垒元戎》)

52. **三棱丸** 治男子、妇人癥瘕，痃癖，积聚成块不散，坚满，胸膈痞闷，饮食不下，两胁时痛，一切腹胀积聚等证，并皆治之。人参（三钱），木香、槟榔（各三钱半），白术（一两），三棱（一两半），莪术（六钱半）。上细末，生姜汁糊丸，桐子大，临卧生姜汤下三四十丸。一法为散，每日空心沸汤调服三钱，早晚各一服。(《医垒元戎》)

53. **松花散** 治聤耳[①]脓水不绝。白矾（半两，枯），麻勃、木香、松脂、花胭脂（各二钱半）。上为末，先用绵净拭脓尽后，以药满耳填，取效。(《卫生宝鉴》)

54. **人参理肺散** 治喘嗽不止。麻黄（去节，炒黄）、木香、当归（各一两），人参（去芦，二两），杏仁（二两，麸炒），御米壳（去顶，炒，三两）。上六味为末，每服四钱，水一盏半，煎至一盏，去渣，温服，食后。(《卫生宝鉴》)

55. **紫团参丸** 治肺气虚，咳嗽喘急，胸膈痞痛，短气噎闷，下焦不利，脚膝微肿。蛤蚧（一对，酥炙），人参（二钱半），

---

① 聤耳，原书按：夫耳者，宗脉之所聚，肾气之所通，足少阴之经也，若劳伤气血，热气乘虚入于其经，邪随血气看，至耳热气聚，则生脓汁，谓之聤耳也。

白牵牛（炒）、木香、甜葶苈（炒）、苦葶苈[1]（各半两），槟榔（一钱）。上为末，用枣肉为丸如桐子大，每服四十丸，煎人参汤送下，食后。（《卫生宝鉴》）

56. **大利膈丸** 治风热痰实，咳嗽喘满，风气上攻。牵牛（四两，生用），半夏、皂角（酥炙）、青皮（各二两），槐角（一两，炒），木香（半两）。上六味为末，生姜汁糊和丸桐子大，每服五十丸，食后生姜汤送下。（《卫生宝鉴》）

57. **涤痰丸** 治三焦气涩，下痰饮，消食，利胸膈满，咳唾稠黏，面赤体倦，常服化痰宽膈。木香（二钱），槟榔、京三棱（各半两），陈皮、青皮、枳壳（各三钱），半夏（制，半两），大黄（各一两），黑牵牛（二两，炒）。上为细末，面糊丸桐子大，每服三十丸，食远，姜汤下。（《卫生宝鉴》）

58. **木香半夏丸** 治痰涎上壅，心胸不利，常服消痰饮，宽胸膈。木香（七钱半），人参、白附子、姜屑、陈皮、草豆蔻、白茯苓（各五钱），半夏（一两）。上为细末，糊丸桐子大，每服三五十丸，姜汤下。（《卫生宝鉴》）

59. **木香散** 治多时不敛一切恶疮。此药能生肌肉，止痛。木香、南黄连、槟榔（各半两），白芷（三钱）。上为末，每日一遍干贴。又方，加地骨皮为末，先口噙温浆水洗疮口上，揾[2]干贴

---

① 苦葶苈，即北葶苈，为十字花科植物独行菜或北美独行菜的干燥种子。甜葶苈子为十字花科植物播娘蒿的干燥种子，均为野生。《汤液本草》云："葶苈苦、甜二味，主治同，仲景用苦，余方或有用甜者，或有不言甜苦者。大抵苦则下泄，甜则少缓，量病虚实用之，不可不审。本草虽云治同，甜、苦之味安得不异。"

② 揾，音 wèn，意为拭、擦。

药，及治下疳疮[①]神效。(《卫生宝鉴》)

60. **木香散** 治脏寒冷极，及久冷伤败，口疮下泄，米谷不化，饮食无味，肌肉瘦瘁，心多嗔恚。妇人产后虚冷下泄，及一切水泻冷痢。木香、补骨脂（各一两），良姜、砂仁、厚朴（姜制，各三分），赤芍药、陈皮、肉桂、白术（各半两），胡椒、茱萸（各一分），肉豆蔻（四个），槟榔（一个）。上为末。每服三大钱，用不经水猪肝四两，批薄，重重掺药，浆水一碗，入醋、茶脚少许，入甑盖覆煮熟，入盐、葱白三个，生姜弹子大，同煮欲尽。空心作一服，冷食之。初微溏不妨，此是逐下冷气，少时自住。经年冷痢滑泄，只是一服。渴则饮粥汤。忌冷、油腻。如不能食冷，则浆水暖食之。若只用浆水煮猪肝，为丸如梧子大，每服五十丸，用粥饮下，亦效。(《世医得效方》)

61. **木香散** 治脾胃俱虚泄泻。肉豆蔻（面裹纸煨）、补骨脂（炒）、白术、白茯苓（各半两），木香、甘草（炙，各五钱）。上锉散。每服三钱，生姜三片，红枣二枚煎，食前温服。(《世医得效方》)

62. **木香散** 治脾胃虚弱，内挟风冷，泄泻注下，水谷不化，脐下疞痛，腹中雷鸣。及积寒久痢，肠滑不禁。藿香叶（洗，焙，四两），赤石脂、附子（去皮脐，醋煮，切焙，各一两），肉豆蔻仁、木香、甘草（炙，各二两），诃子皮（一两半）。上锉散。每服二钱，生姜三片，枣子二枚煎，空心服。(《世医得效方》)

---

① 下疳疮，又名妒精疮、疳疮、下疳。指梅毒发于阴茎、龟头、包皮、女子大、小阴唇、阴道等处。初起豆粒大硬结，不痛亦不破溃，为硬性下疳；初起小疮，渐即破溃，为软性下疳。

63. **木香散** 住腹痛痢。南木香（五钱），地榆（一两），黄连（七钱），青皮（去瓤）、赤芍药、枳壳（煨，去瓤）、乳香、甘草（各五钱）。上为末，每服二钱，熟汤调服。（《世医得效方》）

64. **木香散** 治脾气，血气，血蛊，气蛊，水蛊，石蛊。木香、沉香、乳香（炮）、甘草（炙，各一分），川芎、胡椒、陈皮、人参、晋矾（各半两），肉桂、干姜（炮）、缩砂仁（各一两），茴香（炒，两半），天茄[①]（五两，赤小者，干称）。上洗焙，为末。每服二钱，空心陈米饮调下。忌羊油。（《世医得效方》）

65. **黄连散** 敛多年不效疮。木香、槟榔、黄连（各等分）。上为末，先洗疮净，干贴，水出勿怪。未效，隔三日，再用贴之。（《卫生宝鉴》）

66. **人参利膈丸** 治胸中不利，痰嗽喘满，利脾胃壅滞，调大便秘利，推陈致新，消饮进食。藿香（一钱半），当归（三钱），木香、槟榔（各二钱半），人参（三钱），甘草（炙，五钱），厚朴（姜制，二两），枳实（五钱），大黄（酒浸焙，一两）。上为末，滴水丸如桐子大，每服三十丸，食后温汤送下。此治膈气之圣药也。一方，汤浸蒸饼丸亦可。（《卫生宝鉴》）

67. **木香硇砂煎丸** 治妇人消痃癖积聚，血块刺痛，脾胃虚寒，宿食不消，久不瘥者。木香、硇砂、官桂、附子（炮）、干漆（炒，去烟）、猪牙皂角、细辛、乳香（研）、京三棱（炮）、莪术（炮）、大黄（炒，令为末）、没药（研）、干姜（炮）、青皮（各一两），巴豆霜（半两）。上除研药外，同为末。以好醋一升，化开硇

① 天茄，为旋花科月光花属植物丁香茄的种子。具有泻下，解蛇毒之功效。主治大便秘结，毒蛇咬伤。

砂，去渣，纳银石器中，慢火熬，次下巴豆霜、大黄末，熬成膏，将前药末膏内和丸如桐子大，每服三五十丸，食后，温酒送下。(《卫生宝鉴》)

68. 玄胡丸　解化伤滞，内消饮食。治吐利癥瘕气结，虫烦不安，心腹胀痛，顺三焦，和脾胃。木香、当归、玄胡索、青皮（去白）、雄黄（飞，另研）、莪术（炮）、槟榔（各四两），京三棱（炮。六两）。上八味为末，入雄黄匀糊，丸如桐子大，每服三十丸，生姜汤下，不拘时。(《卫生宝鉴》)

69. 破积导饮丸　治有积块坚硬，饮食不消，心下痞闷。槟榔、陈皮（去白）、广木香、青皮（去白）、枳壳（麸炒）、枳实（麸炒）、莪术（炮）、半夏（泡七次）、京三棱（炮）、神曲（炒）、麦蘖（炒）、干生姜、茯苓（去皮）、甘草（炙）、泽泻（各五钱），牵牛（头末二钱，一方六钱），巴豆（去心膜，三个，取霜）。上为末，入巴豆匀，生姜汁打糊，丸梧桐子大，每服三十丸，温姜汤下，食前。(《卫生宝鉴》)

70. 木香三棱汤　和脾胃，进饮食，消化生冷物。治心腹刺痛，霍乱吐利，胸膈胀闷。木香、神曲（炒，各一两），京三棱（炮）、甘草（炙，各二两），陈皮（去白）、益智仁（各四两），莪术（六两）。上为末，每服二钱，入盐一捻，沸汤点服，空心食前。(《卫生宝鉴》)

71. 磨积三棱丸　治远年近日诸般积聚，癖痃气块，或气积酒积诸般所伤，无问男子妇人老幼，并宜服之，常服进饮食。木香、麦蘖、京三棱（炮）、莪术、枳壳（麸炒）、石三棱（去皮）、杏仁（麸炒，各半两），干漆（炒烟尽，三钱），鸡爪三棱（半两），葛根（三钱），官桂（二钱半），黑牵牛（半两，半生半熟），丁香、槟榔、香附子、青皮（去白，各二钱），缩砂仁（三钱），白牵牛（半两，半生半熟），陈皮（去白，三钱）。上为末，醋糊丸如桐子大，每服二十丸，生姜汤下，食后。日二服，病大者四十日消，温水送下亦得。（《卫生宝鉴》）

72. **荆蓬煎丸**　破痰癖，消癥块，及冷热积聚，胃膈痃闷，通利三焦，升降阴阳，顺一切气，消化宿食。木香、青皮（去白）、川茴香（微炒）、枳壳（麸炒）、槟榔（各一两），京三棱（二两，酒浸，冬三日，夏一日），莪术（二两，醋浸，冬三日，夏一日，同三棱以去皮巴豆二十个，银器内同炒，令干黄色为度，去巴豆不用）。上七味修事毕，为末，水糊丸如豌豆大，每服三十丸，温生姜汤送下，食后。（《卫生宝鉴》）

73. **流气丸**　治五积六聚，癥瘕块癖留饮。以上之疾，皆系寒气客搏于肠胃之间，久而停留，变成诸疾。此药能消导滞气，通和阴阳，消旧饮。虽年高气弱，亦宜服之。木香、川茴香（焙）、红橘皮（去白）、菖蒲、青皮（去白）、萝卜子（炒）、莪术（炮）、槟榔、补骨脂（炒）、神曲（炒）、枳壳（麸炒，去穰）、荜澄茄、缩砂、麦蘖曲（各一两，炒），牵牛（炒，一两半）。上为末，水糊丸如桐子大，每服五七丸，细嚼白豆蔻仁一枚，白汤送下，食后。（《卫生宝鉴》）

74. **续随子丸**　治通身肿满，喘闷不快。人参、木香、汉防己、赤茯苓（面蒸）、大槟榔、海金沙（另研，各五钱），续随子[①]

① 续随子，又称千金子，为大戟科大戟属植物续随子的种子。辛，温，有毒。归肝、肾、大肠经。逐水退肿，破血消癥，解毒杀虫。主治水肿，腹水，二便不利，癥瘕，经闭，疥癣癞疮，痈肿，毒蛇咬伤及疣赘。

（一两），葶苈（四两，炒）。上为末，枣肉丸如桐子大，每服二十丸至三十丸，煎桑白皮汤送下，食前。（《卫生宝鉴》）

75. 圣灵丹　治脾肺有湿，喘满肿盛，小便赤涩。人参（去芦）、木香、汉防己、茯苓（寒食面煨）、槟榔、木通（各二钱，炒）、苦葶苈（半两，炒）。上七味为末，枣肉和丸桐子大，每服三十丸，煎桑白皮汤送下，食前。（《卫生宝鉴》）

76. 赤茯苓丸　治脾湿太过，四肢肿满，腹胀喘逆，气不宣通，小便赤涩。木香（半两），赤茯苓（二两，一方一两），防己（二两），苦葶苈（四两，炒）。上为末，枣肉丸如桐子大，每服三十丸，煎桑白皮汤送下，食前。（《卫生宝鉴》）

77. 葶苈木香丸　治水气通身虚肿。人参、汉防己（各一两），苦葶苈（炒，四两），木香、槟榔、木通、白茯苓（去皮，面裹煨，各一两）。上为末，枣肉和丸如桐子大，每服三十丸，温水送下，食前。（《卫生宝鉴》）

78. 木香通气丸　导滞宽膈，塌肿进食。南木香、茴香（各一两，炒），槟榔（二两），海金沙、补骨脂（炒）、陈皮（去白，各四两），牵牛（半斤，半生半熟）。上为末，清醋为丸，如桐子大，每服三十丸，熟水送下，食后。（《卫生宝鉴》）

79. 神秘汤　治病患不得卧，卧则喘，水气逆行，上乘于肺，肺得水而浮，使气不通流，脉沉大。白茯苓（去皮）、木香（各半两），桑白皮、紫苏叶、橘皮（炒）、人参（各七钱）。上㕮咀，水三升，入生姜七钱，煎至一升半，去渣，分作五服，食后。（《卫生宝鉴》）

80. 消痞丸　治积湿热毒，甚者身体面目黄肿，心胁腹满，呕吐不能饮食，痿弱难以运动，咽嗌不利，肢体焦，眩悸膈热，坐卧不宁，心火有余而妄行，上为咳血、衄血。下为大小便血、肠风、痔漏，三焦壅滞泌塞，热中消渴，传化失常，小儿疳积热。木香、官桂（各一分），青黛、牵牛、黄连、黄芩（各一两），大黄、黄柏、葛根、栀子、薄荷、藿香、茴香（炒）、厚朴（各半两）。上为末，滴水丸如桐子大，每服二十丸，温水送下，食前。（《卫生宝鉴》）

81. 无碍丸　治脾病横流，四肢肿满。木香（半两），莪术（炮）、京三棱（炮）、槟榔（生）、郁李仁（汤泡去皮，各一两），大腹皮（二两）。上六味为末，炒麦蘖杵为粉，煮糊丸如桐子大，每服二十丸，生姜汤送下，无时。（《卫生宝鉴》）

82. 导滞通经汤　治脾湿有余，及气不宣通，面目手足浮肿。木香、白术、桑白皮、陈皮（各五钱），茯苓（去皮，一两）。上㕮咀，每服五钱，水二盏，煎至一盏，去渣，温服，空心食前。《内经》曰：湿淫所胜，平以甚热，以苦燥之，以淡泄之。陈皮苦温，理肺气，去气滞，故以为主。桑白皮甘寒，去肺中水气水肿胪胀，利水道，故以为佐。木香苦辛温，除肺中滞气。白术苦甘温，能除湿和中，以苦燥之。白茯苓甘平，能止渴、除湿利，利小便，以淡泄之，故以为使也。（《卫生宝鉴》）

83. 加减平胃散　经云：四时皆以胃气为本。久下血则脾胃虚损，而血不流于四肢，却入于胃中而为血痢，宜服此滋养脾胃。木香、槟榔（各三钱），白术、厚朴（制）、陈皮（各一两），甘草（七钱），人参、黄连、白茯苓、阿胶（炒）、桃仁（各半两）。上十一味为末，每服五钱，水二盏，生姜三片，枣子一个，煎至一盏，去渣，温服无时。加减法：血多加桃仁；气不下后重，加槟榔、木香；脓多加阿胶；腹痛加官桂、芍药、甘草；湿多加白术；脉洪大加大黄；热泄加黄连；小便涩加茯苓、泽泻。(《卫生宝鉴》)

84. 枳壳丸　治产后大小便涩滞。木香（三钱），枳壳（麸炒）、麻仁（炒黄）、大黄（各一两）。上为末，炼蜜丸如桐子大，每服三十丸，温水送下，食后，如饭食不化，亦宜服之。(《卫生宝鉴》)

85. 木香通气散　治寒气结瘕，腹大坚满，痛不可忍。木香、戎盐[①]（炒）、京三棱（炮，各半两），厚朴（一两，姜制），枳实（麸炒）、甘草（炙，各三钱），干姜（炮）、莪术（炮，各二钱）。上八味为末，每服三钱，淡生姜汤调下，食前。(《卫生宝鉴》)

86. 木香顺气汤　治劳役饮食失节，忧思气结，病心腹胀满，旦食则呕，暮不能食，两胁刺痛。苍术、吴茱萸（汤洗，各五分），木香、厚朴（姜制）、陈皮、姜屑（各三分），当归、益智仁、白茯苓（去皮）、泽泻、柴胡、青皮、半夏（汤泡）、升麻、草豆蔻（面裹煨，各二分）。上十五味，㕮咀，作一服，水二盏，煎至一盏，去渣，稍热服，食前。忌生冷硬物及怒气，数日良愈。论曰：《内经》云：留者行之，结者散之。以柴胡、升麻、苦平，行少阳阳明二经，发散清气，营运阳分，故以为君。生姜、半夏、豆蔻、益智辛甘大温，消散大寒，故以为臣。厚朴、木香、苍术、青皮辛苦大温，通顺滞气；当归、陈皮、人参辛甘温，调和荣卫，

① 戎盐，即青盐。

滋养中气；浊气不降，以苦泄之，吴茱萸，苦热泄之者也；气之薄者，阳中之阴，茯苓甘平，泽泻咸平，气薄，引导浊阴之气，自上而下，故以为佐使也。气味相合，散之泄之，上之下之，使清浊之气，各安其位也。(《卫生宝鉴》)

87. **广术溃坚丸** 治小儿癖积，腹胁满，发热，咳嗽喘促，不思饮食。木香、青皮、陈皮、广茂、乌梅、京三棱（各一两），川椒、巴豆（去心膜，各半两）。上八味为末，糊丸如麻子大，每服五七丸，温米汤饮送下，食远，量小儿大小为丸，加减服。(《卫生宝鉴》)

88. **紫苏子汤** 治忧思过度，致伤脾胃，心腹胀满，喘促烦闷，肠鸣气走，辘辘有声，大小便不利，脉虚紧而涩。苏子（一两），大腹皮、草果、半夏、厚朴、木香、陈皮、木通、白术、枳实、人参、甘草。上水煎，生姜三片，枣一枚。(《丹溪心法》)

89. **归脾汤** 治思虑过度，劳伤心脾，健忘怔忡。白术、茯神、黄芪、圆眼肉、酸枣仁（炒，各一两），人参、木香（各半两），甘草（炙，二钱半）。上每服四钱，姜三片，枣一枚，水煎服。(《丹溪心法》)

90. **香橘饮** 治气虚眩晕。木香、白术、半夏曲、橘皮、茯苓、砂仁（各半两），丁香、甘草（炙，二钱半）。上锉散，水二盏，生姜五片，煎服。加当归、川芎、官桂，治血虚眩晕。(《丹溪心法》)

91. **人参前胡汤** 治风痰头晕目眩。半夏曲、木香、枳壳（炒）、紫苏、赤茯苓、南星（炮）、甘草（炙，各五钱），人参（三钱），前胡（五钱），橘红（五钱）。上锉散，每服五钱，生姜

五片，水煎服。(《丹溪心法》)

92. 流气饮子 治男妇五脏不和，三焦气壅，心胸闷痞，咽塞不通，腹胁膨胀，脚气肿痛，肩背走注疼痛，呕吐不食，气喘，咳嗽痰盛，面目浮肿及四肢，大便秘涩，小便不通。木香（二钱半），槟榔、青皮、半夏、茯苓、枳壳、桔梗、当归、芍药、防风、川芎、紫苏、枳实、黄芪、乌药、腹皮、甘草（炙）、陈皮（各七钱半）。上锉，每服五钱，水煎，姜三片，枣一枚。(《丹溪心法》)

93. 复元通气散 治气不宣流，或成疮疖，并闪挫腰痛，诸气滞闭，耳聋耳疼，止痛活血。茴香、穿山甲（蛤粉炒，各二两），白牵牛（炒）、延胡索、甘草（炒）、陈皮（各一两），木香（一两半）。上为末。每服一钱，热酒调服。(《丹溪心法》)

94. 内疏黄连汤 治疮皮色肿硬，发热而呕，大便闭，脉洪实者。黄连、芍药、当归、槟榔、木香、黄芩、栀子、薄荷、桔梗、甘草（各一两），连翘（二两），大黄（二两半）。上㕮咀，每服一两，入姜煎。(《丹溪心法》)

95. 钩藤散 治小儿夜啼。钩藤、茯苓、茯神、川芎、当归、木香（各一钱），甘草（炙，五分）。上为末，每服一钱，姜枣略煎服。又灯草烧灰涂敷乳上与之。(《丹溪心法》)

96. 分利顺元散 治虚怯人患疟，未可进常山等药者。川乌（一两），附子（一两或二两），南星（二两），木香（别锉，五钱，旋入）。上除木香不见火，三味各一半去皮生用，即三生饮；一半炮熟，即顺元散。和合切片，每服四钱，生姜十片，枣七枚，水一盏，煎至七分。当发前一日及当发之日，早晨连进二三服，

以化去痰。谚云：无痰不成疟。又半生半熟，乃能分解阴阳也。(《世医得效方》)

98. 木香流气饮　调顺荣卫，通流血脉，快利三焦，安和五脏。治诸气痞滞不通，胸膈膨胀，口苦咽干，呕吐少食，肩背走注刺痛。及喘急痰嗽，面目虚浮，四肢肿满，大便秘结，水道赤涩。又治忧思太过，怔忪郁积，脚气风湿，聚结肿痛，喘满胀急不宁。陈皮（去白，一斤），青皮（去白）、紫苏（去皮梗）、甘草（炙）、厚朴（去粗皮，姜汁制）、香附（炒，去毛，各半斤），木通（去节，四两），大腹皮、丁皮、槟榔、肉桂（去粗皮，不见火）、藿香叶、蓬莪术（煨切）、草果仁、木香（不见火，各三两），麦门冬（去心）、人参（去芦）、白术（去芦）、干木瓜、石菖蒲（刮去毛）、赤茯苓（去黑皮）、川白芷（各二两），半夏（一两，汤洗七次，焙干）。上剉散。每服四钱，水一盏半，生姜三片，红枣二枚，煎至七分，去滓热服。如伤寒头痛，才觉得疾，入连根葱白三寸，煎服，升降阴阳，汗出立愈。如脏腑自利，入粳米煎。妇人血气癥瘕，入艾、醋煎，不拘时候。(《世医得效方》)

99. 赚气散　治心胸痞闷，腹胁虚胀，饮食减少，气不宣通。及伤寒两胁刺痛攻心。荆三棱、蓬莪术（煨熟，各五两），白术（三两），木香（半两），枳壳（去白，麸炒，一两）。上锉散。每服二钱，水一盏，生姜三片，煎至六分，食前温服。用沙糖少许压下。(《世医得效方》)

100. 独香汤　治中气闭目不语，四肢不收，昏沉等证。南木香（不以多少）。上为末，冬瓜子汤煎汤调下。痰盛，加南星为

散，生姜煎。(《世医得效方》)

101. 生料木香匀气散　治寒疝作痛，和气。丁香、檀香、木香（各一两），甘草（炙，四两），缩砂仁（去壳，二两），白豆蔻仁、沉香（各一两），藿香（去土，四两）。上锉散。每服二钱，水一盏半，生姜三片，紫苏叶五片，食盐少许煎，热服，不拘时候。或为末，炒茴香、盐、酒调可。(《世医得效方》)

102. 硇砂丸　治诸疝作痛，大效。木香、沉香、巴豆肉（全者，各一两），青皮（不去皮，二两），铜青[①]（半两，研），硇砂（二钱半，制如前，研）。上以二香、青皮三味细锉，同巴豆慢火炒令紫色为度，去巴为末，入青、砂二味研匀，蒸饼和丸，如梧子大。每服七丸至十丸，盐汤吞下，空心日进二三服。(《世医得效方》)

103. 青木香丸　治膀胱疝气肿痛，及胸膈噎塞，气滞不行，肠中水声，呕哕痰逆，不思饮食。常服宽中利膈。黑牵牛（六两，炒香，捣末，三两），补骨脂（炒香）、荜澄茄、槟榔（酸粟米饭裹，以湿纸包，火中煨纸焦，去饭，各二两），青木香（一两）。上为末，入牵牛末令匀，以清水拌和为丸，如梧子大。每服五十丸，温熟水吞下。又法用二百粒，斑蝥七个去头足翅，为末，同于文武火上慢炒，令丸子微香，以瓷碟盖铫上，顿在冷处，少顷，去斑蝥末，取丸子，每服五十丸，茴香酒下。(《世医得效方》)

104. 玄附汤　治七疝，心腹冷痛，肠鸣气走，身寒自汗，

---

① 铜青，铜绿之别名。为铜器表面经二氧化碳或醋酸作用后生成的绿色锈衣。酸、涩，平，有大毒。退翳，去腐，杀虫。外用治目翳，烂弦风眼，痈疽肿毒，喉痹，牙疳，臁疮，顽癣。研末撒或调敷。不可内服。

大腑滑泄。延胡索（炒，去皮）、附子（炒，去皮脐，各一两），木香（不见火，半两）。上锉散。每服四钱，水一盏，姜七分，煎七分，不拘时温服。(《世医得效方》)

105. **宽膈丸** 治气不升降，胸膈结痞。木香、京三棱、青皮（各半两），半夏（三两，汤洗七次），大腹子（一分）。上为末，姜汁糊为丸，如梧子大。食后米汤下二三十丸。(《世医得效方》)

106. **神效散** 治远年近日，一切脾疼，遇食冷物，或天气寒，阴冷便作，胸间一点痛起，或引人背膂，痛不可忍。服之即绝根。南木香、青皮、陈皮、麦蘖（炒）、大枳壳（炮）、京三棱、蓬莪术、神曲（炒）、甘草（炙，各二钱半），北白芍药、川白芷、肉桂（去皮）、玄胡索、破故纸（各二钱半），荜澄茄、丁香（各一钱）。上锉散。每服三钱，水一盏半，生姜三片，枣子一枚，煎至七分，空心服。临睡加盐一捻，再煎两沸。忌面食、豆腐、一切生冷。(《世医得效方》)

106. **人参散** 治吐逆及泻后除烦渴。常服调中和气。白茯苓、人参（各半两），白干葛（一两），藿香、木香、甘草（各钱半），嫩黄芪（去芦，一钱半）。上锉散。每服三钱，水一盏半，煎七分，去滓温服。泻后渴甚者，每服加滑石末二钱同煎。(《世医得效方》)

107. **水煮木香丸** 治纯下白痢，及淡红、黑痢。罂粟壳（二两，去蒂萼瓤），诃子肉（六钱），干姜（四两），木香、青皮、陈皮、甘草（各三钱），当归、白芍药（各半两）。上为末，炼蜜丸如弹子大。每服一丸，熟水空心服。(《世医得效方》)

108. **加减木香煮散** 治一切痢，神妙。木香、甘草、当归、肉豆蔻、人参、官桂、芍药、诃子、乌梅（去核）、阿胶（蚌粉炒)、白茯苓(各五钱),罂粟壳(一两半,去蒂萼瓤,切,蜜炒)。上锉散。每服四钱,水一盏半,生姜三片,红枣二枚同煎,去滓,空腹服。(《世医得效方》)

109. 枳壳丸 治肠胃气壅风盛,大便秘实。皂角(去皮弦子,炙)、枳壳(炒)、大黄、羌活、木香、橘红、桑白皮、香白芷(各等分)。上为末,炼蜜丸,如梧桐子大。每服七十丸,空心米饮下。(《世医得效方》)

110. 木香逐气丸 治食积气滞,通利大便,兼治脚气、小肠气、诸气攻刺腹痛。橘红、青皮(去白)、槟榔(鸡心者,各半两),南木香(二钱半),川巴豆肉(一钱半,研如泥,渐入药夹研)。上为末,生姜自然汁调神曲末为糊丸,如麻子大。每服十丸,姜汤下。如气攻腹痛,枳壳、木瓜煎汤下。(《世医得效方》)

111. 平肝饮子 治喜怒不节,肝气不平。邪乘脾胃,心胀满,连两胁妨闷,头晕呕逆,脉来浮弦。防风(去芦)、桂枝(不见火)、枳壳(去瓤,炒)、赤芍药、桔梗(去芦,炒,各一两),木香(不见火)、人参、槟榔、当归(去芦,酒浸)、川芎、橘红、甘草(炙,各半两)。上锉散。每服四钱,水一盏,姜五片,煎七分,不拘时温服。(《世医得效方》)

112. 小槟榔丸 治脾虚腹胀,不进饮食,快气宽中。萝卜子(炒)、槟榔(煨)、黑牵牛(炒)、木香(各半两)。上末,煮面糊丸,梧桐子大。每服三十丸,姜汤食前下。(《世医得效方》)

113. 小槟榔丸 治疝气小腹痛引腰脊,变曲身不能直。芫花(醋浸,炒)、木香、槟榔、三棱(炒,各半两),茯苓、青皮(去白)、全蝎、肉桂、附子(炮)、硇砂(各一分)。上为末,将

硇砂浸洗去土，顿在汤瓶上，候成膏子，和糖醋打面糊丸，如绿豆大，每服三十丸，空心温酒送下。未效再服。(《世医得效方》)

114. 大固阳汤　治脱阳证。或因大吐、大泻之后，四肢逆冷，元气不接，不醒人事。或伤寒新瘥，误行房，小腹紧痛，外肾搐缩，面黑气喘，冷汗自出，亦是脱阳证，须臾不救。附子（一两重，炮，切作八片），白术、干姜（各半两），木香（一分）。上锉散。用水二碗，煎至八分，去滓，放冷灌服，须臾又进一服。合滓并。(《世医得效方》)

115. 四柱散　治丈夫元脏气虚，真阳耗散，两耳常鸣，脐腹冷痛，头眩且晕，四肢倦怠，小便滑数，泄泻不止。凡脏气虚弱者，悉宜服之。木香（湿纸裹，煨）、茯苓、附子（炮，去皮脐）、人参（各一两）。上锉散。生姜二片，枣子一枚，盐少许煎，空心食前服。(《世医得效方》)

116. 加味四柱散　治脏腑虚怯，本气衰弱，脾胃不快，不进饮食，时加泄利，昼夜不息。人参（去芦）、白茯苓（去皮）、附子（炮，去皮脐，各一两），木香（湿纸包，煨过）、诃子（湿纸包，炮，取皮用，各半两）。上锉散。每服二钱，姜二片，枣一枚，煎至六分服。(《世医得效方》)

117. 惊气丸　治惊忧积气，心受风邪，发则牙关紧急，涎潮昏塞，醒则精神若痴。附子（炮，去皮脐）、南木香、白僵蚕（炒）、花蛇（酒浸，炙，去皮骨）、橘皮、麻黄（去节，各半两），干蝎（去毒，一分），紫苏子（炒，一两），天南星（洗浸，薄切片，姜汁浸一夕，半两），朱砂（一分，留少许为衣）。上为末，

入研脑子[①]、麝香少许，同研匀，炼蜜丸如龙眼大，用少朱砂为衣。每服一丸，金银薄荷汤化下，温酒亦可。(《世医得效方》)

118. **益荣汤** 治思虑过度，耗伤心血，心帝无辅，怔忡恍惚，善悲忧，少颜色，夜多不寐，小便或浊。当归（去芦，酒浸）、黄芪（去芦）、小草、酸枣仁（炒，去壳）、柏子仁（炒）、麦门冬（去心）、茯神（去木）、白芍药、紫石英（研，各一两），木香（不见火）、人参、甘草（各半两）。上锉散。每服四钱，生姜五片，枣一枚煎，不以时服。(《世医得效方》)

119. **大安神丸** 又名大惊丸。治（小儿）心热夜啼，烦躁，常用安神定志去惊。人参（去芦）、茯苓（各半两），甘草（一两，炙），僵蚕（去丝，二钱半），白术（半两，煨），桔梗尾（二钱半）、辰砂（半两）、全蝎（五个，去毒），金银箔[②]（各六片），麦门冬（去心，炒）、木香（各半两），酸枣仁（一两，汤去皮壳，蚌粉炒），代赭石（半两，醋煮）。上为末，水丸或蜜丸。急惊潮热，竹青、薄荷叶。夜啼，灶心土。伤食，荆芥汤。疹豆，蝉蜕去足翼。搐搦[③]，防风。常服金银薄荷。慢惊，冬瓜子仁。凡惊风已退，神志未定，加琥珀三钱（另研），远志半两（去心），姜汁炒焦为度加入。(《世医得效方》)

120. **星香散** 治急慢风，搐搦，窜视，涎潮。南星（圆白者，二钱半），木香、橘红（各一钱），全蝎（二枚）。上锉散。水

---

① 脑子，即冰片。

② 银箔，为自然元素类铜族矿物自然银经加工而成的薄片。具有安神，镇惊，定痫之功效。常用于惊痫癫狂，心悸恍惚，夜不安寐。

③ 搐搦，又称瘛瘲、抽风、抽搐，指手足伸缩交替，抽动不已，常见于外感热病，多因热盛伤阴，风火相煽，痰火壅滞而成。

二盏，生姜四片，慢煎熟频灌。大便去涎即愈。(《世医得效方》)

121. 观音散　治胃气不和，脾困，下泻过多，不思饮食，乳食不化，精神昏瞶，四肢困冷。人参、白术（纸裹煨）、扁豆（炒，各二钱半），白茯苓、冬瓜子仁、酸枣仁（去皮，蚌粉炒）、甘草（炙，各半两），藿香、枳壳（去瓤，各二钱半），紫苏叶（少许）、木香（不见火）、石莲肉（去心）、嫩黄芪（各半两）。上为末。每服一钱，乌梅汤、冬瓜子仁，或陈米汤调皆可。(《世医得效方》)

122. 银白散　治或吐或泻，涎鸣微喘，露睛惊跳。石莲肉、白扁豆（炒）、茯苓（各一分），人参、天麻、白附子（炮）、全蝎（炒）、木香、甘草（炒）、藿香（各半分），陈米（炒香，三钱）。上为末。每服一钱，姜一片，冬瓜子仁七粒同煎。或用陈米饮调下。此药助胃祛风，作慢惊通用。(《世医得效方》)

123. 大省风汤　治诸虚风涎潮，痰厥神昏，头晕语涩，手足搐搦，半身不遂，及历节风[①]痛，筋挛急。川芎、半夏、防风（各一两），甘草（炙，半两），全蝎（去毒，三个），附子（生，去皮脐）、川乌（去皮脐）、木香、南星（各半两）。上锉散。每服四钱，水一盏半，生姜十片煎，温服，不拘时候。气虚，加沉香。气逆，加紫苏。胸膈不利有痰，倍加半夏、人参。头晕头疼，

---

① 历节风，出自《金匮要略·中风历节病脉证并治》。又名白虎风、痛风。《圣济总录》卷十："历节风者，由血气衰弱，为风寒所侵，血气凝涩，不得流通关节，诸筋无以滋养，真邪相搏，所历之节，悉皆疼痛，故为历节风也。痛甚则使人短气汗出，肢节不可屈伸。"简称"历节"，以关节红肿，剧烈疼痛，不能屈伸为特点。多由肝肾不足而感受风寒湿邪，入侵关节，积久化热，气血郁滞所致。因其主要病变为关节剧痛，发展很快，又称为"白虎历节"。

加天麻半两，全蝎二钱，煎熟入麝香。热风，左瘫右痪，口眼㖞斜，口噤不能言，手足顽麻，于本方中去附子、川乌。（《世医得效方》）

124. 顺元散　治卒中，昏不知人，口眼㖞斜，半身不遂，咽喉作声，痰气上壅，六脉沉伏或浮盛。兼治痰厥、饮厥，及气虚眩晕。川乌（二两），天南星、附子（各一两，并炮），木香（半两）。上锉散。每服三大钱，水一盏半，生姜七片煎，稍热服。感风湿卒中，五积散合和服。不省人事，细辛、皂角少许为末，或只用半夏为末，以芦管吹入鼻中，俟喷嚏，少苏，然后进药。痰涎壅盛，每服加全蝎五枚，仍服养正丹，每服三七粒镇坠之，以其用硫黄、黑锡，皆有利益，则痰涎随去矣。因气中者，以沸汤化苏合香丸一粒，乘热灌下，仍用前药汁浓磨沉香汁少许，同煎一沸服之。四体冷厥，用灵砂丹、岁丹二七粒兼服。（《世医得效方》）

125. 星香饮　治中风痰盛，服热药不得者。南星（八钱），木香（一钱）。上锉散。每服四钱，生姜十片，水一大盏煎，温服。（《世医得效方》）

126. 木香金铃子散　治暴热心肺，上喘不已。大黄（五钱），金铃子（三钱），木香（三钱），轻粉、朴硝。上为末，柳白皮汤下三钱，以利为度。止喘亦止。（《脉因证治》）

127. 香附汤　治十手足指疼痛麻木。附子、木香（上等分）。锉散，生姜煎服。木香随气虚实加减。如治足弱，去附子用乌头，甚妙。（《世医得效方》）

128. 羚羊角散　治妊娠中风，头项强直，筋脉挛急，语言謇涩，痰涎不消，或发搐不省人事，名曰子痫①，宜服。羚羊角（镑）、川独活（去芦）、酸枣仁（炒，去壳）、五加皮（去木，各二钱），薏苡仁（炒）、防风（去芦）、当归（去芦，酒浸）、川芎、茯神（去木）、杏仁（去皮尖，各四钱），木香（不见火）、甘草（炙，各二钱半）。上锉散。每服四钱，水一盏半，生姜五片煎，不拘时温服。（《世医得效方》）

129. 补中汤　养新血，去瘀血，补虚扶危。治月未满半产。干姜（炮）、阿胶（锉，蛤粉炒）、川芎、五味子（各一两），白术、黄芪（去芦，蜜水炙）、当归（去芦，酒浸）、赤芍药（各一两半），人参、木香（不见火）、杜仲（去皮，锉，炒）、甘草（炙，各半两）。上锉散。每服四钱，水一盏半煎，通口服，不拘时候。（《世医得效方》）

130. 经效方　疗产后血气，胁肋胀满。当归（八钱），芍药、桔梗、槟榔、枳壳（各四钱），肉桂、青木香、柴胡（各三钱），上锉散。水二升，煎取八合，空心分温二服。（《世医得效方》）

131. 黄芪散　治产后风虚，劳损羸瘦，不思饮食，四肢疼痛。黄芪、白术、木香、羚羊角屑、人参、当归（去尾）、肉桂、白芍药、川芎、白茯苓（各半两），甘草（一分）。上锉散。每服三钱，生姜三片，红枣二枚煎，不以时温服。（《世医得效方》）

132. 贝母汤　治诸嗽久不瘥。贝母（生姜汁浸半日）、北五味子、黄芩、干姜（热者减半）、陈皮（各一两），半夏、桑白皮、

---

① 子痫，病名，指妇女怀孕后因血聚养胎，阴血不足，或素有痰饮，复因郁怒忧思，致使火热乘心，神志不宁，出现心惊胆怯，烦闷不安的病症。

桂心、北柴胡（各半两，热甚者加一半），木香、甘草（各一分）。上锉散。每服五钱，水一盏半，杏仁（七粒去皮尖碎之），生姜（二片）煎，热服。（《世医得效方》）

133. 卷柏丸　治腹脏冷热相攻，心腹绞痛，腰腿俱疼，赤白带下，面色萎黄，四肢羸乏。黄芪（去芦，蜜水炙）、熟地黄（洗，各两半），卷柏（醋炙）、赤石脂（煅，醋淬）、鹿茸（醋炙）、白石脂川芎、代赭石（煅，醋淬）、艾叶（醋炒）、桑寄生、鳖甲（醋炙）、当归（去芦，酒洗，炒）、地榆（各一两），木香（不见火）、龙骨（各半两），干姜（炮，一分）。上为末，醋煮糯米糊丸，梧桐子大。每服七十丸，空心、食前米饮送下。（《世医得效方》）

134. 五香连翘散　治一切恶核[①]、瘰疬、痈疽、恶肿等病。青木香（即舶上木香）、沉香、熏木香（即乳香）、丁香、麝香、升麻、桑寄生、独活、连翘、射干、木通（各二两），大黄（蒸，三两）。上锉散。每服四大钱，水二盏，煎一盏，空心热服。半日以上未利，再服，利下恶物为度。未生肉前服不妨，以折去热毒之气。本方有竹沥、芒硝，恐泥者不能斟酌，故缺之，知者自当量入。（《世医得效方》）

135. 平补散　利后不止，手足冷，此药补之，温脾正气。白术、甘草、白姜、陈皮（各二钱），茯苓、木香（各一钱），肉豆蔻（二个，煨）。上为末。服前药后则可服，盐汤调二钱，日三四服。利止、手足温、食进，却住服。（《世医得效方》）

136. 真方不换金正气散　治疸疮未安之间，遍身寒热，或

---

① 恶核，病证名，指核生于肉中，形如豆或梅李，推之可动，患处疼痛，发热恶寒的病证。多因风热毒邪搏于血气，复为风寒乘袭所致。

先寒后热，先热后寒，或连日作，或间日作，必先呕痰而后寒热，大汗出然后止。服此祛寒邪，正脾气，痰饮自消，寒热不作。苍术（米泔浸半日，炒令黄色）、大厚朴（紫色者，去粗皮，切，姜汁炒，各二两），粉草（炙，一两），真橘红（水洗净，去白，两半，以上四味并入锅内炒，去火毒），半夏（汤洗七次）、藿香叶、人参（去芦）、木香（去芦）、白茯苓（去皮，各一两）。上锉散。每服三钱，水一盏半，生姜三片，红枣二枚，煎八分，入盐少许，温服，不拘时候。(《世医得效方》)

十九、甘松

甘松为败酱科甘松属植物甘松的根茎和根。生长于海拔3500～4500m的高山草原地带。我国分布于甘肃、青海、四川、云南西北部。春、秋采收，以秋季质量较佳。采挖后除去残茎及细根，抖去泥沙，不可用水洗，以免损失香气。晒干或阴干。别名甘香松、香松等。

甘松味辛、甘，性温。归脾、胃经。功能补脑养心、安神除癫、健胃补肝、祛风燥湿、强筋健肌、利尿通经、活血祛斑。主治心神不安、癫痫、心悸失眠、胃纳不佳、腹部胀满、肝脏虚弱、消化不良、风湿疼痛、尿少水肿、月经不调，以及各种瘀斑等。内服入汤剂，每日量3～6g。外用适量。可入糖浆、蜜膏、片剂、小丸、散剂、洗剂、粉剂、敷剂等制剂。

甘松始载于唐《本草拾遗》，称之为甘松香，曰："甘松香，丛生，叶细，出凉州。"

明代倪朱谟的《本草汇言》云："甘松，醒脾畅胃之药也。《开宝方》主心腹卒痛，散满下气，皆取温香行散之意。其气芳香，入脾胃药中，大有扶脾顺气、开胃消食之功。入八珍散、三合粉中，治老人脾虚不食，久泻虚脱，温而不热，香而不燥，甘而不滞，至和至美，脾之阳分用药也，与山柰合用更善。"

现代常用甘松配伍行气药治疗胃痛。例如《四川中药志》记载，甘松香、木香、厚朴，三味适量，煎服，治疗各种肠胃疼痛；治神经性胃痛，可用甘松香、香附、沉香，水煎服。

元代医籍中含有甘松的方剂，举7例如下：

1. 澡洗药　治一切风疾，燥痒，淋洗。干荷叶（二斤），藁本、零陵香、茅香、藿香、威灵仙（去土，以上各一斤），甘松、香白芷（各半斤）。每用二两，生绢袋盛，用水二桶，熬数十沸，放稍热，于无风房内淋浴，避风，勿令风吹，光腻皮肤，去瘙痒。（《瑞竹堂经验方》）

2. 干洗头药方　香白芷、零陵香、甘松、滑石（研）。上各等分，为细末，掺于发内梳篦。（《瑞竹堂经验方》）

3. 小七香丸　温中快膈，化积和气。治中酒呕逆，气膈[①]食噎，茶酒食积，小儿疳气。甘松（八两），益智仁（六两），香附子、丁香皮、甘草（各十二两），莪术、缩砂仁（各二两）。上

① 气膈，五膈之一。见《肘后备急方》卷四。因恼怒太过，肝木乘脾所致膈证。《诸病源候论·五鬲气候》："气鬲之为病，胸胁逆满，咽塞，胸鬲不通，恶闻食臭。"或见大小便闭涩，不时吐逆等症。

为末，蒸饼为丸绿豆大。每服二十丸，温酒、姜汤、熟水任下。(《卫生宝鉴》)

4. **救苦神白散**　治男子、妇人偏正头疼，眉骨两太阳穴痛，及热上攻头目，目赤不已，项筋拘急，耳作蝉鸣。川芎、甘松、白芷、赤芍药、两头尖[1]、川乌（去皮，各六分），甘草（炙，八钱）。上为末，每服二钱，茶清调下。服后饮热汤半盏，投之。(《卫生宝鉴》)

5. **集香丸**　宽中理气，消酒逐痰饮，进美饮食。缩砂仁、丁皮（各半两），甘草（七钱半），麦蘖（七钱），甘松（一两二钱半），香附子（一两半），丁香、白檀、益智（各二钱半），白豆蔻、木香、莪术、沉香（各三钱半）。一方加神曲。上为末，姜汁浸，蒸饼丸如鸡头实大，细嚼下。(《医垒元戎》)

6. **莹肌如玉散**　治点粉刺[2]之类，并去垢腻，润泽肌肤。楮实（五两），白及（肥者，一两），升麻（内白者，半斤），甘松（七钱），白丁香、连皮砂仁（各半两），糯米（一升二合，末），三赖[3]子（三钱），绿豆（五两，另用绢罗子罗，一本用一升），皂角（三斤，水湿烧，干，再入水中再烧干，去弦皮子，可得二斤

---

① 两头尖，竹节香附之别名，为毛茛科植物红背银莲花的根茎。主产吉林、山东、辽宁、黑龙江等地。辛，热，有毒。祛风湿，消痈肿。治风寒湿痹，疮疖痈肿。煎服：1.5～3克。外用：研末撒膏药上敷贴。

② 粉刺，病名，出自《外科正宗》。又名酒刺。多由肺胃蕴热，上熏颜面，血热郁滞而成，亦与过食膏粱厚味有关。发于颜面及前胸及肩背部。皮疹如粟，或见黑头，甚则色赤肿痛，挤破出白粉汁，抠后感染脓包；可形成疖肿及皮脂瘤，即痤疮。治宜宣肺清热，内服枇杷清肺饮。外用颠倒散凉水调搽。

③ 三赖，山柰的别名。

半，为末，另用纱罗子罗）。上七味为末，入糯米、绿豆、皂角末，一处搅匀，用之神效。（《卫生宝鉴》）

7.洗面药　治面上黑䵟[①]风疮。黑牵牛（半斤），甘松、香附（炒去毛，各四两）。上为末，作面药逐日洗之。（《世医得效方》）

二十、肉桂

肉桂为樟科樟属植物肉桂和大叶清化桂的干皮、枝皮。肉桂生于常绿阔叶林中，多为栽培。在福建、台湾、广东、广西、云南等省（区）的热带及亚热带地区均有栽培，其中尤以广西为多，大多为人工纯林。大叶清化桂栽培于沙丘或斜坡山地，在广东、广西等地有大面积栽培。当树龄10年以上，韧皮部已积成油层时可采剥，春秋季节均可剥皮，以秋季8～9月采剥的品质为优。环剥皮按商品规格的长度稍长（41cm），将桂皮剥下，再按规格宽度略宽（8～12cm）截成条状。条状剥皮即在树上按商品规格的长宽稍大的尺寸画好线，逐条地从树上剥下来，用地坑焖油法或箩筐外罩薄焖制法进行加工。4～5月剥的称春桂，品质差，9月剥的称秋桂，品质佳。树皮晒干后称桂皮，加工产品有桂通、板桂、企边桂和油桂。别名箘桂、牡桂、桂、大桂、筒桂、辣桂、玉桂、交

① 䵟，音gǎn，同皯，面黑气也。

趾桂等。

肉桂味辛、甘，性热。归肾、脾、心、肝经。功能补火助阳、散寒止痛、温经通脉。主治肾阳不足，命门火衰之畏寒脚冷、腰膝酸软、阳痿遗精、小便不利或频数、短气喘促、浮肿尿少诸证；脾肾虚寒之脘腹冷痛、食减便溏、宫冷不孕、痛经经闭、产后瘀滞腹痛；以及阴疽流注，或虚寒痈疡脓成不溃或溃后不敛。内服入汤剂，每日量3～6g，不宜久煎。研末：0.5～1.5g；或入丸剂。外用适量，研末调敷，浸酒涂擦。阴虚火旺，里有实热，血热妄行出血及孕妇均禁服。畏赤石脂。

肉桂入药始载于《神农本草经》，称之为箘桂，列为上品，曰："味辛温，主治百疾，养精神，和颜色，为诸药先聘通使，久服轻身，不老。面生光华，媚好，常如童子。"桂枝与肉桂不同，在《神农本草经》中称为"牡桂"，称其："主治上气咳逆、结气、喉痹吐吸，利关节，补中益气，久服通神，轻身不老，生南海山谷。"

王好古《汤液本草》对肉桂与桂枝的功效论述颇详，其曰："桂味辛，性热；有毒。浮也，阳中之阳也，气之薄者，桂枝也，气之厚者肉桂也。气薄则发泄，桂枝上行而发表；气厚则发热，肉桂下行而补肾。此天地亲上亲下之道也。"

元代医籍中含有肉桂的方剂，举74例如下：

1. 十补丸　治阴损久虚下冷，夜频起，暖丹田。肉蓉（酒浸）、菟丝子（酒浸）、牛膝（酒浸）、干山药、熟地黄、川乌头、泽泻、人参、当归、官桂（不见火）。上件各等分，为细末，酒糊为丸，如梧桐子大，每服五十丸，空心，温酒送下。（《瑞竹堂经

验方》)[1]

2. **铁刷汤** 治男子妇人，一切阴寒失精色败，腰膝疼痛，阴汗不止，肠风下血，痔漏有头者即散，有漏平痊，兼治妇人赤白带下，产后血晕气等疾。用酸浆水一大碗，药末五钱，盐少许，同煎三五十沸，倾在盆内熏之，渐通手洗浴如火热，妇人每日熏浴之，使精秽血如黑汗下，用药人自知。紫梢花（成块，带蒂者佳）、拣肉桂、大丁香、蛇床子、吴茱萸（各一两），山茱萸（去核）、天仙子、萝卜子、川椒、细辛、地豆（大者，白眉者佳）、狗脊、川芎、甘松（各半两），天雄（一个），白檀、槐角子、白芷、沉香、芸苔子、葶苈子、香附子、芫花、巴戟（去心）、肉苁蓉、木香（各二钱）。上件为粗末，每煎熏洗。(《瑞竹堂经验方》)

3. **代灸膏** 治老人衰弱，元气虚冷，脏腑虚滑，腰脚冷痛沉重，饮食减少，手足逆冷，不能忍者，用此灸方，功效不能尽述。大附子（一个，炮），吴茱萸、肉桂、木香、蛇床子（各半两），马蔺花（一两，焙）。上为细末，每用药半匙，白面半匙，生姜汁半盏，同煎成膏，摊于纸上，临卧贴脐，以油纸覆其上，棉衣系之，自夜至明乃去，每夜如此贴之。其腰腹如灸百壮，除寒积腰疼，贴腰眼。(《瑞竹堂经验方》)

4. **橘皮煎丸** 理脾肾久虚，积冷面黄，呕吐痰水，饮食减少，心腹疼痛，胁肋胀满，绕脐弦急，大肠虚滑，小便频数，肌肤瘦瘁，脚膝缓弱，肢体怠惰，上气咳嗽，痃癖积聚，久疟久痢，肠风痔漏，妇人血海虚冷，赤白带下，久无子息，病皆治之。陈

---

① 另有《医垒元戎》十补丸，组成与功用与此方均不同。

皮（去白，取十五两，净末，熬膏），金钗、石斛、穿心巴戟（去心）、牛膝（酒浸）、苁蓉（酒浸炙）、茄子、鹿茸（火燎去毛，劈开，酒浸炙）、菟丝子（酒浸，焙干捣）、阳起石（酒浸焙干，研如粉）、杜仲（炙，去丝）、厚朴（去皮，姜汁浸炙）、附子（泡，去皮脐）、干姜（炮裂）、肉桂（去皮）、京三棱（煨熟，切片）、吴茱萸（水浸，去浮者，焙干）、当归（去芦）、萆薢（以上各三两）、甘草（一两，炙）。上一十八味为细末，先用五升于银器内，将橘皮末于酒内熬如饧，然后入诸药末，一处合和搜停，更入臼内捣五百杵，丸如梧桐子大，每服五十丸，空心，温酒送下，或盐汤亦可。(《瑞竹堂经验方》)

5. 内托千金散 治脑背痈疽[①]，乳梗等恶疮。（郑善明御史救人验）人参、当归、黄芪、芍药、川芎、防风、甘草、瓜蒌、白芷、官桂、桔梗（以上各三钱），金银花（三钱）。上为㕮咀，每服须秤药七八钱重，水二大盏，煎至七分，入酒半盏，去滓温服。如痛甚者，倍加当归、芍药，或加乳香二钱，日进三服。两服之后，疥口内有黑血出者，或遍身汗出，皆药之功效也。如病势猛恶，须秤药一两，水一大碗煎服。未成脓者自散，已成者不用针砭自透。此药累经功效，不可不传，普救众苦。(《瑞竹堂经验方》)

6. 十全内托散 托里，成脓服之。人参（二两），当归（二两），黄芪（二两），官桂（二两），甘草（一两），制厚朴（一

① 脑背痈疽，指脑疽，又名对口、脑后发、项中疽。指生于脑后枕骨之下，大椎穴之上的痈疽。多因湿热毒邪上壅，或阴虚火炽，或肾水亏损所致。初起红肿疼痛，脉洪数有力，易溃易敛。若局部温肿，皮厚色暗，难溃难敛，为阴精消涸。若毒邪壅盛，可成陷症。

两），桔梗（一两），川芎（一两），白芷（一两），防风（一两）。上为㕮咀，每服三五钱，水二盏，生姜五片，煎至八分，去滓口服。（《瑞竹堂经验方》）

7. **十全内托散** 人参（去芦）、当归（去芦，酒洗浸）、黄芪（去芦）、川芎、防风（去芦）、香白芷、肉桂（不见火）、甘草、桔梗（去芦）、厚朴（姜制）。上件各等分，为㕮咀，每服四钱，用无灰酒二盏，煎至一盏，食后温服，并滓再煎，每服饭后有服，及滓再服，临卧一服，仍煎滓服。（《瑞竹堂经验方》）

8. **桂浆** 生津止渴，益气和中，祛湿逐饮。生姜（三斤，取汁），熟水（二斗），赤茯苓（三两，去皮，为末），肉桂（三两，去皮，为末），曲末（半斤），杏仁（一百个，汤洗，去皮、尖，生研为泥），大麦蘖（半两，为末），白沙蜜（三斤，炼净）。上件，用药前，蜜水拌和匀，入瓷罐内，油纸封口数重，泥固济，冰窖内放三日方熟。绵滤冰浸，暑月饮之。（《饮膳正要》）

9. **荔枝膏** 生津，止渴，去烦。乌梅（半斤，取肉），肉桂（十两，去皮，挫），沙糖（二十六两），麝香（半钱，研），生姜汁（五两），熟蜜（十四两）。上件，用水一斗五升，熬至一半，滤去滓，下沙糖、生姜汁，再熬去渣，澄定少时，入麝香搅匀，澄清如常，任意服。（《饮膳正要》）

10. **双和汤** 治虚劳养气血。白芍药（七两半），当归（四两），黄芪、熟地黄、川芎（各三两），甘草、官桂（各二两二钱）。上为细末，每服二钱，水一盏半，姜三片，枣一个，煎至六分，空心食前服。（《卫生宝鉴》）

11. **黄芪建中汤** 治诸虚不足，或因劳伤过度，或因病后不复。黄芪、官桂（各三两），甘草（二两），白芍药（六两）。上四味为㕮咀，每服三钱，水一盏半，生姜三片，枣一个，同煎至七分，去渣，入糖少许，再煎令溶，稍热服，空心食前。《集验》云：呕苦加生姜，腹满去糖、枣，加茯苓。肺虚损补气，加半夏五两为妙。(《卫生宝鉴》)

12. **滋肾丸**　治下焦阴虚，脚膝软而无力，阴汗阴痿，足热不能履地，不渴而小便闭。肉桂（二钱），知母（二两，酒洗，焙干），黄柏（二两，酒洗焙）。《内经》曰：热者寒之。又云：肾恶燥，急食辛以润之。黄柏之苦辛寒，泻热补水润燥为君；知母苦寒，以泻肾火为佐；肉桂辛热，寒因热用也。上为末，熟水丸如鸡头实大，每服一百丸加至二百丸，百沸汤送下，空心服之。(《卫生宝鉴》)

13. **桂附丸**　疗风邪冷气，入乘心络，脏腑暴感风寒，上乘于心，令人猝然心痛，或引背膂乍间乍甚，经久不差。川乌（炮，去皮脐）、黑附（炮，去皮脐，各三两），干姜（炮）、赤石脂、川椒（去目，微炒）、肉桂（去皮，各二两）。上六味为末，蜜丸如桐子大，每服三十丸，温水送下，觉至痛处即止。若不止，加至五十丸，以知为度。若早服无所觉，至午时再服二十丸。若久心痛，服尽一剂。终身不发。(《卫生宝鉴》)

14. **二气丹**　助阳退阴，正气和中。治内虚里寒，冷气攻击，心胁腹满刺痛，泄利无度，呕吐不止，自汗时出，小便不禁，阳气渐微，手足厥冷，及伤寒阴证，霍乱转筋，久下冷痢，少气羸困，一切虚寒痼冷。硫黄（二钱半），肉桂（二钱半），朱砂（为衣，二钱），干姜（炮，二钱），黑附子（大者一个，去皮脐，炮

制，半两）。上研匀，水面糊为丸，如桐子大，每服三十丸，空心煎艾盐汤送下。(《卫生宝鉴》)

15. 大建中汤 疗内虚里急少气，手足厥冷，小腹挛急，或腹满弦急，不能食，起即微汗，阴缩，或腹中寒痛，不堪劳，唇口干，精自出，或手足乍寒乍热，而烦躁酸疼，不能久立，多梦寐，补中益气。黄芪、当归、肉桂、芍药（各二钱），人参、甘草（各一钱），半夏（炮焙）、黑附（炮，去皮，各二钱半）。上八味，㕮咀，每服五钱，水二盏，姜三片，枣二个，煎至一盏，去滓，食前，温服。(《卫生宝鉴》)①

16. 八味丸 补肾气不足。牡丹皮、白茯苓、泽泻（各三两），熟地黄（八两），山茱萸、山药（各四两），附子、官桂（各二两）。上为末，炼蜜丸如桐子大，每服三十丸，温酒下，空心食前，日二服。(《卫生宝鉴》)②

17. 大通圣白花蛇散 治诸风疾。杜仲、天麻、海桐皮、干蝎、赤箭、郁李仁、当归、厚朴、蔓荆子、木香、防风、藁本、官桂、羌活、白附子、萆薢、虎骨、白芷、山药、菊花、白花蛇肉、牛膝、甘草、威灵仙。上二十四味，等分为末，每服一二钱，温酒调下，荆芥汤亦得，空心服之。(《卫生宝鉴》)

18. 续命丹 治男子妇人卒中诸风。口眼㖞斜，言语謇涩，牙关紧急，半身不遂，手足搐搦，顽麻疼痛，涎潮闷乱。妇人血

---

① 阴缩，指前阴内缩，包括男子阴茎和阴囊内缩及妇人阴道内缩。因寒入厥阴所致者，宜温散厥阴寒邪；因阳明热邪陷入厥阴者，宜以大承气汤急下之；因大吐泻后，元气虚陷，阴缩而四肢逆冷，面黑气喘，冷汗自出，甚则不省人事者，急宜回阳固脱。

② 此方即《金匮》肾气丸。

运血风，喘嗽吐逆，睡卧不宁。川芎、羌活、南星（姜制）、川乌（炮，去皮）、天麻、白鲜皮、当归、防风、海桐皮、地榆、虎骨、熟地黄、朱砂、乌蛇（生）、铅白霜①、干蝎、肉桂（各一两），牛黄、雄黄（各三钱），轻粉（二钱，或一钱），麻黄（去节，四两，以好酒三升浸三昼夜，不用麻黄用酒）。上二十一味为末，麻黄酒汁入蜜半升同熬成膏，和前药末为丸弹子大，每服一丸，豆淋酒下，或葱汁化下，不拘时候。张文叔传此二方。戊辰春，中书左丞张仲谦患半身不遂麻木，太医刘子益与服之，汗大出，一服而愈，故录之。(《卫生宝鉴》)

19. **白花续命汤**　治卒中急风，牙关紧急，精神昏愦。白花蛇、全蝎（炒）、独活、天麻、附子、人参、白僵蚕、防风、肉桂、白术、藁本、赤箭、川芎、细辛、白附子、甘草、半夏（姜制）、麻黄、白茯苓（以上各一两）。上为粗末，每服五钱，水一盏，生姜五片，煎至七分，去滓，稍热服。(《医垒元戎》)

20. **八物白术汤**　治伤寒阴痉，三日不差，手足厥冷，筋脉紧急，汗不出，阴气内伤。白术、茯苓、五味子、肉桂、麻黄、良姜、羌活、附子。上㕮咀，每服四钱水一大钟，姜五片，煎至五分，去滓，温服无时。无论有汗无汗，药并下，药中总加羌活。(《医垒元戎》)

21. **经进十精丸**　赐紫金鱼袋监中岳重福宫臣览诸方一千余卷，检见此方，其功大，如臣服半料，多病眼昏而复明，气冲

---

① 铅白霜，即铅霜，又名玄白、玄霜、水银霜、铅糖，等。为用铅加工制成的醋酸铅。甘、酸，寒。有毒。归心、肺经。解毒敛疮，止血，坠痰镇惊。主治牙疳，口疮，溃疡，鼻衄，痰热惊痫。

而实，四肢轻健，百节舒畅，万病消除。臣今进方于后（皇祐二年正月进）：枸杞子（天之精）、熟地黄（地之精）、干山药（土之精）、菟丝子（金之精，水浸）、肉桂（木之精）、柏子仁（阴之精）、甘菊花（阳之精）、肉苁蓉（水之精，浸）、茯苓（千年之精）、汉椒（火之精）。上件十味各拣净择，制造如法，捣罗为细末，就浸药酒，打糊为丸，桐子大，每服二十丸，茶、酒、盐汤任下，空心日进二服。男子元气损耗，精神虚弱，面色萎黄，肢体疲乏，脐腹久冷，五淋损伤，夜梦遗精，五劳七伤，上实下虚，行步艰难，小肠疝气，肾虚脚弱，及妇人子宫久冷，血气滞多，真胎石结，饮食无味，四肢沉困，夜梦难分，脐腹虚痛，心疼头痛，此药服之，立有神效。(《医垒元戎》)

22. 克效散　治疬子疮。官桂、硇砂（各半钱），赤小豆（四十九粒），粳米（四十九粒），斑蝥（四十九个，不去翅足）。上五味，研为末，初服一字，次服二字，次服三字，次服四字，煎樟柳根汤送下，空心服，小便淋沥为效。如恶心呕吐黄水，无妨，瘰疬日日自消矣。(《卫生宝鉴》)

23. 通气汤　主胸膈气逆。肉桂（去皮，三钱），生姜（六钱），吴茱萸（炒，四钱），半夏（汤泡，八钱），大枣（四个）。上㕮咀，用水一升，煎服四合，分作三服，放温服之，对病增损。(《卫生宝鉴》)

24. 神应丸　治一切腰痛。当归、肉桂（各十两），威灵仙（二十两）。上为末，酒煮面糊为丸桐子大，每服十五丸，温酒下。

(《卫生宝鉴·卷十五》)[①]

25. **内补鹿茸丸** 治劳伤思想，阴阳气虚，益精，止白淫。鹿茸（酥炙）、菟丝（酒浸）、蒺藜（炒）、紫菀、白蒺藜、肉苁蓉、官桂、附子（炮）、阳起石、蛇床（酒浸）、桑螵蛸、黄芪（各等分）。上为末，炼蜜丸如桐子大，每服三十丸，温酒送下，食前。(《卫生宝鉴》)

26. **芍药汤** 行血调气。经曰：溲而便脓血，知气行而血止，行血则便自愈，调气则后重除。芍药（一两），当归、黄连、黄芩（各半两），大黄（三钱），肉桂（二钱半），甘草（炒）、槟榔（各二钱），木香（一钱）。上九味㕮咀，每服五钱，水二盏，煎至一盏，去渣，温服。如痢不减，渐加大黄，食后。如便后脏毒[②]，加黄柏半两。(《卫生宝鉴》)

27. **胃风**[③]**汤** 治风冷虚气，入客肠胃，水谷不化，泄泻注下，腹痛虚满，肠鸣疼痛，及肠胃湿毒，下如豆汁，或下瘀血。白术、川芎、白芍药、人参、当归、官桂、茯苓（各等分）。上七味锉，每服二钱，水一盏，粟米百粒，同煎至七分，热服，空心食前，量小儿加减服之。《卫生宝鉴·卷十六》[④]

28. **桂苓甘露饮** 流湿润燥，治痰涎，止咳嗽，调脏腑，寒热呕吐服之，令人遍身气溢宣平，及治水肿泄利。官桂、藿香、

---

①《卫生宝鉴·卷四》另有神应丸，治因一切冷水及潼乳酪水所伤，腹痛肠鸣，米谷不化。

② 脏毒，指内伤积久所致的便血，血色暗，多在便后，属远血。

③ 胃风，由风邪入侵于胃所致，症见颈部多汗，怕风，食饮不下。

④《卫生宝鉴》胃风汤有二，卷九方治虚风证，能食，麻木，牙关急搐，目内蠕动，胃中有风，故面独肿。

人参（各半两），木香（一分），茯苓、白术、甘草、泽泻、葛根、石膏、寒水石（各一两），滑石（二两）。上十二味为末，每服二钱，白汤调下，新汲水或姜汤亦得。(《卫生宝鉴》)

29. 桂苓甘露饮　治伏暑引饮过度，肚腹膨胀，霍乱泻利，并皆治之。白术、猪苓（去皮）、白茯苓（去皮）、滑石（研，各二两），甘草（炙）、寒水石（研）、泽泻（各一两），肉桂（去皮，半两）。上为末，每服三钱，热汤或冷水调下，不拘时服，入蜜少许好。(《卫生宝鉴》)

30. 七圣丸　治风气壅盛，痰热结搏，头目昏重，涕唾稠黏，心烦面热，咽干口燥，肩背拘急。心腹胁肋胀满，腰腿重疼，大便秘，小便赤，睡卧不安，又治大肠疼痛不可忍。肉桂（去皮）、川芎、大黄（酒蒸）、槟榔、木香（各半两），羌活、郁李仁（去皮，各一两）。上七味为末，炼蜜丸如桐子大，每服十五丸，温水送下，食后，山岚瘴地最宜服，虚实加减之。(《卫生宝鉴》)

31. 麻仁丸　顺三焦，和五脏，润肠胃，除风气，治冷热壅结，津液耗少，令人大便秘难，或闭塞不通。若年高气弱，及有风人大便秘涩，尤宜服之。枳壳（去穰，麸炒）、白槟榔（煨，半生）、菟丝子（酒浸，别末）、山药、防风（去叉枝）、山茱萸、肉桂（去粗皮）、车前子（各一两半），木香、羌活（各一两），郁李仁（去皮，另研）、大黄（半蒸，半生）、麻仁（另捣研，各四两）。上为细末，入另研药匀，炼蜜和丸如梧桐子大，每服十五丸至二十丸，温水临卧，服之。(《卫生宝鉴》)

32. 茯苓丸 治胞痹[1]，脐腹痛，小便不行。防风（去芦）、细辛（去苗）、赤茯苓（去皮）、白术、附子、泽泻、官桂（各半两），紫菀、栝蒌根、牛膝（酒浸）、黄芪、芍药、甘草（炙，各七钱五分），山药、生地黄、半夏（汤泡）、独活、山茱萸（各二钱五分）。上十八味为末，炼蜜丸如桐子大，每服十丸，温酒送下，食前。(《卫生宝鉴》)

33. 巴戟丸 治胞痹，脐腹痛，小便不利。巴戟（一两半，去心），远志（去心，三钱），桑螵蛸（麸炒黑）、山药、附子（炮，去皮脐）、生地黄、续断、杜仲（炙，各一两），菟丝子（酒浸）、石斛、鹿茸（酥炙）、五味子、龙骨、官桂、山茱萸（各七钱半），肉苁蓉（酒浸一两）。上十六味为末，炼蜜丸如桐子大，每服三十丸，温酒送下，空心食前服之。(《卫生宝鉴》)

34. 温经汤 治冲任虚损，月候不调。阿胶（炒）、当归、川芎、人参、肉桂、甘草、芍药、牡丹皮（各二两），半夏（二两半），麦门冬（五两半），吴茱萸（三两）。上锉，每服五钱，水一盏半，生姜三片，煎至八分，热服，空心食前。(《卫生宝鉴》)

35. 活血丹 治冲任不足，下焦大寒，脐腹疼痛，月事不匀，或来多不断，或过期不来，或崩中出血，或带下不止。面色萎黄，肌肉瘦瘁，肢体沉重，胸胁胀满，气力衰乏，饮食减少，一切血气虚寒，并宜服之。桃仁（去皮尖，麸炒微黄色）、虎杖、吴茱萸

---

① 胞痹，内脏痹证之一。又名脬痹，膀胱痹。因风寒湿邪久客膀胱，使膀胱虚寒，气化失常所致。症见小腹胀满，疼痛拒按，小便艰涩不利，鼻流清涕。治宜温通，即可用上方；亦有因热蕴结膀胱所致者，治宜清利，可用八正散加减。

（汤浸七遍，焙干，微炒）、当归、杜仲（去粗皮，锉炒）、柏子仁（炒）、附子（炮，去皮）、木香、山茱萸（去核）、延胡索、安息香（捣碎，入好酒研，澄清，去渣，银器内慢火熬成膏，各二十两），干姜（炮）、肉桂（去粗皮）、牡丹皮、黄芪（去芦）、艾叶（微炒）、泽兰叶（各二斤半），肉苁蓉（酒浸焙）、厚朴（去粗皮，姜汁炙令熟，各五斤）。上为细末，以前安息香膏入白面，同煮作糊，和丸如梧桐子大，每服三十丸，食前以温酒下，醋汤亦得。（《卫生宝鉴》）

36. **玄胡苦楝汤** 治脐下冷撮痛，阴内大寒。甘草（炙，五分），肉桂、附子（炮，各三分），延胡索、苦楝子（各二分），熟地黄（一钱）。上㕮咀，入黄柏二分为引用，都作一服，水二盏，煎至一盏，去渣，稍热服，空心食前。（《卫生宝鉴》）

37. **黑神散** 治产后瘀血作病，及血晕①。黑豆（炒半升，去皮），当归、熟地黄、肉桂、干姜、甘草、芍药、蒲黄（各四两）。上八味为末，每服二钱，酒半盏，童便半盏，同煎调下，不拘时，连进二服。（《卫生宝鉴》）

38. **当归建中汤** 治妇人一切血气虚损，及产后劳伤，腹中痛，少腹拘急，痛引腰背，时自汗出。当归（四两），肉桂（三两），甘草（二两），白芍药（六两）。上四味切，每服五钱，水一盏半，生姜五片，枣一枚，同煎至八分，去渣，热服，空心食前。（《卫生宝鉴》）

---

① 血晕，指产后血晕，因产后气血暴虚，虚阳上冒清窍，或恶露不下，内有停瘀，上攻心胸，或因气血俱虚，痰火上泛，以致突发头晕，昏厥，不省人事。治宜温养气血，活血祛瘀。

39. 和血通经丸　治妇人经水凝滞不行，腰背脐腹疼痛，渐成血瘕。芍药（一两），木香、当归、肉桂、干漆（炒烟尽）、五灵脂、大黄（各半两），水蛭（炒，二钱半），广茂（半两），虻虫（三十个，去头足，麸炒），桃仁（二十七个，浸去皮尖）。上为末，醋糊丸如桐子大，每服二十丸，醋汤送下，温酒亦得，食前，日进一服。（《卫生宝鉴》）

40. 云薹散　治妇人室女血气刺痛不可忍者。官桂、没药、云薹子、良姜（各等分）。上为末，每服二钱，乳香酒调下，热服，无时。（《卫生宝鉴》）

41. 伏龙肝散　治经血崩下。伏龙肝、赤石脂（各一两），熟地黄、艾叶（微炒，各二两），甘草、肉桂（各半两），当归、干姜（各七钱半），川芎（三两），麦门冬（一两半）。上十味锉，每服五钱，水一盏半，入枣三个擘破，煎至七分，食前温服。（《卫生宝鉴》）

42. 升阳举经汤　治经水不调，右尺脉按之空虚，是气血俱脱也，是大寒之证。轻手按之脉数疾，举指弦紧或涩，皆阳脱之证，阴火亦亡。若见热证，于口鼻眼兼之或渴，此皆阴躁阳欲先去也，当温之、举之、升之、浮之、燥之。此法当大升浮血气，而切补命门之下脱也。黄芪、白术、当归身（各三钱），柴胡、藁本、防风、羌活（各二钱），独活（一钱半），川芎（炙）、地黄、白芍、甘草、人参（各一钱），细辛（六分），黑附子（炮，去皮脐，五分），肉桂（五分，夏月不用），桃仁（十个，汤浸去皮尖），红花（少许）。上十八味㕮咀，每服三钱，若病势稍缓，当渐渐加之。至半两止，每服水三盏，煎至一盏，去渣，空心食前，

稍热服。(《卫生宝鉴》)

43. 桂附汤　治白带腥臭，多悲不乐，大寒。肉桂（一钱），附子（三钱），黄芩（生）、知母（各半钱）。上吹咀，都作一服，水二盏，煎至一盏，稍热服，食远。不思饮食，加五味子三十个。烦恼，面上麻如虫行，乃胃中元气极虚，加黄芪、人参各七分，甘草（炙）三分，升麻五分。(《卫生宝鉴》)

44. 桂附汤　治虚汗不止，及体虚失血，大效。交趾桂（一两，去粗皮），绵附子（一枚，炮，去皮脐）。上锉散。每服三钱，水二盏，姜三片，枣二枚煎，食前温服。(《世医得效方》)

45. 当归四逆汤　治脐腹冷痛，相引腰胯而痛。当归尾（七分），附子（炮）、官桂、茴香（炒）、柴胡（各五分），芍药（四分），茯苓、延胡索、川楝子（各三分。酒煮），泽泻（二分）。上十味吹咀，作一服，水二盏半，煎至一盏，去渣，温服，空心食前，数服而愈。论曰：《难经》云：任之为病，内结七疝，此寒积所致也。《内经》云：寒淫于内，治以辛热、佐以苦温。以附子、官桂甘辛大热，助阳退阴、用以为君。延胡索、茴香辛温，除下焦虚寒当归辛温，和血止痛，故以为臣。芍药之酸寒，补中焦之气，又防热药损其肝温。泽泻咸平，茯苓甘平，去膀胱中留垢。川楝子苦寒，酒煮之止痛，又为引用，乃在下者引而竭之之意也。柴胡苦平，行其本经，故以为使也。中庭一穴，在膻中下一寸六分陷者中，任脉气所发，可灸五壮，针入三分，或灸二七壮、三七壮效。(《卫生宝鉴》)[①]

---

① 另有《伤寒论》当归四逆汤，主治血虚寒厥证，见有手足厥寒，或腰、股、腿、足、肩臂疼痛，口不渴，舌淡苔白，脉沉细或细而欲绝。

46. **大顺散**　治冒暑伏热，引饮过多，脾胃受湿，水谷不分，清浊相干，阴阳气逆，霍乱呕吐，脏腑不调。甘草（三斤），干姜（四斤），杏仁（去皮尖炒，四斤），肉桂（去粗皮，四斤）。上为末，每服三钱，白汤调下，不拘时服。(《卫生宝鉴》)

47. **黄芪鳖甲散**　治虚劳客热，肌肉消瘦，四肢烦热，心悸盗汗，减食多渴，咳嗽有血。生地黄（三两），桑白皮、半夏（各三两半），天门冬（五两），鳖甲（醋煮，五两），紫菀（二两半），秦艽（三两三钱），知母、赤芍、黄芪（各三两半），人参、肉桂、桔梗（各二两六钱半），白茯苓、地骨皮、柴胡（各三两三钱），甘草（二两半）。上剉，每服三钱，水煎服。(《丹溪心法》)

48. **大补黄芪汤**　治自汗，虚弱之人可服。黄芪（蜜炙）、防风、川芎、山茱萸肉、当归、白术（炒）、肉桂、甘草（炙）、五味子、人参（各一两），白茯苓（一两半），熟地黄（二两），肉苁蓉。上每服五钱，姜三片，枣一枚，水煎服。(《丹溪心法》)

49. **十全大补汤**　治男子妇人，诸虚不足，五劳七伤。人参、肉桂、川芎、地黄、茯苓、白术、甘草、黄芪、当归、白芍（等分）。上锉，水煎，姜三片，枣一个。(《丹溪心法》)

50. **补益肾肝丸**　治目中焰火，视物昏花，耳聋耳鸣，困倦乏力，寝汗憎风，行步不正，两足欹[①]侧，卧而多惊，脚膝无力，腰下消瘦。柴胡、羌活、生地黄、苦参、防己（炒，各半两），附子（炮）、肉桂（各一钱），归身（三钱）。上为末，熟水丸如鸡头子大，服四十丸，温水下。(《丹溪心法》)

---

① 欹，音qī，指倾斜，歪向一边。

51. **十四味建中汤** 治荣卫失调，血气不足，积劳虚损，形体羸瘦，短气嗜卧，欲成劳瘵。当归、白芍、白术、麦门冬、甘草（炙）、肉苁蓉、人参、川芎、肉桂、附子（炮）、黄芪、半夏、熟地黄、茯苓（各等分）。上锉，以水煎，姜三片，枣一个，空心服。(《丹溪心法》)

52. **分心气饮** 治男妇一切气不和，心胸痞闷，胁肋胀满，噎塞不通，噫气吞酸，呕哕恶心目昏眩，四肢倦怠，面色萎黄，口苦舌干，饮食减少，日渐羸瘦，大肠虚秘，并皆服之。紫苏（茎叶俱用，四两），羌活、半夏、肉桂、青皮、陈皮、腹皮、桑白皮（炒）、木通、芍药、甘草（炙）、赤茯苓（各一两）。上锉，每服三钱，水煎，生姜三片，枣一枚，灯心十茎。若气秘，加枳壳、萝卜子、皂角子各半钱；咳嗽不利，加人参一钱，五味子七粒，桔梗一钱；气滞腰疼，加木瓜二片，枳壳一钱；水气面目浮肿，加车前、麦门冬、葶苈子、泽泻、猪苓。(《丹溪心法》)

53. **肉桂散** 治伤寒服冷药过度，心腹胀满，四肢逆冷，昏沉不识人，变为阴毒。肉桂（去粗皮）、高良姜（锉）、厚朴（去皮，姜汁炙令香熟）、白术、木香（各三分），人参（去芦头）、赤芍药、陈橘皮、附子（炮裂，去皮脐）、前胡（去芦头）、当归（各一两），吴茱萸（半两，炒黄）。上锉散。每服四钱，水一中盏，枣三枚，煎六分，去滓。不拘时，稍热频服。(《世医得效方》)

54. **舒筋散** 治血滞腰痛，亦治闪挫。延胡索、当归、官桂（各一分）。上为末，每服二钱，温酒调下，食前服。或加牛膝、桃仁、川续断亦效。(《世医得效方》)

55. **杏子汤** 治一切咳嗽，不问外感风寒，内伤生冷，痰饮停积。人参、半夏（泡）、茯苓、细辛、干姜、官桂、杏仁、白芍药、甘草、五味子。上各等分，锉散。每服四钱，以水二盏，姜四片，煎至七分，去滓温服，不以时。此药最宜冷咳，热咳非所宜。若脉浮紧，身热无汗，恶风；脉浮，身热无汗，恶寒而咳，加少麻黄（去节），热服。(《世医得效方》)

56. **皱肺丸** 治久嗽。款冬花、人参、五味子、官桂（去皮）、紫菀、白石英（微带青色者）、钟乳粉。上等分，为末，用羯羊[①]肺一具，去皮尖杏仁半斤，水煮肺烂为度，去筋膜，与杏仁同研极烂，和众药，丸如梧子大，阴干。每服五七十丸至百丸，糯米饮下，食后、临卧服。(《世医得效方》)

57. **蛤蚧散** 治虚劳咳嗽，咯血，潮热盗汗，不思饮食。蛤蚧（一对，蜜炙），人参（去芦）、百部（去心）、款冬花（去皮）、紫菀茸[②]（各半两），贝母、阿胶（蛤粉炒）、鳖甲（醋炙）、柴胡（去芦）、肉桂（去粗皮，炒）、黄芪（蜜炙）、甘草、杏仁（汤浸，去皮尖）、半夏（生姜汁浸，各一两）。上为末。每服三钱，水一盏半，生姜三片，煎至一盏，不拘时温服。肉桂虽去风寒，有热人不肯服，则当改用细辛。(《世医得效方》)

58. **加味除湿汤** 治一身尽痛，重着，浮黄，下痢如豆羹汁。半夏曲、厚朴（去粗皮，姜汁制）、苍术（炒，各一两），藿香叶、陈皮（炒）、茯苓（各五钱），甘草（五钱），官桂、木香（各三钱）。上锉散。每服四钱，水一盏半，生姜三片，红枣二枚

---

① 羯羊，指已阉割的公羊。

② 紫菀茸，又名软紫菀。为紫菀头部带有细根者。因其头部簇生许多细根，质柔软如茸毛而不易折断，故而得名。

煎服，空心。仍以五苓散兼服，利其小水。(《世医得效方》)

59. 桂香丸　治大人小儿过食杂果，腹气急。肉桂（不见火，一两），麝香（另研，一钱）。上为末，饭丸如绿豆大。大人十五丸，小儿七丸，不拘时候，熟水送下。未痊再服。(《世医得效方》)

60. 温白丸　治心腹积聚，九癥癖块，腹胀。心下坚结，大如杯碗，旁攻两胁。心痛积年，食不消化。吴茱萸（汤洗七次，焙，炒）、桔梗、柴胡（去芦）、菖蒲、紫菀（去苗叶土）、黄连（去须）、干姜炮、肉桂（去粗皮）、茯苓（去皮）、蜀椒（去目及闭口者，炒出汗）、人参（去芦）、厚朴（去粗皮，姜汁制）、巴豆（去皮心膜，出油炒，研，以上各半两），川乌（炮，去皮脐，二两半），皂（去皮子，炙，半两）。上为末，入巴豆令匀，炼蜜丸如梧子大。每服三十丸，紫苏汤下，取下积滞如鱼脑烂绵而安。(《世医得效方》)

61. 玉锁固真丹　治心气不足，思虑太过，肾经虚损，真阳不固，漩有遗沥，小便经岁白浊，或淡赤，或如膏，梦寐精泄，甚则身体拘倦，骨节酸疼，饮食不进，面色黧黑，容枯肌瘦，唇口干燥，虚烦盗汗，举动力乏。多服取效。白龙骨（半斤），磁石（醋淬七次）、朱砂（各一两），牡蛎（煅，一两），紫梢花（一两半），家韭子、菟丝子（各二两半），鹿茸（酒浸，炙）、白茯苓、川巴戟、官桂、肉苁蓉（酒浸，炙）、桑螵蛸（酒浸，切，炙）、远志（甘草水煮取皮，姜汁炒）、当归（去尾）、苍术（切，酒炒）、茴香（炒）、吴茱萸（炒）、川楝子（炒）、桑寄生（真者）、沉香（不见火）、木香（不见火）、黄芪（去芦）、绵附子（熟炮，以上各一两）。上为末，炼蜜丸，如梧子大。每服五十丸，温酒、汤任下。(《世医得效方》)

62. **鹿茸大补汤**　治男子妇人诸虚不足，产后血气耗伤，一切虚损。鹿茸（燎去毛，酒浸，炙）、黄芪（蜜炙）、当归（酒浸，各二两），白芍药、人参、附子（炮，各两半），肉苁蓉（酒浸，二两），肉桂（一两半），杜仲（炒，二两），石斛（酒浸蒸）、五味子（各一两半），熟地黄（酒浸蒸，三两），白茯苓（二两），半夏、白术（煨，各一两半），甘草（半两）。上锉散。每服三钱，水一盏半，生姜三片，枣二枚煎，空心热服。（《世医得效方》）

63. **平补镇心丹**　治丈夫妇人心气不足，志意不定，神情恍惚，夜多异梦，忪悸烦郁。及肾气伤败，血少气多，四肢倦怠，足麻酸疼，睡卧不稳，梦寐遗精，时有白浊，渐至羸弱。酸枣仁（去皮，隔纸微炒，二钱半），车前子（去沙土，碾破）、白茯苓（去皮）、五味子（去枝梗，各一两二钱半），熟地黄（洗，酒蒸）、天门冬（去心）、远志（去心，甘草水煮）、山药（洗净，姜汁制，各一两半），茯神（去皮）、麦门冬（去心）、肉桂（不见火，各一两二钱半），人参（五钱），龙齿（一两半），朱砂（细研，半两，为衣）。上为末，炼蜜丸，如梧子大。每服三十丸，空心饭饮下，温酒亦可，加至五十丸。常服益精髓，养气血，悦颜色。（《世医得效方》）

64. **鳖甲地黄汤**　治热劳，手足烦，心怔悸。妇人血室有干血[①]，身体羸瘠，饮食不为肌肉。柴胡（去芦）、当归（去芦，

---

① 干血，多见于妇女。因五劳所伤，虚火内蒸，干血内结，瘀滞不通，久则瘀血不去，新血难生，津血不能外荣。症见经闭不行，身体羸瘦，不思饮食，骨蒸潮热，肌肤甲错，面目黯黑等。治宜活血行瘀，清其积热。

酒浸）、麦门冬（去心）、鳖甲（醋炙）、石斛（去根）、白术、熟地黄（酒浸，焙）、茯苓（去皮）、秦艽（去芦，各一两），人参、肉桂（不见火）、甘草（炙，各半两）。上锉散。每服四钱，水一盏半，生姜五片，乌梅少许煎，不拘时服。此药专治热劳，其性差寒，脾胃快者方可服饵，虚甚而多汗者不宜服。(《世医得效方》

65. **秘方换腿丸** 治肾经虚弱，下注腰膝，或当风取凉，冷气所乘，沉重少力，移步迟缓，筋脉挛痛，不能屈伸，脚心隐痛，有妨履地。大治干湿脚气，赤肿痛楚，发作无时，呻吟难忍，气满喘促，举动艰难，面色黧黑，传送秘涩，并皆治之。薏苡仁、石南叶（各一两），干木瓜（四两），肉桂、天麻（去苗）、当归（去芦）、附子（炮，去皮脐）、羌活（各一两），槟榔（半两），防风（去叉）、天南星（汤洗，姜汁炒）、石斛（炙）、萆薢（炙）、川牛膝（酒浸，焙）、黄芪、续断（各一两），苍术（米泔浸，焙，一两半）。上为末，面糊丸，梧桐子大。每服三十丸至五十丸，空心温酒或木瓜汤吞下，日二三服。常服舒筋轻足，永无脚气之患。昔人有此疾，服之一月，脚力顿愈，委有换腿之功。(《世医得效方》)

66. **加味肾气丸** 治肾虚腰重脚肿，小便不利。附子（炮，二两），白茯苓（去皮）、泽泻、山茱萸取肉、山药炒、车前子（酒蒸）、牡丹皮（去木，各一两），官桂（不见火）、川牛膝（去芦，酒浸）、熟地黄（各半两）。上为末，炼蜜丸，梧桐子大。每服七十丸，空心米饮下。(《世医得效方》)

67. **虎骨酒** 治诸般风痹，手足疼痛，步履艰难，腿膝缓弱。久服身轻体健，行动快捷。大和气血，通行荣卫，补虚排邪，有益真气。虎胫骨（酥炙，三两半），川当归（酒洗，焙）、川附子（炮，去皮脐）、大川乌（炮，去皮尖，各一两半），川羌活、川芎、独活、赤芍药、白术、杜仲（去粗皮，姜炒去丝）、萆薢、防风（去芦）、肉桂（去粗皮）、肉苁蓉（酒洗，焙）、川牛膝（酒洗，焙）、黄芪（去芦）、金毛狗脊（烧去毛）、白茯苓（去皮）、白蒺藜（炒去刺）、人参（去芦）、天麻（以上各一两），川续断（一两）。上锉散，以生绢袋盛了，用无灰酒一斗浸之，密封瓶口。春浸三日，夏二日，秋七日，冬十日。每服一杯，温过，空心服，神效。留滓日干或焙干，为末，酒糊丸。温酒下。（《世医得效方》）

68. 川芎散　治鸡爪风，手口摇动，不能举物。五加皮、海桐皮、川乌、牡丹皮、川芎、赤芍药（各五钱），干姜、肉桂（各一钱）。上为末。每服三钱，水一盏，将古铜钱一个入清油内浸，每煎药入钱同煎，不拘时服。（《世医得效方》）①

69. 趁痛散　治产后身体疼痛，不能转侧，手足不能举摇。当归、黄芪、牛膝、肉桂、白术（各半两），甘草（一分），独活（二分）。上锉散。每服五钱，水五盏煎，滤作二服，或入薤白二个，生姜三片。此证产后百节开张，血脉流走，遇气弱，则经络分肉之间，血多留滞，累月不散，则骨节不利，筋脉急引，故腰背不能转侧，手足不能动摇，身热头痛，若以伤寒治之，则汗出而筋脉动摇，手足厥冷，变生他疾。服此可默除之。（《世医得

①《瑞竹堂经验方》亦有川芎散，主治头风偏正头疼昏眩。

效方》)

70. 滋血汤　治血热气虚，经候涩滞不通，致使血聚，肢体麻木，肌热生疮，浑身疼倦，将成劳瘵，不可妄投他药，但宜以此滋养通经。马鞭草、荆芥穗、牡丹皮（去骨）、赤芍药、枳壳（去瓤）、肉桂、当归（去尾）、川芎（各等分）。上锉散。每服四钱，水二盏，乌梅一个，煎至一盏，空心，日四五服。有此证服至半月或一月，经脉自通，百病皆除。(《世医得效方》)

71. 琥珀散　治妇人、室女月水凝滞，胁肋胀刺，脐腹疞痛不可忍，及恶露不下，血上攻心，迷闷不省。应有血气腹痛，并治。牡丹皮（去木）、赤芍药、蓬莪术（锉）、荆三棱（锉，各用煨）、刘寄奴（去梗）、熟地黄（酒炒）、延胡索（炒）、当归（酒浸）、乌药、官桂（不见火，各一两）。上用前五味，以乌豆一升、生姜半斤切片、米醋四升同煮，豆烂为度，焙干，入后五味同为末。每服二钱，温酒调，空心食前服。(《世医得效方》)

72. 薤白汤　治血虚劳倦。鹿角胶、当归（去尾）、黄芪（盐炙）、肉桂、干地黄（酒炒）、石斛、木香、白术、白茯苓、鳖甲（醋炙）、秦艽、川巴戟、柑子皮（各一两），牡丹皮、天仙藤[①]、甘草（各半两），人参（二钱），枳壳（三钱）。上锉散。每服水盏半，生姜九片，薤白三寸煎，空心温服。(《世医得效方》)

73. 紫金散　治冲任虚损，月水过多，崩漏带下，淋沥不断，腰腹重痛。凡是五色带疾，并皆治之。禹余粮（煅，醋淬，

---

① 天仙藤，为马兜铃科马兜铃属植物马兜铃和北马兜铃的茎叶。性味苦温。归肝、脾、肾经。具有行气活血、利水消肿，解毒等功效。主治疝气痛，胃痛，产后血气腹痛，风湿痹痛，妊娠水肿，蛇虫咬伤。煎服：6～12克。

细研，水飞，干，三两），赤石脂（煅）、龙骨（煅，石器研）、白芍药、川芎、附子、熟地黄、当归（各一两），干姜（炮）、肉桂（各半两）。上为末。每服二钱，入麝香少许，空心米饮调，日二服。（《世医得效方》）

74. **内托黄芪丸**　治针灸伤经络，脓流不止。黄芪（八两），当归（三两，洗），肉桂、木香、乳香（另研）、沉香（各一两）。上为末，用绿豆粉四两，姜汁煮糊丸，梧桐子大。每服五十丸，不拘时候，热水下。（《世医得效方》）

二十一、乳香

乳香为橄榄科常绿乔木乳香树的凝固树脂。乳香树分布于红海沿岸及利比亚、苏丹、土耳其等地。春、夏均可采收，以春季为盛产期。采收时，干树干的皮部由下向上顺序切伤，并开一狭沟，使树脂从伤口渗出，流入沟中，数天后凝成干硬的固体，即可采取。落于地面者常黏附沙土杂质，品质较次。本品性黏，宜密闭，防尘；遇热则软化变色，故宜贮藏于阴凉处。别名乳头香、塌香、西香、天泽香、摩勒香、多伽罗香、浴香等。

乳香味辛、苦，性温。归心、肝、脾经。功能调气活血、定痛、追毒。主治气血凝滞，心腹疼痛、痈疮肿毒、跌打损伤、痛经、产后瘀血刺痛等症。内服入汤剂，每日量3～10g；或入丸、散。外用适量，研末调敷。孕妇忌服。

广州的西汉南越王墓中曾发现乳香实物，证明在西汉时，乳香已传入中国。乳香入药最早见于东晋时期葛洪的《肘后备急方》，卷二治卒霍乱诸急方第十二记载，曰："孙尚药治脚转筋疼痛挛急者，松香一两，细锉如米粒，乳香一钱，上件药用银石器纳，慢火炒令焦，只留三分性，出火毒，研细，每服一钱至二钱，热木瓜酒调下，应时筋病皆治之。"

元代忽思慧所著《饮膳正要》称乳香为"马思荅吉"，载有马思荅吉汤，补益、温中、顺气，其中有羊肉、草果、官桂、回回豆子、粳米、马思荅吉等。忽思慧认为："马思荅吉，味苦香，无毒。去邪恶气，温中利膈，顺气止痛，生津解渴，令人口香。"李时珍《本草纲目》对乳香功效的论述简明扼要，其曰："乳香香窜，入心经，活血定痛，故为痈疽疮疡、心腹痛要药。"

乳香、没药二者同属活血化瘀药。元代《御药院方》中的"乳香膏"，乳香、没药相须，又配伍当归等补血药物，治疗诸疮肿硬疼痛，及脓溃肌肉腐烂；兼治腐肉不退等。乳香偏于行气，伸筋，治疗痹证多用；没药偏于散血化瘀，多治疗血瘀气滞。二药相须为用，活血化瘀之力可达事半功倍之效。近代张锡纯在《医学衷中参西录》认为，乳香、没药不仅活血止痛、去腐生肌，且能通气、祛风、祛瘀、消疮、除痹证、消痿证等功效。

【治方举例】

元代医籍中含有乳香的方剂，举66例如下：

1. **黑弩箭丸** 治风湿证。两头尖、五灵脂各一两，没药（另研）、当归、乳香（研，以上各三钱）。上为细末，醋糊为丸，如桐子大，每服至一十丸至五十丸，临卧温酒送下，忌油腻湿面，

孕妇勿服。(《瑞竹堂经验方》)

2. **乳香应痛散**　治手足麻痹，筋骨疼痛，补虚注颜。苍术（半斤或四两），制川乌（炮）、草乌（焙，各一两半），地龙（去土，半两），五灵脂（去砂石，研，一两半），芍药、胡芦巴、补骨脂（炒）、自然铜（火煨，淬）、川椒（炒出汗）、茴香（炒）、两头尖、甜瓜子（炒）、白僵蚕（炒）、白附子、当归、牛膝（酒浸，各半两），乳香、没药、细辛（去叶，各三钱），血竭（研，二钱半）。上为细末，醋糊为丸，如梧桐子大，每服五七丸至十丸，空心温酒送下。干物压之，盐汤亦可。(《瑞竹堂经验方》)

3. **如神救苦散**　治左瘫右痪，风湿痹，走注疼痛，无问男子妇人，远年近日，并皆治之。御米壳（一两，去顶，蜜炒），陈皮（五钱，去白），虎骨（酥炙）、乳香（研）、没药（研）、甘草（各二钱半）。上为细末，除乳香、没药另研外，每服三钱，水一盏半，煎至八分，连滓热服，病在上食后，病在下食前，如煎药一顺搅之，修合精契，勿差分两，忌猪、马、驴、鱼、兔等肉。(《瑞竹堂经验方》)

4. **应痛丸**　治心气痛不可忍者。好茶末（四两），拣乳香（二两）。上为细末，用腊月兔血和丸如鸡头大，每服一丸，温醋送下，不拘时候。(《瑞竹堂经验方》)

5. **香蝎散**　治小肠疝气，阴囊肿痛。乳香（一钱），蝎梢（一钱），川乌头（去皮，生用，三钱）。上为细末，每服一钱，水一盏，煎至七分，入盐少许，空心连热服，立见效。(《瑞竹堂经验方》)

6. **乳豆丸**　治脏腑泄泻不止。乳香（二两），肉豆蔻（二两，面裹煨熟，取豆蔻，切碎为末）。上为细末相和，用陈米糊为丸，如梧桐子大，每服五七十丸，空心用米饮汤送下。（《瑞竹堂经验方》）

7. 乳香当归散　治内障眼，伤风伤寒，攀睛胬肉多年，眼中倒睫卷毛。凤凰衣、当归、薄荷叶、荆芥穗、藁本、谷精草、石膏（煅）、没药（研）、白葛根、菟丝子（淘去沙，酒蒸）、蔓荆子、自然铜（火煅醋粹七次、研）、苦丁香、汉防己、川芎、赤小豆、乳香（研）、九节菖蒲（去毛炒）、香白芷、火龙爪、郁金（以上各一钱），雄黄（研）、定风子、细辛（各一钱半）。上为细末，每日三次，早晨、午时、临卧鼻内搐之。（《瑞竹堂经验方》）

8. 珍珠散　治偏正头痛头风。盆硝（七钱半），白滑石（一两），乳香（一钱半），冰片（少许）。上另研为极细末，再同研细，每用一字，口噙水，鼻内搐之。（《瑞竹堂经验方》）

9. 拨云膏　治男子妇人诸般眼患，不问年远日近。黄丹（四两，细研，水飞），炉甘石（四两，用童子小便煅淬五七次，研细，黄连水洗五七次），青盐、硇砂、乳香、雄黄、川芎末、黄连末、枯白矾、轻粉、甘草末、密陀僧、麝香、冰片、当归末、白丁香（研，以上各半钱），硼砂、朱砂（研，各三钱），没药、海螵蛸（研，去甲，各二钱）。上件修合各如法，研细，用白沙蜜一十五两，慢火熬，初沸下黄丹，二沸下炉甘石，三沸下诸粟末，不粘手为度，用瓷盏内热水泡开，热点眼，不拘时候。（《瑞竹堂经验方》）

10. 治赤眼头风等证　乳香、没药、川芎、石膏、雄黄（各二钱，同半两盆硝共用）。上件将为细末，专治赤眼冷泪，头风，

耳聋耳痒，鼻塞声重，一揞牙疼便住。(《瑞竹堂经验方》)

11. 五神还童丹 堪嗟髭发自如霜，要黑原来有异方。不用擦牙并染发，都来五味配阴阳。赤石脂与川椒炒，辰砂一味最为良。茯神能养心中血，乳香分两要相当。枣肉为丸桐子大，空心酒温十五双。十服之后君休摘，管教华发黑加光。兼能明目并延寿，老翁变作少年郎。赤石脂、川椒、辰砂、茯神、乳香（以上各一两）。此方乃仙家传授，无问老少皆可服。(《瑞竹堂经验方》)

12. 善应膏 治恶疮，痈疽肿疖，发背病，寒湿气冷刺痛，皮肤顽麻，手肿，打扑腰骨，闪肭[1]血气，毒气、铁器所伤，杖疮，小儿头疮，蜂、蝎、猪、狗、蛇、虫所伤，汤火漆疮，下注臁疮，妇人吹奶，元桐子大，新水送下二十丸，产前、产后腹刺痛，温酒送三十丸。此药并不得犯荤手，火上熔开，用好纸摊成膏药贴之立效。黄丹（五斤水飞），乳香（二两），没药（二两），木鳖子（一两），白芷（一两），白及（一两），白蔹（一两），当归（一两），官桂（一两），杏仁（一两），血竭（一两），清油（五斤），柳枝（一斤，三寸长截断），槐条。上件除乳香、没药、血竭、黄丹外，其余药油内浸三日，火上成锅内熬令黄色，滤去滓不用，次下黄丹，以新柳条小钱粗，长五六寸，匀搅令黄丹褐色，掇下锅子在地，只管用柳条匀搅，候药烟尽，下乳香、没药、血竭在锅，再搅候冷，倾在瓷器内收顿。修合宜春三月，七月。(《瑞竹堂经验方》)

---

① 闪肭，读音 shǎn nà，汉语词语，指扭伤筋骨或肌肉。

13. 万应膏 治一切恶疮及刀斧所伤，蛇咬，狗咬，虫伤，牙痛，心痛，眼痛，腹痛，脚气，骨节疼痛，大人小儿瘰疬，悉皆贴之。心痛，丸如梧桐子大，温醋汤送下三十丸。肚痛，温酒送三十丸。当归、芍药、白蔹、白及、白芷、木鳖子、杏仁、轻粉、乳香、黄芪（以上各一两），巴豆（六钱去皮），雄黄（研，一两），白矾（少许）、没药（一两，研），黄丹（二斤），血余（三两，净），好油（二斤），蓖麻子（二百余个）。上件先将乳香、没药、黄丹、雄黄、白矾，另研极细外，将余药剉碎，同槐柳条各二两剉碎，蓖麻子二百五十个，去皮研碎，先入油内浸一二日，于铁锅内熬，用槐、柳条各二根，二尺，不住手搅，微黑色，滴水中不散，捞去粗滓，再用绵滤净，入锅内熬滚，先下黄丹，次下血余，次下白矾、雄黄，又下乳、没药，不住手搅至烟尽，微热下轻粉搅匀，倾于水盆内，浸一宿，出尽火毒，于瓷器内盛之，其功效不能尽述。(《瑞竹堂经验方》)

14. 拈痛散 治肢节疼痛，熨烙药。羌活、独活、防风、细辛、肉桂、白术、良姜、麻黄（不去节）、天麻（去苗）、川乌（生用，去皮）、葛根、吴茱萸、乳香（研）、小椒（去目）、全蝎（生用）、当归（去苗，各一两），川姜（生，半两）。上十七味为粗末，入乳香研匀，每抄药十钱，痛甚者十五钱，同细盐一升炒令极热，熟绢袋盛，熨烙痛处，不拘时，早晚顿用。药冷再炒一次，用毕甚妙，药不用。(《卫生宝鉴》)

15. 神效天麻汤 治疠风。胡麻（半升，研），天麻（二两），乳香（七钱半，研）。上为末，每服五钱匕，腊茶调下，日三服。服半月，两腰眼灸四十壮。忌动风物。(《卫生宝鉴》)

16. **加味春雪膏** 治风热上攻眼目，昏暗痒痛，隐涩难开，多泪疼痛，或生翳膜。黄连（四两洗净，用童便二升，浸一宿，去渣用汁，淬炉甘石汁尽，留石为用），炉甘石（十二两），好黄丹（六两，水飞），乌鱼骨（烧存性）、乳香、当归（各三钱），白丁香（半钱），麝香、轻粉（各少许），硇砂（一钱，研细，水调盏内，放汤瓶中，候干为度）。上十味，各为末，另裹起，用白砂蜜二十两，炼去蜡，下炉甘石末不住手搅。次下黄丹及诸药末，不住手搅，至紫色不黏手为度。搓作铤子，每用一粒，新汲水少许化开，时时点之。忌酒、湿面、猪肉、荞麦。(《卫生宝鉴》)

17. **碧霞丹** 治目赤肿，隐涩难开。铜绿（三钱），枯白矾（三钱），乳香（一钱）。上为末，将黄连熬成膏子，入药，丸如鸡头大，水浸开，洗之。(《卫生宝鉴》)

18. **拨云散** 治眼因发湿热不退，而作翳膜，遮睛，昏暗，羞明，隐涩难开。川芎、楮实、龙胆草、羌活、薄荷、石决明、苍术、大黄、荆芥穗、甘草、木贼、密蒙花、连翘、川椒、草决明、桔梗、石膏、甘菊花、白芷、地骨皮、白蒺藜、槟榔（各半两），石燕[1]（一对，半两）。上净为末，每服三钱，茶清调下，食后，日三服。忌杂鱼、猪、马、荞面、辛热之物。(《卫生宝鉴》)

19. **内化丹** 治脑背疮疽，初觉肿硬，未有头脑，并诸肿不消，始觉便服此药，微利数行，其肿免致脓。南乳香（半两），没药（半两，另研），川乌（大者，水浸一夕，炮，去皮脐，半两），

---

① 石燕，为古生代腕足类石燕子科动物中华弓石燕及近缘动物的化石。主要成分为碳酸钙，尚含少量磷酸及二氧化硅。除湿热，利小便，退目翳。用于小便不利，白带，外用治角膜云翳。

海浮石（醋淬七次，半两），巴豆（四十九粒，去皮，不出油）。上为细末，将川乌末余药和研匀，以浮石醋打，面糊丸如桐子大，量虚实加减，空心五七丸，温酒下，忌热物。(《医垒元戎》)

20. **接骨丹** 治打扑损伤，但筋体不断皆治之。乳香（研）、当归（酒浸一宿，焙干）、威灵仙（酒漫一宿，焙干）、骨碎补（去毛，酒浸，日干）、菟丝子（酒浸一宿）、龟壳（酒浸）、龙骨（酒浸）、虎骨（酒浸，酥炙，以上各半两）。上细末，蜡丸弹子大，十岁以下服半丸，二十岁以上服一丸。好酒三盏煎，用柳篦子搅匀，和渣，只一服，不得再服，恐过节必至芦节，后用贴药。贴药：黄松脂（一两），没药（研，半两），乳香（研，三钱半）。上细末，用面、油匀调，摊在绯帛上，贴伤处，用绵竹篦夹定封，须要仔细对得骨正，更用纸封。(《医垒元戎》)

21. **乳香丸** 治走马牙疳如神。明乳香、轻粉（各半钱），砒霜（半分，研），麝香（少许）。上先将乳香在钵内，令一人执钵，水盆内浸钵底，一人研乳香如粉细，取出。入轻粉、麝香、砒霜，再研细和匀。每用以薄纸一韭叶阔，去药内按过挦[1]纸少许，丸如黄豆大。夜卧先漱口齿净，后以细杖子粘药丸，扎牙疳处，至明便效。忌酱、醋、盐。(《卫生宝鉴》)

22. **乳香丸** 治诸般恶疮疖。乳香（另研）、穿山甲、当归（各五钱），猪牙皂角、木鳖子（各七钱）。上用松枝，火烧存性为细末。入乳香研匀，炼蜜丸如弹子大。每服一丸，温酒化下，食前。(《卫生宝鉴》)

---

① 挦 xián，撏，取。

23. 乳香丸　治诸痔下血，肛边生肉，或结核肿疼，或生疮痒痛，或大便艰难，肚肠脱出，又治肠风下血，无问新久，及诸瘘根在脏腑，悉能治之。枳壳（去穰，麸炒）、牡蛎（火煨）、荜澄茄、大黄（蒸焙）、鹤虱（炒）、芫菁[①]（去头翅足，糯米炒，米黄色，各半两），乳香（研）、白丁香（研，各一分）。上为末，粟米糊丸如梧桐子大，每服十丸至十五丸。如治肠风，腊茶清下；诸痔，煎薤白汤下；诸瘘，煎铁屑汤下。并食前服。（《卫生宝鉴》卷十七）

24. 乳香消毒散　专治恶疮。锦纹大黄（煨）、黄芪（择箭者）、牛蒡子（炒）、牡蛎（盐泥裹烧）、金银花（各五两），甘草（二两，炙），没药、乳香、悬栝蒌（各半两）。上九味为粗末，每服五钱，水一盏半，煎至七分去渣，温服。疮，在上食后，在下食前。（《卫生宝鉴》）

25. 桃红散　敛疮口，生肌肉，定血，辟邪风。寒水石（烧）、滑石（各四两），乳香、小豆粉、轻粉（各一钱）。上为末，每用少许干糁。血不止者，加灯草贴疮口上，以帛裹之。（《卫生宝鉴》）

26. 司马温公解毒膏　治诸疮及杖疮，尤宜贴之。乳香（三钱），木鳖子（二十四个，去皮），杏仁（四十八个），蓖麻子（三十四个），巴豆（十四个），槐枝（四两，长四指），柳枝（二两），桃枝（三两），黄丹（春秋三两半，夏四两，冬三两）。上

---

① 芫菁，别名青娘子。为芫菁科昆虫绿芫菁的全虫。辛，温，有大毒。攻毒，逐瘀。治瘰疬，狂犬咬伤。去两翅及头足，炒炙后煎服1–2枚。或入丸散。妇忌服。

件，用清油一斤，下诸药熬黑，滴水内不散成也。用好绵滤过，用时于水内浴贴之。(《卫生宝鉴》)

27. 圣灵丹　治一切打扑伤损，及伤折疼痛不可忍。乳香（五钱），乌梅（去核。五枚），莴苣子（一大盏，炒黄色，二两八钱），白米（一捻）。上为末，炼蜜丸如弹子大，每服一丸，细嚼热酒送下，吃一服。不痛勿服，如痛再服。(《卫生宝鉴》)[①]

28. 神效接骨丹　治打扑损伤，伤筋折骨，及寒湿脚气腿疼，或一切恶疮疼痛不止，皆可服之。乳香、没药、白胶香、密陀僧（各四两，各另研），红豆、香白芷、大豆、贯芎、赤芍药、自然铜（火，醋淬如银为度）、菰子仁、当归（洗三次，焙）、水蛭（各四两）。上先以自然铜，火烧红，醋淬烧如银为度，用四两入前十二味药，各等分，同为末，以黄蜡为丸如弹子大。每服一丸，以黄米酒一盏煎开，和渣温服，年少者只一服，年老者加添服。病在上食后，在下食前。此药内去自然铜、水蛭、菰子，加桂花、川楝子、茴香为细末，酒面丸如桐子大，每服十五丸，酸石榴汤送下，食前，日进二服。治小肠气如神，一切脐腹疼痛，并皆治之。此药男子妇人老幼皆可服，神效不可具悉。(《卫生宝鉴》)

29. 乳香散　治杖疮大有神效。乳香、没药（各三钱），茴香（四钱），当归（五钱），自然铜（火烧，醋淬七次，五钱）。上细末，每服五钱，温酒调下立效。(《卫生宝鉴》)

30. 乳香散　治打扑伤损，痛不可忍者。白术（炒）、当归

---

①《卫生宝鉴·卷十四》圣灵丹主治脾肺有湿，喘满肿盛，小便赤涩；另有《瑞竹堂经验方》圣灵丹，治男子妇人，风湿相搏，气痹传于手足，麻肿疼痛，久则偏枯，及脚气不能行履等症。组成与此方完全不同。

（炒）、粉草、川白芷、没药（另研）、交趾桂、明乳香（另研）。上为末，入另研药令匀。每服二钱，酒调，不以时服。(《世医得效方》)

31. 五黄散　治杖疮定痛。黄丹、黄连、黄芩、黄柏、大黄、乳香（各等分）上为细末。新汲水调成膏。用绯绢帛子摊在上。贴于疮上。(《卫生宝鉴》)

32. 乳香神应散　治从高坠下，疼痛不可忍，及腹中疼痛。独科栗子、雄黑豆、桑白皮、乳香、没药（各一两），补骨脂（炒，二两）。上为末，每服五钱，醋一盏于砂石器内煎至六分，入麝香少许温服。(《卫生宝鉴》)

33. 宝金散　偏医瘿气，无不瘥，神效。猪羊靥[①]（十对，暖水洗去脂膜后，晒干，杵为细末），海藻、海带（各二两），琥珀（研）、麝香（研）、木香、丁香（各二钱半），真珠（半两，研）。上为末，入研药合匀，再研极细，重罗。每服一钱，热酒一盏调下。夜卧服，垂头卧，若是在室男女，不十服必效。如男子妇人患，一月见效。妇人有胎不可服，切宜忌之。(《卫生宝鉴》)

34. 润肌膏　治手足皴涩，皮肤裂开，疼痛不能迎风入手。屡用屡效，故录于此。珠子沥青（四两），白黄蜡（八钱），乳香（二钱）。上于铁铛内，先下沥青，随手下黄蜡、乳香，次入麻油一二匙。俟沥青熔开，微微熬动，放大净水盆于其旁以搅药。用铁錍[②]滴一二点于水中，试之如硬，少入油，看硬软合宜，新绵滤于水中揉扯，以白为度。瓷器内盛，或油纸裹。每用，先火上炙

---

① 靥 yè，指动物的甲状腺。

② 錍 pī，一种长而薄的箭镞。

裂口子热，捻合药亦火上炙软，涂裂口上，用纸少许贴之，自然合矣。(《卫生宝鉴》)

35. 除湿丹　治诸湿肿客搏，腰膝重痛，足胫浮肿。乳香（研）、没药（研，各一两），牵牛头末（半两），槟榔、威灵仙、赤芍药、泽泻、葶苈、甘遂（各二两），大戟（炒，三两），陈皮（去白，四两）。上为末，糊丸如桐子大，每服五十丸至七八十丸，温水送下，食前，得更衣，止后服。如服药前后，忌酒二日，湿面两三日，食后，温淡粥补胃尤佳。(《卫生宝鉴》)

36. 荅葱丸　治寒湿筋骨冷疼，不能举动。川乌（去皮尖，生）、黑牵牛（头末）、盐豉（各三钱），乳香（研）、没药（研，各一钱）。上为末，入研药匀。用肥葱一握，洗去土，淡醋一升，不犯铜铁，于文武火熬葱醋一半，滤去渣，慢火再熬成膏，滴水中不散为度。将前药末和丸如桐子大，每服一十丸加至二十丸，温酒送下，大便微利则愈。(《卫生宝鉴》)

37. 淋渫[①]药　治肠风痔漏，经久不瘥，疮口脓汁不绝，及疮内有虫，痒痛不止，宜此淋洗之。枳壳（麸炒）、威灵仙（去土）、荆芥穗（去土）、乳香（各一两），凤眼草（二两），细辛（去苗，二钱半）。上六味为粗末，每用三两，水一大碗，煎至一升，去渣，稍热，洗患处，冷再温热，更洗一遍不用。洗罢，用软帛揩干，上药，如疮破后不须上药，只淋洗之。

38. 瑞莲丸　治思虑伤心，小便赤浊。白茯苓、莲子肉、龙骨、天门冬、麦门冬、远志（去心）、柏子仁（另研）、紫石英

---

① 渫 xiè，除去，疏通。

（火七次，另研），当归（酒浸）、酸枣仁（炒）、龙齿（各一两），乳香（半两，研）。上为末，蜜丸梧子大，朱砂为衣，服七十丸，空心温酒枣汤任下。（《丹溪心法》）

39. 价宝丹　治五劳七伤，四肢无力，腿脚沉困，下元虚惫，失精阳痿。川楝子（二两），牛膝（酒浸，一两），槟榔（一两），蛇床（一两），穿山甲（炙，一大片），莲心子、苁蓉（酒浸）、茯神、巴戟（去心）、五味（各一两），乳香（另研，三钱），菟丝子（一两），沉香、白檀（各五钱），鹿茸（酥炙）、大茴香（各一两），仙灵脾（三钱），故纸（炒，五钱），风眼草（三钱），胡芦巴（炒，五钱），人参、泽泻、白芍、山药、熟地黄、麦门冬（各一两）。上为末，蜜丸梧子大，空心服七十丸，白汤下。（《丹溪心法》）

40. 八珍丸　治痛风走注脚疾。乳香、没药、代赭石、穿山甲（生用，各三钱），羌活、草乌（生用，各五钱），全蝎（炒，二十一个），川乌（生用，不去皮尖，一两）。上为末，醋糊丸如梧子大，每二十一丸，温酒送下。（《丹溪心法》）

41. 铁围散　治痈疽肿毒。乳香、没药（半两），大黄、黄柏、黄连、南星、半夏、防风、皂角刺、木鳖子、栝蒌、甘草节、草乌、阿胶。上为末，醋调成膏，砂石器内火熬黑色，鹅翎敷之。（《丹溪心法》）

42. 围药　诸般痈疽，敷上消散。乳香、没药、大黄、连翘、黄芩、黄连、黄柏、南星、半夏、防风、羌活、栝蒌、阿胶。上研为细末，好醋煎黑色成膏。寒者热用，热者寒用。（《丹溪心法》）

43. **宁志膏** 治心脏亏虚，神志不守，恐怖，赤浊，常多恍惚，易于健忘，睡卧不宁，梦涉危险，一切心疾，并皆治之。人参（去芦）、酸枣仁（微炒，去皮，各一两），辰砂（研细，水飞，半两），乳香（以乳钵坐水盆中研，一分）。上为末，炼蜜丸，如弹子大。每服一丸，温酒化下，枣汤亦可，空心、临卧服。（《世医得效方》）

44. **震灵丹** 此丹不犯金石、飞走有性之药，不僭不燥，夺造化冲和之功。大治男子真元衰惫，五劳七伤，脐腹冷疼，肢体发痛，上盛下虚，头目晕眩，心神恍惚，血气衰微。及中风瘫缓、手足不遂，筋骨拘挛，腰膝沉重，容枯肌瘦，目暗耳聋，口苦舌干，饮食无味，心肾不足，精滑梦遗，膀胱疝坠，小肠淋沥，夜多盗汗，久泻久痢，呕吐不食，八风五痹，一切沉寒痼冷，服之如神。及治妇人血气不足，崩漏虚损，带下久冷，胎脏无子，服之无不愈者。禹余粮（火煅醋悴，不计遍次，以手捻得碎为妙）、丁头代赭石（如禹余粮制同）、紫石英、赤石脂（以上四味，并作小块，入坩锅内，盐泥固济，候干，用炭十斤煅通红，火尽为度，入地坑埋，出火毒二宿）、滴乳香（另研）、没药（去沙，另研）、五灵脂（去沙石，研，各二两），朱砂（水飞过，一两）。上为末，以糯米为糊，丸如小鸡头大，晒干出光。每一粒，空心温酒下，冷水亦可。常服镇心神，驻颜色，温脾肾，理腰除；除尸疰蛊毒，辟魅邪疠。久服轻身，渐入仙道。忌猪、羊、血、恐减药力。妇人醋汤下，孕妇不可服。极有神效，不可尽述。（《世医得效方》）

45. **乳香宣经丸** 治体虚为风湿寒暑所袭，四气相搏，半身不遂，手足顽麻，骨节烦疼，足胫浮肿，恶寒发热，渐成脚气。

肝肾不足，四肢挛急，遍身攻注。或闪肭打扑，内伤筋骨。及风邪内搏，男子疝气，妇人经脉不调。活血止痛，补虚，壮筋骨。威灵仙（去芦，洗）、乌药（去木）、茴香（炒）、川楝子（锉，炒）、橘皮、牵牛子，萆薢、防风（各二两），五灵脂、乳香（各半两），草乌（黑豆一合同煮，竹刀切，看透黑为度，去皮焙，半两）。上为末，酒糊丸如梧子大。每服五十丸，盐酒或盐汤下。妇人食前醋汤送下。（《世医得效方》）

46. **透骨丹** 专治脚气。木香（两半），川乌（煨）、羌活（各一两），白茯苓（二两），沉香、槟榔、木瓜、川芎、乳香（另研，各一两）。上为末，面糊丸，如梧子大。每服六十丸，姜汤下。（《世医得效方》）

47. **白圆散** 治肺风、酒齇等疾。生硫黄、乳香、生白矾。上同研如粉，每用手微抓动患处，以药擦之，日月必愈。（《世医得效方》）

48. **钩藤膏** 治盘肠内钓[①]，腹中极痛，干啼。明乳香、没药（同上另研）、木香、姜黄（各四钱半），去皮研烂，木鳖子（去皮研烂，十二个）。上以木鳖子搜和四味末为丸，樱桃大，煎钩藤汤化下。（《世医得效方》）

49. **菖蒲丸** 治受胎其母卒有惊怖，邪气乘心，舌本不通，四五岁长，犹不能言。人参、石菖蒲、麦门冬（去心）、远志（取肉，姜汁渍）、川芎、当归（各二钱），滴乳香、朱砂（另研，各一钱）。上为末，炼蜜丸，麻子大。每服十丸，粳米米饮下。（《世

---

① 盘肠内钓，儿科病证名，表现为腹痛，曲腰，干啼，多为胎气怯弱，小肠冷积所致。

医得效方》)

50. 蒜丸 治冷证腹痛，夜啼，面青，手冷。大蒜（一枚，慢火煨香熟，取出细切，烂研，日中或火上焙半干，研），乳香（半钱，另研）。上研匀，丸如芥子大。每服七粒，乳空时服。(《世医得效方》)

51. 乌蝎丸 治手足拳挛，痛不可忍者。乳香、没药（另研）、地龙（去土）、全蝎（去足）、草乌（各五钱），乌药（炒）、麝香（一两），蜈蚣（一条，去足，炒），川乌（二只，生用，去皮脐）。上为末，面糊丸，梧桐子大。每服七丸至十丸、十五丸，用麝香少许，好小酒送下，空心服。服至七日略利，至半月或沸身发风丹，经月方没。多服其病安全。后常用生川乌、没药浸酒，日二服。通气驱风物加乳香、没药、生川乌、麝香少许，酒调服。不饮，木瓜汤下。服此忌热食一时。(《世医得效方》)

52. 乳香寻痛丸 治中风瘫痪不遂，手足亸曳[1]，口眼㖞斜，或旋运僵卧，涎潮搐搦，卒中急风，不省人事。每服二十丸，黑豆淋酒下。风虚眩冒，项筋拘急，太阳穴疼痛，亦用生地黄汁调酒下。腰脚疼重，行步艰辛，筋脉挛促，俯仰不利，贼风所中，痛如锥刺，皮肤顽厚，麻痹不仁，或血脉不行，肌拘干瘦，生葱酒下，或生葱、茶亦可。风湿脚气，腿膝无力，或肿或疼，不能举步，两脚生疮，脓血浸渍，痒痛无时，愈而又发，温盐酒下。打扑闪肭，筋骨内损，已经多年，每遇天寒，时发疼痛，没药酒下。乳香、川乌、没药、五灵脂、白胶香、地龙、白姜、半夏、

---

① 亸曳，读音 duǒ yè，指手足筋脉弛缓无力，多由风邪乘袭经脉所致。

五加皮、赤小豆（各等分）。上为末，糊丸。随证汤引如前，并空心服。(《世医得效方》)

53. **妙应丸**　治诸风挛急，遍体疼痛，游走无定，百药所不效者。穿山甲（十五片，石灰炒，去灰），全蝎（去毒，三七个），蜈蚣（七条，生用），麝香（一字，另研）、草乌（生，去皮，一两），地龙（去土，一两），没药（另研）、乳香（另研，各二钱），松脂（半两），斑蝥（七个，糯米炒，去头足），白僵蚕（姜汁炒，半两），五灵脂（三钱，去沙石）。上为末，酒糊丸，绿豆大，青黛为衣。每服二十丸，不拘时，温酒下。忌食热物。(《世医得效方》)①

54. **左经丸**　治左瘫右痪，手足颤掉，言语謇涩，浑身疼痛，筋骨拘挛，不得屈伸，项背强直，下疰脚膝，行履艰难，骨节烦疼，不能转侧。跌扑闪肭，外伤内损，并皆治之。草乌（炮，四两），川乌（炮，去皮脐，二两），乳香（研）、没药（各一两），生黑豆（一升，以斑蝥二十一个，去头足，同煮，候豆胀为度，去斑蝥，取豆焙干入）。上为末，醋糊丸，梧桐子大。每服三十丸，温酒下，不拘时。常服通经络，活血脉，疏风顺气，壮骨轻身。(《世医得效方》)

55. **大铁弹丸**　治诸风瘫痪。川乌（炮，去皮脐，一两半），川五灵脂（四两），乳香、没药（各一两），生麝（一钱）。上乳香以干竹叶包裹，用熨斗火熨过，即研成末。余药末和匀再碾，滴水丸，弹子大。每服一丸，薄荷酒磨下。(《世医得效方》)

---

①《瑞竹堂经验方》亦有妙应丸，主治赤白浊。

56. **如意散**　临产腰疼，方可服之。人参（为末）、乳香（各一钱），辰砂（二钱）。上同研，临产时急用鸡子清一个调药末，再用生姜自然汁调开冷服。如横生倒生，即时端顺，子母平善。(《世医得效方》)

57. **济危上丹**　治产后所下过多，虚极生风，唇青，肉冷，汗出，目瞑，命在须臾，却不可用正风药，亟投此。乳香、硫黄、五灵脂、太阴玄精石[①]、陈皮、桑寄生、阿胶、卷柏（生，各等分）。上将前四味同研匀，石器内微火炒，勿令焦了，再细研，后入余药为末，用生地黄汁丸，梧子大。温酒或当归酒下二十丸，食前服。(《世医得效方》)

58. **乳香膏**　治蚛牙痛。光明白矾（枯过）、滴乳香（各等分）。上为末，熔蜡量多少和成膏，旋丸看蚛牙孔子大小填之，其痛立止，神效。又方，入胭脂少许，合令深桃红色，只作散，遇牙疼痛，用一字以揩擦，良久，温盐汤漱口。(《世医得效方》)

59. **乳香膏**　治金疮、杖疮，神效。乳香（七钱），没药（七钱），白芷、当归、羌活、独活、川牛膝、川芎、自然铜、石膏、刘寄奴、黑牵牛、黄柏皮、补骨脂、白胶香、生地黄、熟地黄、赤芍药、白芍药、黄丹、紫金皮（各五钱），黄蜡（一两）。上为末，用真清油四两煎沸，却入药同煎。留胶香、黄蜡、黄丹末入，用柳枝不住手搅，试将欲成膏，却入三味。更成膏，生布滤净，用瓦器盛水，倾在水中，用篦摊开，贴敷疮口。孔深者，捻成膏条，穿入孔中。不问浅深，放疮上作热。加轻粉、梅花冰片、朴

---

① 太阴玄精石：是指年久所结的小块片状石膏矿石。

硝入膏内贴。久留可再用瓦器盛，须封裹。(《世医得效方》)

60. **乳香膏** 止痛。木鳖子（去壳，细削）、当归（各一两），柳枝（二八寸，寸锉之）。同以清油四两，慢火煎令黑色，次用后。乳香、没药（各半两），白胶香（明净者，四两，同研细，入油煎化，用棉子滤之）。上再事治之，炼药铁铫令极净，再倾煎药油蜡在内，候温，入黄丹一两半，以两柳枝搅极得所，再上火煎，不住手搅，候油沸起，住搅，注在水中成珠不散为度。秋冬欲软，春夏欲坚，倾在水中出火毒，搜成剂收之。(《世医得效方》)

61. **牢牙散** 治一切齿痛，不问久新风疼痛，一服立效。全蝎（七枚，去毒），细辛（洗净，三钱），草乌（二个，去皮），乳香（二钱，另研）。上为末，每用少许擦患处，须臾以温盐水灌漱。(《世医得效方》)

62. **接骨散** 治打扑伤损，折骨。半两古文钱，不拘多少，以线贯之，用铁匣盛，以炭火煅通红。碗盛好酒、米醋各半升，铁钳开匣取钱，于酒醋中淬尽，澄去酒醋，以温水淘洗，如此二次。淘洗数多，尤妙。火毒不尽，令人患哑。即净，焙干研细，入乳香、没药、水蛭等分，同为末。每服半字或一字，生姜自然汁先调药，次用温酒浸平服。若不伤折，即时呕出。若损折，则药径下，如金丝缠弓上之力，神效。初服忌酒三日。(《世医得效方》)

63. **寻痛丸** 止痛清心，行气活血如神。草乌（去皮尖，生用）、乳香（火熨）、没药（火熨）、五灵脂（各三两），生麝香（少许）。上为末，酒糊丸，如指头大，朱砂五钱研为衣。每服一丸，薄荷、生姜研汁磨化，痛止。(《世医得效方》)

64. **止痛拔毒膏** 治一切疮发，臭烂不可近，未破则贴破，已破则生肉，杖疮、丁疮皆用之。斑蝥（四十九个），柳根（四十九条），木鳖子（七个），乳香、没药、麝香（少许），松脂（三钱）。上用真清油十四两，煎黑柳条焦枯，滤去滓，入黄丹五两，滴入水中成珠为度。却入诸药搅及匀，入瓷器中收了后用。神妙。(《世医得效方》)

65. 五香散 升降诸气，宣利三焦，疏导壅滞，发散邪热。治阴阳之气郁结不消，诸热蕴毒，肿痛结核，或似痈疖而非，使人头痛恶心，寒热气急。木香、丁香、沉香、乳香、藿香（各等分）。上锉散。每服三钱，水一盏半煎，食后温服。(《世医得效方》)

66. 乳香丸 治发背及一切疽疮溃烂，痛不可忍者。当归、川芎、交趾桂、川香芷、真绿豆粉（各五钱），羌活、独活、五灵脂、乳香（另研）、没药（另研，各三钱），白胶香（五钱）。上为末，炼蜜为丸，如弹子大。每服一丸，用薄荷汤嚼下。手足诸般损痛不能起者，加大草乌一味，用木瓜、盐汤细嚼下。(《世医得效方》)

二十二、胡桐泪

胡桐泪为杨柳科植物胡杨的树脂流入土中，多年后形成的产物。分布于内蒙古、甘肃、青海、新疆等省区。一般以秋季采集为好，除去杂质，放置干燥处保管。别名胡桐律、石律、石泪、胡桐碱、博剌亦阿而马尼等。

胡桐泪味苦、咸，性寒。归肺、胃经。功能清热解毒、化痰软坚。主治咽喉肿痛、齿痛，牙疳、中耳炎、瘰疬、胃痛等症。内服入汤剂，每日量6～10g；或入丸、散。外用适量，煎水含漱；或研末撒。注意：脾胃虚寒者不宜食用，《海药本草》认为“多服令人吐。”《本草汇言》指出：“胃家虚寒不食者勿用。”

胡桐泪始载于《唐本草》：“味咸苦，大寒，无毒。”《海药本草》称其“主风疳匿齿牙疼痛，骨槽风劳，能软一切物”；《日华子本草》中，也记载，胡桐泪能够“治风蚛牙齿痛，兼杀火毒并面毒”。

胡桐泪善于治疗骨槽风。骨槽风又名穿腮发、穿腮毒、牙槽风、牙叉、牙叉发等。相当于西医的颌骨骨髓炎。指起于耳前腮项间，肿硬如小核隐于皮肉、渐大如胡桃，最后牙车腐坏的疾病。多因手少阳三焦、足阳明胃二经风火邪毒上灼而成。

明代缪希雍的《神农本草经疏》论曰：“胡桐泪，《经》曰：热淫于内，治以咸寒。又曰：在高者因而越之。苦以涌吐，寒以胜热，故主大毒热，心腹烦满，取吐而效也。《日华子》以之治风虫牙齿痛。李珣谓其能治骨槽风、齿匿。元素言瘰疬非此不能除，皆资其苦能杀虫，咸能入骨软坚，大寒能除极热之用耳。”

含有胡桐泪的方剂较少，本书收载了元代医籍中含有胡桐泪的方剂，举3例如下：

1. 治牙齿根宣露挺出，脓血，口气。枸杞根（一升，切），胡桐泪（一两）。上药和匀，分为五度用，每度以水二大盏，煎至一盏，去滓，热含冷吐。（《瑞竹堂经验方》）

2. 补气泻荣汤　升麻、连翘（各六分），桔梗（五分），黄芩（四分），生地黄（四分），苏木、黄连、黄芪、全蝎（各三分），人参、白豆蔻（各二分），甘草（一分半），地龙（三分），桃仁（三个），虻虫（去足翅，三个），胡桐泪（一分，研），麝香（少许，研），当归（三分），水蛭（三个，炒烟尽）。上十九味，除连翘别恭锉，胡桐泪研，白豆蔻为末，麝香、虻虫、水蛭令为末，余药都作一服。水二盏，酒一盏，入连翘同煎至一盏，去渣。再入胡桐泪、白豆蔻二味末，并麝香等，再上火煎至七分，稍热服，早饭后午饭前服。忌酒面生冷硬物。(《卫生宝鉴》)

3. 梧桐泪散　治阳明经虚，风热所袭，流传牙齿，攻龈肉则致肿结，妨闷甚者，为龈间津液相搏，化为脓汁，宜用此药。梧桐泪[①]、石胆矾、细辛根、乳发灰（一钱一字），黄矾（五钱），芦荟（五钱），升麻（五钱），麝香（一钱），朱砂、川芎、当归、牛膝（各二钱半）。上细末，先以甘草汤漱口，后用药少许敷之，以常用少许擦牙齿，去风退热，消肿化毒，牢固牙齿，永无宣疳血蛀之病。(《医垒元戎》)

二十三、龙脑香

龙脑香为龙脑香科龙脑香属植物龙脑香树的树脂中析出的天

① 梧桐泪即胡桐泪。

然结晶性化合物。龙脑香树生于热带雨林地区，分布于南洋群岛。从树干的裂缝处，采取干燥的树脂，进行加工。或砍下树干及树枝，切成碎片，经水蒸气蒸馏升华，冷却后即成结晶。别名脑子、冰片、片脑、冰片脑、梅花脑、天然冰片、老梅片、梅片等。

龙脑香味辛、苦，性凉。入心、肺经。功能开窍醒神、散热止痛、明目去翳。主治中风口噤、热病神昏、惊痫痰迷、气闭耳聋、目赤翳膜、喉痹、口疮等。外用可治疮疡痈疖，痔疮，下疳，烧烫伤等。内服多入丸、散，每日量0.15～0.3g，不入煎剂。外用研末撒，或吹、搽，或点，或调敷。孕妇及虚证者慎服。

龙脑香最早以“龙脑”之名记载于《名医别录》。《名医别录》是汉代至魏晋时期临床用药经验的总结，可见，龙脑冰片最晚从魏晋时期已开始应用。《名医别录》已佚亡，现在看到的是辑复本。《海药本草》引《名医别录》文曰：“龙脑治妇人难产，取龙脑研末少许，以新汲水调服，立差。”《新修本草》以“龙脑香”作为正名收载本品，其中曰：“龙脑香及膏香，味辛、苦，微寒，一云温，平，无毒。主心腹邪气，风湿积聚，耳聋，明目，去目赤肤翳。”其后本草著作多以“龙脑香”为正名记载本品。

明代陈嘉谟《本草蒙筌》中最早出现“冰片”二字：“龙脑香即冰片，味辛、苦，气温、微寒。无毒。”其后，李时珍《本草纲目》也记有“冰片”之名：“龙脑者，因其状加贵重之称也。以白莹如冰，及作梅花片者为良，故俗呼为冰片脑或云梅花脑。番中又有米脑、速脑、金脚脑、苍龙脑等称，皆因形色命名，不及冰片、梅花者也。”

龙脑香为通清窍、散郁火、去翳明目、消肿止痛之药。自古以来，医家多以龙脑香为“佐使”之药。龙脑香是小分子脂溶性单萜类物质，研究结果均表明：冰片内服后可经胃肠道迅速吸收，广泛分布于心肌、肺、脾脏，且极易透过血脑屏障进入脑组织。常作为脑部病变的引经药，脂溶性强，在胃肠道吸收迅速，可以直接透过或开放血脑屏障，双向调节血脑屏障，其促血脑屏障开放与脑炎、脑外伤的病理性开放有质的区别，对脑及血脑屏障有一定的保护作用，其促血脑屏障开放不会引起脑的病理性损害，并且抑制细胞间黏附因子-1（ICAM-1）的表达，影响P-糖蛋白与5-羟色胺的含量，减少缺血性脑水肿、脑炎性脑水肿及外伤性脑水肿。实验证明，冰片能提高川芎嗪在脑中的分布浓度，促进川芎嗪的鼻腔给药吸收效果。

元代医籍中含有乳香的方剂，举20例如下：

1. 替针丸 专治一切瘰疬恶疮。冰片（三分），麝香（五分），轻粉（一钱），粉霜（一钱），雄黄（一钱），白丁香（二钱），硇砂（半钱），砒黄（二钱），巴豆（十个）。上药为细末，大麦面为丸，如小麦粒大。观疮大小加减用，如疮破者两丸；如疮小不破者一丸，用砭针破血出尽，任药后用黄蜡封于针口，如疮肿者不妨，不过三日自消，此方不可乱传。（《瑞竹堂经验方》）

2. 槟榔散 治鼻头赤。鸡心槟榔、舶上硫黄（各等分），冰片（少许）。上为细末，用襁绢帛包裹，时时于鼻下搽磨，鼻闻其臭效，又加蓖麻子肉为末，酥油调，临睡少搽于鼻上，终夜得闻。（《瑞竹堂经验方》）

3. 至圣保命金丹 治中风口眼㖞斜，手足亸拽，语言蹇。四肢不举，精神昏愦，痰涎并多。贯众（一两），生地黄（七钱），大黄（半两），青黛、板蓝根（各三钱），朱砂（研）、蒲黄、薄荷（各二钱半），珠子（研）、冰片（研，各一钱半），麝香（一钱），牛黄（二钱半，研）。上十二味为末，入研药和匀，蜜丸鸡头大，每用一丸，细嚼，茶清送下，新汲水亦得。如病人嚼不得，用薄荷汤化下，无时。此药镇坠痰涎，大有神效，用金箔[①]为衣。(《卫生宝鉴》)

4. **龙脑安神丸** 治男子妇人五种癫痫，无问远年近日，发作无时，服诸药不效者。茯神（去皮取末，三两），人参、地骨皮、甘草（取末）、麦门冬（去心，各二两），朱砂（水飞，二两），乌犀屑（一两），桑白皮（取末，一两），冰片（三钱），麝香（三钱，研），芒硝（二钱，研），牛黄（半两），金箔（三十五片）。上十三味为末，和匀，蜜丸弹子大，金箔为衣。如痫病多年，冬月温水化下，夏月凉水下，不拘时候。又治男子妇人虚劳发热咳嗽，新汲水一盏化下，其喘满痰嗽立止。又治男女语涩舌强，日进三服，食后温水化下。(《卫生宝鉴》)

5. **龙脑芎犀丸** 治头面诸风，偏正头痛，心肺邪热，痰热咳嗽。石膏、川芎（各四两），冰片、生犀屑、山栀（各一两），朱砂（四两，二两为衣），人参、茯苓、细辛、甘草（各二两），阿胶（炒，一两半），麦门冬（三两）。上为细末，蜜丸如樱桃大，每服一丸至二丸，细嚼茶清送下。一方加白豆蔻、龙脑，以金箔为衣。(《卫生宝鉴》)

6. **如圣丸** 治风热毒气上攻咽喉，痛痹肿塞妨闷，及肺痈

---

① 金箔，为用黄金锤成的纸状薄片。具有镇心，安神，解毒的功效。主治惊痫，癫狂，心悸，疮毒。

咳嗽脓血，胸满振寒，咽干不渴，时出浊沫，气臭腥臭，久久咯吐，状如米粥。冰片（另研）、牛黄（另研）、桔梗、甘草（生用，各一钱）。上为细末，炼蜜丸，每两作二十丸，每服一丸，噙化。（《医垒元戎》）

7. **朱砂膏** 镇心神，解热除烦，唾血等证。朱砂（另研，半两），珍珠末、生犀角、人参、玳瑁[1]末、甘草（各一两），金箔（泥，一分半），粉（二钱半），苏合油（一分），牛黄（另研）、麝香（另研）、冰片（另研）、南硼砂、琥珀、羚羊角、远志、赤茯苓（以上各五钱），安息香（酒熬去石，五钱）。上为细末，入研药极细，炼蜜丸，苏合油和诸药为锭子，更以金箔为衣，每两作五锭，每服一皂角子大，噙化，人参汤下亦得。并阿胶丸相杂服，尤胜至宝丹。（《医垒元戎》）

8. **蝎梢丸** 治急风牙噤，惊痫搐搦，眼目不定恍惚，潮涎昏闷，不省人事。利胸膈，清头目，化痰实，宁心神，安脏腑。蝎梢（微炒，半两），白附子（炮，二两），天麻（一两），冰片（一钱），朱砂（一两，研），半夏（汤洗，制，一两）。上细末，白面糊丸，绿豆大，每服三十丸，细嚼，薄荷汤下，临卧服。（《医垒元戎》）

9. **牛黄膏** 治惊化痰，凉膈镇心，祛邪热，止涎漱。人参（二钱半），甘草（半两），芒硝（一线），雄黄（七钱），朱砂（一钱），蛤蚧粉（二两，水飞），冰片（半钱），金银箔（四个，为

---

① 玳瑁，亦称瑇瑁，为海龟科动物玳瑁背部的甲片。主产台湾、福建及广东海南岛等地。甘，寒。入心、肝经。清热解毒，平肝镇惊。治热病神昏，谵语惊厥，中风，小儿惊痫。煎服：3～9克。亦可磨汁或入丸、散服。

衣）。上为细末，炼蜜为丸，搜和，每两秤作二十丸，以金银箔为衣。一岁儿，每服绿豆大，薄荷汤化下。量岁数临时加减服之，食后。（《医垒元戎》）

10. 龙麝聚圣丹 治心脾客热，毒气攻冲，咽喉赤肿疼痛，或成喉痹，或结硬不消，愈而复发，经久不瘥，或舌本肿胀，满口生疮，饮食难咽，并皆服之。南硼砂（研）、川芎（各一两），生地黄、犀角屑、羚羊角、南琥珀（研）、南玄参、桔梗、升麻、铅白霜（研）、连翘（各五钱），芒硝、赤茯苓（去皮）、人参、冰片（研，各三钱），朱砂（飞）、牛黄（研，各二钱），麝香（三钱，研）。上十八味为末，炼蜜丸，每两作十丸，金箔五十片为衣，每服一丸，用薄荷汤或新汲水化下，若细嚼并噙化，津液咽下皆可，食后临卧服。（《卫生宝鉴》）

11. 祛毒牛黄丸 治大人小儿咽喉肿痛，舌本强硬，口内生疮，涎潮喘急，胸膈不利，不欲饮食。人参、犀角（取末）、南琥珀（研）、桔梗、生地黄（沉水者佳）、南硼砂（各半两），牛黄（研，三钱半），雄黄（一两，飞），南玄参、升麻（各三钱），蛤粉（四两水飞），朱砂（研，七钱），冰片、铅白霜（各一钱），寒水石（烧，去火毒，二两）。上为细末，研匀，炼蜜丸如小弹子大，为衣，瓷器内收。每服一丸，浓煎薄荷汤化下，或新汲水化服亦得。食后，日进三服，噙化亦得。（《卫生宝鉴》）

12. 太乙膏 治疬子疮，神效。冰片（一钱，研），轻粉、乳香（各二钱，研），麝香（三钱，研），没药（四钱，研），黄丹（五两）。上用清油一斤，先下黄丹熬，用柳枝搅。又用憨儿葱七枝，先下一枝熬焦，再下一枝，葱尽为度。下火不住手搅，觑冷

热得所，入脑子等药搅匀，瓷器盛之，用时旋摊。(《卫生宝鉴》)

13. **龙麝追毒丹** 治一切恶疮内毒气未出尽者，皆可用之，如箭头、针刺、痈疖、恶疮，内有毒气不着骨者，不过一二上药，其针刺自出。破伤风恶疮不痛者，亦效。冰片（三分），麝香（一分），轻粉、粉霜、雄黄（各五分），乳香、砒黄（各一字），巴豆（十四个，去皮，心膜）。上研极细，面糊丸如麦粒大。每用之，先以针撚[①]疮口，入药，量轻重上药，后一两时辰，肿痛尽是应。如患下疳疮，蚀茎或半或尽者，用浆磨一两粒搽之，不三上，立效。(《卫生宝鉴》)

14. **克效饼子** 治一切疟疾。冰片、麝香（各半两），朱砂（一两一分），荷叶、绿豆粉、炙甘草（各五两），砒霜（炙，二两半），定粉（半两），金箔（二十五片为衣）。上细末，炼蜜丸，每两作二十丸，捏作饼，金箔为衣。每服一饼，以新汲水磨化。每日发者未发前服，间日发者不发夜服，隔数日发者一日夜服，连日发者凌晨服。(《卫生宝鉴》)

15. **妙香丸** 治小儿惊痫。巴豆（三百一十五粒，去皮心膜，炒熟，研如面油），牛黄（另研）、冰片（另研）、腻粉[②]（研）、麝香（研，各三两），辰砂（九两），金箔（九十片）。上

① 撚 niǎn，揉搓，搓捻。

② 腻粉，即轻粉，为粗制的氯化亚汞结晶。辛，寒，有大毒。入肝、肾经。杀虫，攻毒，逐水通便。1. 治疥、癣，瘰疬，梅毒，下疳，皮肤溃疡。配他药研末外掺。2. 治水肿，臌胀，大小便不利的实证。内服：60～150毫克，多入丸剂。因有强烈的毒性反应，故内服宜慎。孕妇忌服。外用有杀菌作用，对多种皮肤真菌也能抑制。内服能制止肠内异常发酵，阻碍肠中电解质与水分的吸引而导致泻下。少量吸收后有利尿作用，但过量或久服可致中毒，导致心、肝、肾病变。

合研匀，炼黄蜡六两，入白沙蜜三分同炼，令匀，为丸，每两作三十丸。小儿惊痫急慢惊风，涎潮搐搦，蜜汤下绿豆大二丸。（《卫生宝鉴》）

16. **青金丹** 清心，解热，除潮。治谵语[1]，舌生白胎，痰盛气壅，烦渴引饮。及时行热疫，发热如火，连日不愈或热极生风。大人小儿均可服。天门冬（去心）、麦门冬（各一两），天麻（二分），全蝎（大者，五个），芒硝（二钱），天竺黄（二分），硼砂（一钱），雄黄（一钱），紫粉（四钱），白附子（二分），辰砂（一钱），水粉（一两），冰片（半钱），生麝香（半钱），金银箔（各十片）。上另研冰片、麝香、辰砂、水粉、金银箔，同前药末入白面二两，水丸，以靛花为衣，如箸头大。每丸用麦门冬、生地黄、灯心、薄荷煎汤磨化服。合时加甘草、人参尤妙。（《世医得效方》）

17. **薄荷煎** 治舌口生疮，痰涎壅塞，咽喉肿痛。薄荷（一斤，取头末用，二两半），冰片（半钱，另研），川芎（半两，取末，二钱），甘草（半两，取末，二钱半），缩砂仁（半两，取末，二钱）。上和匀，炼蜜成剂，任意嚼咽。一方无脑子，有桔梗。（《世医得效方》）

18. **龙石散** 治上膈壅毒，口舌生疮，咽嗌肿痛。少许掺患处，咽津。寒水石（煅，三两），辰砂（二钱半，另研），冰片

---

① 谵语，指阳明实热或温邪入于营血，热邪扰及神明时，出现神志不清，胡言乱语的重证。以实证为多。

（半字）。上为末，日夜数次用。小儿疮疹攻口，先以五福化毒丹[①]扫，却用此掺，立效。（《世医得效方》）

19. **硼砂丸** 治口臭，口干，口舌疮。寒水石（烧红，十两），硼砂（二两），冰片、麝香（各二钱），芒硝（枯，四分），甘草（浸汁熬膏，二两）。上为末，甘草膏搜为丸，麻子大。用噙咽。（《世医得效方》）

20. **牛黄金虎丹** 治足面生疮，下连大指，上延外踝臁骨，每发兼旬，昏暮痒甚，爬搔出血如泉，痛楚不可忍。夜分渐已，明日复然。每服一丸，新汲水下。脏腑有所下即愈。天雄（炮，去皮脐，一两），白矾（枯过）、天南星（汤洗）、天竺黄（研）、腻粉（研，各二两一钱），牛黄（研，二钱），雄黄（研飞，十二两半），冰片（四钱），金箔（六十五片为衣）。上为末，炼蜜搜和，每一两半作十丸，金箔为衣。（《世医得效方》）

① 五福化毒丹，治疮疹余毒，上攻口齿，及治蕴积毒热，怡惕狂躁，颊赤咽干，口舌生疮，夜卧不宁，谵语烦渴，头面，身体多生疮疖、赤眼等疾。亦名青黛丸。人参（半两），玄参（两半），茯苓（一两），青黛、甘草（各五钱），桔梗（一两），牙硝（枯过，半两），麝香、脑子（各半钱）。一方无脑子，有金银箔。上为末，蜜丸，每两作十二丸。一岁儿一丸分四服，用薄荷汤下。疮疹上攻口齿，涎血臭气，生地黄自然汁化一丸，用鸡翎刷在口内。热疳肌肉黄瘦，雀目夜不见物，陈粟米泔水化下，食后、临睡服。

二十四、血竭

血竭为棕榈科黄藤属植物麒麟竭果实和藤茎中的树脂。分布于印度尼西亚、马来西亚、伊朗等地。我国广东、台湾有栽培。果熟时采收果实，置蒸笼内蒸煮，使树脂渗出；或取果实捣烂，置布袋内，榨取树脂，然后煎熬成糖浆状，冷却凝固成块状。亦有将茎砍破或钻若干小孔，使树脂自然渗出，凝固而成。别名骐驎竭、海蜡、麒麟血、木竭等。

血竭味甘，性温，无毒。功能散瘀定痛、止血、生肌敛疮。主治跌打损伤、内伤瘀痛，痛经、产后瘀阻腹痛、外伤出血不止、瘰疬、臁疮、痔疮等。内服研末，每日用量1～1.5g，或入丸剂。外用研末调敷或入膏药内敷贴。凡无瘀血者慎服。

血竭入药最早见于南北朝时期雷敩《雷公炮炙论》，称之为麒麟竭，曰："麒麟竭，欲使，先研作粉，重筛过，勿与众药同捣，化作飞尘也。"《海药本草》称其："治湿痒疮疥，宜入膏用，主打伤折损，一切疼痛，补虚及血气搅刺，内伤血聚。"

元代医籍中含有血竭的方剂，举10例如下：

1. 木瓜虎骨丸 治风寒湿客于荣卫，合而成痹，使肢节疼痛，麻痹不仁，手臂无力，项背拘急，脚膝筋挛不能伸屈，宜常服。木瓜肉、血竭（另研）、没药（另研）、自然铜（锻，醋淬七次，研）、木香、虎胫骨（酒炙黄）、枫香脂（研）、败龟板（醋炙黄）、骨碎补（去毛）、甜瓜子、官桂（去粗皮）、当归身（剉，焙，各一两），乳香（另研，半两），地龙（去土，秤）、安息香

（汤酒煮入药，各二两）。上件一十五味，除另研外，为细末，拌匀酒糊为丸，如梧桐子大，每服二十丸，温酒送下，煎木瓜汤送下亦可，渐加至五十丸，食前、临卧各进一服。忌食冷物湿面诸血等物。（《瑞竹堂经验方》）

2. 立马回疗丹 治疔疮走晕不止。砒黄（五分），蟾酥（五分），血竭（五分），朱砂（五分），轻粉、冰片、麝香（三味各一分），没药（半钱）。上为细末，生草乌头汁为丸如麦子大。用时将疮顶刺破，将药一粒放疮口内，第二日疮肿为效。（《瑞竹堂经验方》）

3. 经验加麒麟乳香膏 治诸疮肿硬疼痛，及脓溃肌肉腐烂，兼治腐肉不退。南乳香（一两），没药（半两），松脂（五两），天台乌药、木鳖子（三钱，用仁去皮二钱），当归、赤芍药（以上各三钱），小油（二两），血竭（二钱）。上为九味，除乳香、没药、松脂、血竭等四味外，用前项小油浸乌药等四味，计五日，慢火同煎数十沸，滤去，澄清一宿，入南乳香等，用柳木篦子，不住手搅成膏。（《瑞竹堂经验方》）

4. 治金疮方 黄柏（四两，好者，去粗皮），黄连（三两，去须净，剉），黄葵花（三两，焙干），降真香末（一两），槟榔（二两，鸡心者佳），白芍药（少许，以上六味同研为细末），木鳖子（半两），乌贼骨（三两，二味同研为末，旋入），真龙骨（一两，乳钵旋另研入），密陀僧（一两，研细），真血竭（一两），麝香（二钱，旋入），轻粉（一钱），韶粉（一两），滴乳（二钱，另研，同于乳钵内再细研，旋入黄丹），黄丹（三两，水飞过，研）。上为一处合和令匀，用好纸包裹令密，勿令透气，候三日方可用，须十分研细为佳。凡遇金刃所伤，血不止者，作急用药干贴，血痛立止。或所伤日久，用葱盐汤洗去恶物拭干，用唾津调药贴，用纸封盖疮口，留一窍出脓水。又被伤血流太多，恐伤断脉络、血管，急揩去血，用药干贴之，立止。(《瑞竹堂经验方》)

5. **血竭散** 治妇人脐下血积疼痛。血竭、乳香、没药（并另研）、水蛭（盐炒烟尽）、白芍药、当归、麝香（以上各一钱），虎骨（火炙油尽黄，一钱六分）。上为极细末，每服三钱，空心，温酒调服。(《瑞竹堂经验方》)

6. **血竭散** 治痔漏痛不可忍。血竭、牡蛎粉、发灰（各等分）。上为末，入麝香少许，自以津唾调敷。如更痛，研杏仁膏调药敷之。(《世医得效方》)

7. **地黄膏子丸** 治男子、妇人脐下奔豚气块，小腹疼痛，卵痛即控相似或微肿，阴上肿，心腹疼不可忍，宜服此药。血竭（炒）、沉香、木香、广茂（炮）、蛤蚧（酥炙）、延胡索、人参、川楝（麸炒）、当归、芍药、川芎、续断、炒白术、全蝎（炒）、柴胡、茴香（炒）、没药（以上分两不定，随证加减用之）。多气者，加青皮、陈皮；多血者，加肉桂、吴茱萸。上同为细末，地黄膏子丸桐子大，空心酒温下二十丸，每日加一丸，加至三十丸。(《医垒元戎》)

8. **见晛丸** 治寒气客于下焦，血气闭塞而成瘕聚，坚大久不消者。附子（四钱，炮，去皮脐），鬼箭羽、紫石英（各三钱），泽泻、肉桂、延胡索、木香（各二钱），槟榔（二钱半），血竭（一钱半，另研），水蛭（一钱，炒烟尽），京三棱（五钱，锉），桃仁（三十个，浸，去皮尖，麸炒，研），大黄（二钱，锉，用酒同三棱浸一宿，焙）。上十三味，除血竭、桃仁外，同为末，入另研二味和匀，用元浸药酒打糊，丸如桐子大，每服三十丸，淡醋汤送下，食前，温酒亦得。(《卫生宝鉴》)

9. 和血通经汤　治妇人室女受寒，月事不来，恶血积结，坚硬如石。当归、京三棱（炮，各五钱），莪术（炮，四钱），木香熟地黄、肉桂（各三钱），红花、贯众、苏木（各二钱），血竭（一钱，另研）。上十味，除血竭外，同为细末，和匀，每服三钱，热酒一盏调下，食前。忌生冷及当风大小便。(《卫生宝鉴》)

10. 血竭散　治产后败血冲心，胸满上喘，命在须臾，宜服。真血竭（如无，以紫矿代）、没药。上等分，轻手研细，频筛再研，取尽为度。每服二钱，用童便合酒半盏，煎一沸，温调下。才产下一服，上床良久再服，其恶血自循下行，更不冲上，免生诸疾。(《世医得效方》)

二十五、芦荟

芦荟为百合科芦荟属植物库拉索芦荟、斑纹芦荟、好望角芦荟的叶汁经浓缩的干燥品。库拉索芦荟原产非洲北部地区，目前南美洲及西印度群岛广泛栽培，我国亦有栽培。斑纹芦荟在我国福建、广东、广西、四川、云南、台湾等地有栽培。好望角芦荟分布于非洲南部地区。种植2~3年后即可收获，于8~9月将中下部生长良好的叶片分批采收。将采收的鲜叶片切口向下直放于盛器中，取其流出的液汁干燥即成。也可将叶片洗净，横切成片，加入与叶片等量的水，煎煮2～3小时，过滤，将过滤液浓缩成黏稠状，倒入模型内烘干或曝晒干，即得芦荟膏。别名卢会、讷会、象胆、奴会、劳伟等。

芦荟味苦，性寒。归肝、大肠经。功能泻下、清肝、杀虫。主治热结便秘、肝火头痛，目赤惊风、虫积腹痛、疥癣、痔瘘等。内服多入丸、散，或研末入胶囊，每日量0.6～1.5g；外用研末敷。脾胃虚寒者及孕妇禁服。

芦荟入药最早见于唐代甄权的《药性论》，称之为"卢会"，曰："杀小儿疳蛔。主吹鼻杀脑疳，除鼻痒。"唐末《海药本草》谓："主小儿诸疳热。"北宋初刘翰的《开宝本草》论述较为全面，称其："主热风烦闷，胸膈间热气，明目镇心，小儿癫痫惊风，疗五疳，杀三虫及痔病疮瘘，解巴豆毒。"

含有芦荟方剂较少，本书仅收载了元代医籍中含有芦荟的方剂，举4例如下：

1. 当归龙胆丸 治肾水阴虚，风热蕴积，时发惊悸，筋惕搐搦，神志不宁，荣卫壅滞，头目昏眩，肌肉瞤瘛，胸膈痞满，咽嗌不利，肠胃燥涩，小便淋闭，筋脉拘急，肢体痿弱，暗风痫病。常服宣通血气，调顺阴阳，病无再作。当归、龙胆草、大栀子、黄连、黄柏、黄芩（各一两），大黄、芦荟、青黛（各五钱），木香（二钱半），麝香（五分，另研）。上十一味为末，蜜丸小豆大，每服二十丸，姜汤送下，食后。张文叔传此方。（《卫生宝鉴》）

2. 芦荟丸 治小儿脾疳瘦弱，面色萎黄。芦荟、蟾酥、麝香、朱砂、黄连、槟榔、鹤虱、使君子、肉豆蔻（各等分）。上为末，糊

丸如绿豆大，每服三十丸，温水送下，空心食前。(《卫生宝鉴》)

3. 肥儿丸 治小儿疳积。芦荟（另研）、胡黄连（三钱），炒曲（四钱），黄连、白术、山楂（炒，半两），芜荑（炒，三钱）。上为末，芦荟末和匀，猪胆汁丸粟米大，每六十丸，食前米饮下。(《丹溪心法》)

4. 大芦荟丸 治诸疳。芦荟、芜荑、木香、青黛、槟榔、黄连（炒，二钱半），蝉壳（二十四枚），黄连（半两），麝香（少许）。上为末，猪胆汁二枚取汁，浸糕为丸麻子大，每服二十丸，米饮下。

二十六、苏合香

苏合香为金缕梅科苏合香属植物苏合香树所分泌的树脂。苏合香树原产小亚细亚南部，如土耳其、叙利亚北部地区，现我国广西等南方地区有少量引种栽培。初夏将树皮割裂，深达木部，使分泌香脂，浸润皮部。至秋季剥下树皮，榨取香脂；残渣加水煮后再榨，除去杂质和水分，即为苏合香的初制品。如再将此种初制品溶解于乙醇中，过滤，蒸去乙醇，则成精制苏合香。宜置阴凉处，以防止走失香气。别名帝膏、苏合油、苏合香油、帝油流等。

苏合香辛、微甘、苦，性温。归心、脾经。功能开窍辟秽、开郁豁痰、行气止痛。主治中风、痰厥、气厥之寒闭证、温疟、惊痫、湿浊吐利、心腹卒痛以及冻疮、疥癣等。内服：0.3~1g，入丸、散；或泡汤；不入煎剂。外用：溶于乙醇或制成软膏、搽剂涂敷。使用时注意：脱证禁服；阴虚有热、血燥津伤、气虚者及孕妇慎服。

苏合香始载于《名医别录》，称其："味甘，温，无毒。主辟恶，温疟，痫痓。去三虫，除邪，令人无梦魇。"《唐本草》，谓："苏合香，紫赤色，与紫真檀相似，坚实，极芬香，惟重如石，烧之灰白者好。"

关于苏合香的来源，历代以来说法不一。《汤液本草》："苏合香味甘温。无毒。《本草》云：主辟恶，杀鬼精物，温疟，蛊毒，痫痓，去三虫，除邪，令人无梦魇，久服通神明，轻身长年。生中台川谷。禹锡云：按《梁书》云，中天竺国出苏合香，是诸香汁煎之，非自然一物也。"

据不同时期的史料记载，可以推测出来，苏合香并不是一种单一形态的香料，很有可能有固体和液体两种形态。古人所见到的苏合香或为固体或为液体，所以才出现了史料记载上的差异。苏合香究竟是单一香还是合成香，在历史上也存在争议。《后汉书》载："合会诸香，煎其汁以为苏合。"可见这里所说的苏合香是集诸香煎制而成，显然是合成香。

元代医籍中含有苏合香的方剂，举3例如下：

1. **易简苏合香丸** 主治、修制并见《局方》。白术、丁香、朱砂、白檀、沉香、乌犀、荜茇、冰片、麝香、苏合油、青木香、安息香、薰陆香、香附子、诃子。上每服一大丸，沸汤少许化服。治卒中昏不知人，及霍乱吐泻，心腹痛，鬼疰客忤，癫痫惊怖，或跌扑伤损，气晕欲绝，凡是仓卒之患，悉皆疗之。此药随身不可暂阙，辟诸恶气，并御山岚瘴气，无以逾此。若吊丧问疾，尤不可无。但市肆所卖多用脑子，当用火上辟去。能饮者，以酒调服。若用心过度，夜睡不安，尤宜服之，功效最健，笔舌难穷。(《医垒元戎》)

2.局方苏合香丸 疗传尸骨蒸，殗殜[①]肺痿[②]，疰忤鬼气，卒心痛，霍乱吐利，时气，鬼魅瘴疟，赤白暴利，瘀血目闭，痃癖疔肿，惊痫，鬼忤中人，小儿吐乳，大人狐惑等证。朱砂（碾，水飞）、乌犀（镑屑）、安息香、香附子（去皮）、青木香、白术、沉香（各二两），苏合香油（入安息膏内）、薰陆香（另研）、冰片（研）、麝香（各一两），无灰酒（一升，熬膏），白檀（切）、诃子（煨，取皮）、荜茇（各三两）。上细末，入研药匀，用安息香膏，并炼白蜜和剂，每服旋丸桐子大，早取井花水[③]，温冷任意，化服四丸。老人、小儿可服一丸，温酒化服，空心服之。用蜡纸裹一丸，如弹子大，绯绢袋当心带之，一切邪神不敢近。(《医垒元戎》)

3.朱砂膏 镇心、安神、解热，治虚损、嗽血等疾。金箔（二钱半），朱砂（研）、真珠末、生犀、人参、甘草（炙）、玳瑁

---

① 殗殜，读音 yè dié，病不甚重，半起半卧。亦为病名，一般指传尸，为劳疾、劳瘵及瘵疾也。此处为病名。

② 肺痿，病名，指肺叶枯萎，以咳吐浊唾涎沫为主症的慢性虚弱疾患。多由燥热重灼，久咳伤肺，或其他疾病误治之后，重伤津液，因而肺失濡润，渐致枯萎不荣。症见咳嗽，吐稠黏涎沫，咳声不扬，动则气喘，口干咽燥，形体消瘦，或见潮热，甚则皮毛干枯，舌干红，脉虚数等症。治宜滋阴，清热，润肺。

③ 井花水，指清晨初汲的水。

（各一两），牛黄、麝香、冰片、南硼砂、羚羊角、远志、西琥珀、安息香（酒煮，研）、赤茯苓（去皮，各半两），苏合油（和药亦得）、铁粉（各一分）。上为末，炼蜜破苏合油和剂为小铤子，更以金箔为衣，瓷盒内密封。每服一皂角子大，食后噙化。卫尉叶承得效，并阿胶丸相杂，服此药活血安神，更胜如至宝丹，每两作五铤子。(《卫生宝鉴》)

二十七、阿魏

阿魏为伞形科阿魏属植物阿魏、新疆阿魏、阜康阿魏等分泌的树脂。阿魏生于沙地、荒漠，分布于中亚地区及伊朗和阿富汗。新疆阿魏分布于新疆伊犁等地。阜康阿魏分布于新疆阜康、西泉等地。开花前采收。挖松泥土，露出根部，将茎自根头处切断，即有乳液自断面流出，上面用树叶覆盖，约经10天渗出液凝固如脂，即可刮下。再将茎上端切去一小段。如此反复采收，每隔10天1次，直至枯竭为止。也可在春天和初夏，将根部挖出，洗去泥沙，切碎，压取汁液，置适宜的容器中，放通风干燥处，蒸去多余水分即得。阿魏别名阿虞、形虞、央匮、哈昔泥、五彩魏、臭阿魏、魏去疾等。

阿魏味辛、苦，性温。归肝、脾、胃经。功能化瘕消积、杀虫、截疟。主治癥瘕痞块、食积、虫积、小儿疳积、疟疾、痢疾，等。内服多入丸、散，每日量1～1.5g。外用熬膏或研末入膏药内敷贴。脾胃虚弱及孕妇禁服。

阿魏始载于唐代的《新修本草》，描述阿魏“生西蕃及昆仑，苗、叶、根、茎酷似白芷”。段成式《酉阳杂俎》云：“阿魏木，生波斯国，呼为阿虞。木长八、九尺，皮色青黄。三月生叶，似鼠耳，无花实。断其枝，汁出如饴，久乃坚凝，名阿魏。”

元代忽思慧在《饮膳正要》云：“哈昔呢，味辛温，无毒。主杀诸虫，去臭气，破癥瘕，下恶除邪，解蛊毒。”缪希雍在《神农本草经疏》中对阿魏的功效解释如下，曰：“其气臭烈殊常，故善杀诸虫，专辟恶气；辛则走而不守，温则通而能行，故能消积利诸窍，除秽恶邪鬼蛊毒也。”

现代研究证实，阿魏中所含有的阿魏酸钠具有拮抗内皮素，增加一氧化氮的合成，抑制血小板黏附、聚集和释放，清除自由基等作用，用于治疗心绞痛，防止血栓形成，阻止病情发展，从而减少心绞痛发作。研究发现阿魏能促进原代培养的大脑皮质神经元体外存活，显示出较好的脑神经元保护作用，可能成为新的脑神经保护药物而应用于临床。

【治方举例】

元代医籍中含有乳香的方剂，举6例如下：

1. 阿魏丸　治肉积。诸阿魏丸，脾虚者，须以补脾药佐之，切不可独用，虚虚之祸，疾如反掌。连翘（一两），山楂（二两），黄连（一两三钱），阿魏（二两，醋煮作糊）。上为末，醋煮阿魏作糊丸。服三十丸，白汤下。（《丹溪心法》）

2. 阿魏丸　治脾胃怯弱，食肉食面，或食生果，停滞中焦，不能克化，致胀满腹疼，呕恶不食，或利或秘。阿魏（酒浸化）、官桂（不见火）、莪术（炮）、麦蘖（炒）、神曲（炒）、青皮（去白）、萝卜子（炒）、白术（各半两），百草霜（三钱），巴豆（去壳、油，三七个），干姜（炮，半两）。上为末，和匀，用薄糊丸如绿豆大。每服二十丸，不拘时，姜汤送下。面伤，用面汤送下；生果伤，用麝香汤下。(《世医得效方》)[①]

3. 胡黄连丸 治疳病腹大。胡黄连（五分，去果子积），阿魏（一钱半，醋浸，去肉积），神曲（二钱，去食积），麝香（四粒），炒黄连（二钱，去热积）。上为末，猪胆汁丸，如黍米大，每服二三十丸，白术汤送下。又云胡黄连丸十二粒，白术汤下。(《丹溪心法》)

4. 辰砂丸 治疟之为苦，异于诸疾，世人治之，不过用常山、砒霜之类，发吐取涎而已，虽安，所损和气多矣。有人病疟半年，前人方术，用之略尽，皆不能效，遂服此药愈。辰砂（有墙壁光明者）、阿魏（真者，各一两）。上研匀，和稀米糊丸，如皂角子大。空心浓煎人参汤下一丸。疟之为病，虽在忌医之列，但体认得所因真的，按方用药，无不切效。(《世医得效方》)

5. 撞气阿魏丸 治九种心痛，五种噎疾，痃癖气块，冷气攻刺。及脾胃停寒，胸满膨胀，腹痛肠鸣，呕吐酸水。丈夫小肠气，妇人血气、血刺等。阿魏（酒浸一宿，面为糊）、胡椒（各二钱半），甘草、茴香（炒）、川芎、青皮、陈皮、丁香皮（炒）、莪术（炒，各一两），缩砂仁、肉桂、白芷（炒，各半两），生姜

① 百草霜，出《本草图经》。别名灶突墨。为杂草经燃烧后附于烟囱内的烟灰。辛，温。入肺、胃、大肠经。止血。1. 治吐血，衄血，便血，血崩。煎服：0.9～4.5克，包煎或冲服。2. 治咽喉口舌诸疮。研末敷。

（四两，切作片，用盐一两淹一宿，炒黑色）。上为末，阿魏糊丸，如鸡头大，每药一斤，用朱砂七钱为代。丈夫气痛，炒姜、盐汤下二粒至三粒。妇人血气，醋汤下。常服，茶、酒任下二粒，并嚼细咽，食前服。(《世医得效方》)

6.应痛丸 治败精恶物不去，结在阴囊成疝，疼痛不可忍。久服去病。阿魏（二两，醋和，用荞麦面作饼，厚三指，裹阿魏，慢火煨熟），槟榔（大者二个，刮作瓮子，满盛滴乳香，将刮下末，用荞麦面拌作饼子，慢火煨熟）。上同研为末，入硇砂末一钱，赤芍药末一两，同为面糊搜和，丸梧子大。每服十丸至二十丸，食前温酒、盐汤下。(《世医得效方》)

二十八、没药

没药为橄榄科没药属植物没药树及同属植物树干皮部渗出的油胶树脂。该属植物生于海拔500～1500m的山坡地。分布于热带非洲和亚洲西部。每年11月至翌年2月采收。树脂可由树皮裂缝自然渗出，或将树皮割破，使油胶树脂从伤口渗出。初呈淡黄白色黏稠液，遇空气逐渐凝固成红棕色硬块。采得后去净杂质，置干燥通风处保存。别名木里、母瓦、木儿等。

没药味苦，性平。归心、肝、脾经。功能祛瘀、消肿、定痛。主治胸腹痛、痛经、经闭，癥瘕、跌打肿痛、痈肿疮疡、目赤肿痛等。内服入汤剂，每日量3～10g；或入丸、散。外用研末调敷。

胃弱者慎服，孕妇及虚证无瘀者禁服。部分患者服用后可引起药疹或皮肤过敏。

没药入药最早记载于唐末李珣的《海药本草》，曰："徐表《南州记》云：生波斯国，是彼处松脂也。状如神香，赤黑色，味苦、辛，温，无毒。主折伤马坠，推陈置新，能生好血。凡服皆须研烂，以热酒调服，近效。堕胎，心腹俱痛，及野鸡漏痔，产后血气痛，并宜丸散中服尔。"

没药的活血止痛作用较好，故骨伤外科多用之。王好古的《汤液本草》云："味苦平。无毒。本草云：主破血止痛，疗金疮、杖疮、诸恶疮，痔漏卒下血，目中翳，晕痛，肤赤。生波斯国，似安息香，其块大小不定，黑色。"

没药的功效主治与乳香相似，常与乳香相须为用，治疗跌打损伤、瘀滞疼痛，痈疽肿痛，疮疡溃后久不收口及多种瘀滞痛证。二者的区别在于乳香偏于行气、伸筋，治疗痹证多用；没药偏于散血化瘀，治疗血瘀气滞较重之证多用。

元代医籍中含有没药的方剂，举26例如下：

1. 圣灵丹 治男子妇人，风湿相搏，气痹传于手足，麻肿疼痛，久则偏枯，及脚气不能行履，大治瘫痪风湿，手足复旧。川乌（去皮脐，切片）、草乌（去皮尖，切片，盐炒香，熟去盐，以上各半两），麻黄（去根节，微炒，去汗）、生地黄（洗，去苗剉碎，酒浸一宿，焙）、五灵脂（拣去砂石，微炒不得过火）、虎胫骨（醋浸，火炙酥黄色）、自然铜（醋淬七次，研，以上各一两），广木香（二钱半），乳香（另研）、没药（炙，另研，各钱半），干酸木瓜（生者，八两），甜瓜子（炒黄色，一两），沉香（镑，五钱），败龟底（卜卦者，醋炙黄酥，七钱半）。上为细末，炼白砂蜜冷定和搜成剂，每一两重分为一十二丸，每服二丸，隔夜生姜自然汁用瓷盏浸至天明，空心化开，温酒调服，再饮半盏热酒送下，日进二服，唇吻微麻无妨。（《瑞竹堂经验方》）①

2. 徐神翁神效地仙丹 治筋骨疼痛，打扑损伤，仙术汤送下，除寒湿，进饮食。川乌（一两，去尖），草乌（五个，去尖），荆芥（去枝，半两），苍术（一两，米泔浸一宿，炒），自然铜（一字，研），白芷、地龙、没药（各半两，研），乳香（半钱，研），莴苣种、黄瓜种、梢瓜种、木鳖子（各一两），半两钱（二文）。上为细末，醋糊为丸，如梧桐子大，每服一十丸，食后，温酒送下。（《瑞竹堂经验方》）

3. 没药玄胡散 治男子、妇人急心气腹痛。延胡索、海带（各五钱），没药（四钱），良姜（三钱）。上为细末，每服三钱，温酒调服，不拘时候。（《瑞竹堂经验方》）

4. 生肌散 治疮口不合。没药（一钱），黄丹（一钱，火飞过用），赤蔹（一钱），枯白矾（一钱），白胶（二钱），黄柏（一钱），乳香（一钱），麝香（二钱半）。上为细末，先煎葱白盐汤洗净，温干，敷药末于疮口上。（《瑞竹堂经验方》）

5. 治筋骨损伤 米粉四两（炒黄），入没药、乳香末各半两。酒调成膏。摊贴之。（《御药院方》）

6. 膏药方 川当归（去芦）、川芎、芍药、黄芪、香白芷、黄芩、黄连、黄柏皮、桑白皮、白及、白蔹、杏仁、藿香、没药

---

① 另有《卫生宝鉴·卷十三》圣灵丹，主治打扑伤损，及伤折疼痛不可忍；《卫生宝鉴·卷十四》圣灵丹组成与此方完全不同。

（各半两），巴豆（一钱），穿山甲（二两），肉桂（五分），白胶、黄蜡（各一两）。以上十九件，剉为粗末和匀，以好澄清油半斤，连黄蜡、白胶放铁铛内煎溶，却下前药于内，煎令焦黑，滤去滓，再以熟药油入净铛内，却用黄丹（四两），乳香末（五钱），麝香（五分，研细）。上用前药，逐时挑在油内，不住手以箭竿大杨柳枝搅，火上炼至黑色，时复滴些在冷水盏内，若成珠子不粘手即倾出，瓷器内盛之，任意摊用。此方得之方士，凡有疾病用之无不愈者，除灸疮有瘢痕外，其除恶疮贴之，并无瘢迹，修炼之时，须于净室，忌妇人、僧尼、鸡、犬、猫、畜，大有神效。(《瑞竹堂经验方》)

7. 夺命丹　治恶疮脑疽发背。大黄（切作块，大磁器内盛之，搅九九八十一遍，如此飞过，一两），牡蛎（一两），生姜（一两），没药、乳香（各一钱）。上为粗末，转作丸子，用好酒一升，木炭火熬一沸，耗二分，用碗盛之，夜露一宿，早晨去滓，空心服之，不可乱传。(《医垒元戎》)

8. 张仲景百劳丸（许州陈大人传）　治一切痨瘵[①]积滞，疾不经药，坏证者宜服。当归（炒）、乳香、没药（各一钱），虻虫（十四个，去翅、足），人参（二钱），大黄（四钱），水蛭（十四个，炒），桃仁（十四个，浸，去皮、尖）。上为细末，炼蜜为丸桐子大，都作一服，可百丸，五更用百涝水下，取恶物为度，服白粥十日。(《医垒元戎》)

9. 骨碎补丸　诸痹，筋骨疼痛，脚膝痹痛。骨碎补、虎骨、

---

① 痨瘵，同劳瘵，见前77页。

自然铜、天麻（酒浸）、当归、没药、牛膝（酒浸）、川芎（去皮、脐。各五钱），乳香、朱砂（各三钱，另研）。上为细末，酒糊丸桐子大，每服三五十丸，食前温酒送下。（《医垒元戎》）

10. 龙蛇散 治风虚顽麻，遍身白癜，紫、瘾疹痒痛者。白花蛇（去骨，炒）、乌梢蛇（去骨，炒）、萆薢、天麻、骨碎补、金毛狗脊、自然铜、黄芪、枫香（研）、地龙（去土）、草乌头（盐水浸，剉，各一两），乳香、没药（各三钱），麝香（二钱）。上为细末，酒糊丸桐子大，每服一十五丸，食后酒下。（《医垒元戎》）

11. 干城刘家接骨丹真方 虎骨（一两半），生硫黄、青皮、没药（各半两），当归、附子（炮）、川乌（炮）、草乌（炮）、白附子、官桂、陈皮、金毛狗脊（去毛）、骨碎补（炮）、川楝、缩砂仁、木鳖子（去油）、半两钱（碎）、羊胫骨、川芎、狗胫（脊骨一具），肉苁蓉（酒漫洗，去甲，焙）、牛膝（酒浸，以上各一两），赤芍药、自然铜（火煅，醋淬七次，各四两），乳香（半两）。上二十五味为细末，为二七分细者，每服一钱，酒调，服温。三分小黄米粥为丸，桐子大，温酒下二三十丸，随病上下，食前后间服之。（《医垒元戎》）

12. 神圣膏药 治一切恶疮。当归、藁本（各半两），没药（二钱），黄丹、黄蜡（各二两），乳香（二钱），琥珀（二钱半），白及（二钱半），胆矾、粉霜（各一钱），白胶香（三两），清油（一斤），木鳖子（五十个，去皮），巴豆（十五个，去皮），槐枝、柳枝（各一百二十条）。上件一处，先将槐柳枝下油内熬焦，取出不用，后下余药，熬至药焦，亦取出不用，将油澄清，下黄丹再熬成膏，用绯帛摊之，立有神效。（《卫生宝鉴》）

13. 翠玉膏　治臁疮。沥青（一两），黄蜡、铜绿（各二钱），没药、乳香（各一钱）。上先研铜绿为末，入油调匀。又将黄蜡、沥青火上熔开，次下油，调铜绿搅匀，将没药旋入、搅匀。用河水一碗，将药倾在内，用手扯拔匀，油纸裹。觑疮大小，分大小块，口嚼捻成饼子，贴于疮上，纸封，三日一易之。(《卫生宝鉴》)

14. 大红膏　治从高坠下，及落马堕车，筋骨疼痛。当归、赤芍药、乌药（各一两），小油（半斤，浸上药七日七夜），没药（一两，研），乳香（二两，研），琥珀（二两，研），黄丹（十两），沥青（一斤）。将沥青于银石器内熔开，入油，觑冷热硬软，滴水不散，用绵滤在银石器内，入黄丹并诸药末，用手不住搅，令匀为度。用时摊纸上贴伤处，大有神效。(《卫生宝鉴》)

15. 府判补药方　菟丝子（三钱，酒浸），肉苁蓉（三钱，酒浸），牛膝（酒浸）、巴戟天（去心，酒浸。）、没药（研，各二钱），麻黄（去节，一钱半），穿山甲（醋炙）、鹿茸（酥炙，各二钱），乳香（研）、麝香（研，各一钱），甘草（头末，五钱），通草（三钱），海马（两对，酥炙）。上为末，炼蜜丸如桐子大，每服三五十丸，空心温酒送下，盐汤亦得。(《卫生宝鉴》)

16. 家宝丹　治一切风疾瘫痪，痿痹不仁，口眼㖞僻者。邪入骨髓可服。川乌、轻粉（各一两），五灵脂（姜汁制，另研）、草乌（各六两），南星、全蝎、没药、辰砂（各二两），白附子、乳香、僵蚕（炒，三两），冰片（五钱），羌活、麝香、地龙（四两），雄黄、天麻（三两）。上为末，作散。调三分，不觉，半钱。或蜜丸如弹子大，含化，茶调皆可。(《卫生宝鉴》)

17. **手拈散**　治心脾气痛。草果、没药、延胡索、五灵脂。上为末，酒调二钱。(《丹溪心法》)

18. **交加地黄丸**　治经水不调，血块气痞，肚腹疼痛。生地黄（一斤），老生姜（一斤），延胡索、当归、川芎、白芍（二两），没药、木香（各一两），桃仁（去皮尖）、人参（各一两半），香附子（半斤）。上先将地黄、生姜各捣汁，以姜汁浸地黄渣，地黄汁浸渣，皆以汁尽为度，次将余药为末，共作一处，日干，同为末，醋糊丸如桐子大，空心服五十丸，姜汤下。(《丹溪心法》)

19. **白芥子散**　治臂痛外连肌肉，牵引背胛，时发时止。此由荣卫之气循行失度，留滞经络，与正气相搏，其痛发则有似瘫痪。真白芥子、木鳖子（去瓤，各二两），没药、肉桂、木香（各半两）。上为末，入研药令匀。每服一钱，温酒调下。(《世医得效方》)

20. **趁痛丸**　治腰臂痛。五灵脂、赤芍药（各半两），川乌（一个），没药（四钱），麝香（一钱）。上为末，酒糊丸。空心温酒送下。(《世医得效方》)

21. **没药散**　治（小儿）风与滞血留蓄上焦，胸膈高起，大便不通。没药、大黄、枳壳、桔梗（各二钱），木香、甘草（各一钱）。上锉散。每服一钱，姜二片，水一盏煎服。(《世医得效方》)

22. **七圣散**　临产腰疼，方可服。延胡索、没药、白矾、白芷、姜黄、当归、桂心（各等分）。上为末。临产阵痛时，烧铧刃铁（犁头是也）。令通赤，淬酒，调下三钱，服一二杯，立产。(《世医得效方》)

23. **玄胡索汤**　治妇人室女七情伤感，遂使血与气并，心腹作痛，或连腰胁，或引背膂，上下攻刺，甚作搐搦，经候不匀，但是一切血气疼痛，并可服之。当归（去芦，酒浸，锉，炒）、延胡索（炒去毛）、蒲黄（炒）、赤芍药、官桂（不见火，各半两），片子姜黄（洗）、乳香、没药、木香（不见火，各三钱），甘草（炙，二钱半）。上锉散。每服四钱，水一盏半，生姜七片煎，食前温服。吐逆，加半夏、橘红各半两。（《世医得效方》）

24. **地黄丸**　《素问》云：久视伤血。血主肝，故勤书则伤肝而目昏，肝伤则自生风，而热气上凑，目昏益盛。不宜专服补药，当益血镇肝，而目自明。熟地黄（两半），黄连（去须）、决明子（各一两），防风、甘菊花、羌活、肉桂、朱砂（研）、没药（研，各半两）。上为末，炼蜜丸，梧桐子大。食后熟水下三十丸，日三服。（《世医得效方》）

25. **搐鼻方**　治牙疼。雄黄、没药（各一钱），乳香（半钱）。上为末。若左边疼，用少药搐入左鼻，又吹入左耳。如右疼，搐右鼻，吹入右耳。（《世医得效方》）

26. **没药丸**　治打扑内损，筋骨疼痛。没药、乳香、芍药、川芎、川椒（去子及合口者）、当归（各半两），自然铜（二两半，炭火烧）。上为末，用黄蜡二两熔开，入药末不住手搅匀，丸如弹子大。每服一丸，用好酒煎开，乘热服之。随痛处卧霎时，连进有效。（《世医得效方》）

二十九、安息香

安息香为安息香科安息香属植物安息香的树脂。该树分布于印度尼西亚的苏门答腊及爪哇。我国分布于江西、福建、湖南、广东、海南、广西、贵州、云南等地。夏、秋两季，选择生长5～10年的树木，在距离地面40cm处，用利刃在树干四周割三角形伤口多处，经1周后，伤口开始流出黄色液汁，将此液状物除去后，渐流白色香树脂，待其稍干后采收。此后隔一定时期在伤口以上4cm处，再割新伤口，如法采集，最先流出的香树脂品质最佳，其后采得者较次。别名拙贝罗香。

安息香味辛、苦，性平；无毒。归心、肝、脾经。功能开窍醒神、豁痰辟秽、行气活血、止痛。主治卒中暴厥、心腹疼痛、产后血晕、小儿惊痫、风痹、腰痛等证。研末内服，每日量0.3～1.5g；或入丸、散。外用烧烟熏。阴虚火旺者慎服。

安息香入药始载于《唐本草》，谓其："味辛苦，平，无毒。主心腹恶气。"段成式《酉阳杂俎》安息香的来源记载颇详，曰："安息香出自波斯国，其树称作辟邪树，高三丈有余，树皮黄黑色，叶有四个棱角，整个冬天都不凋谢。二月开花，花为黄色，花心微碧，不结果。划开树皮，树胶像麦芽糖浆一样涌出，名为安息香。"

唐末李珣《海药本草》称安息香："主男子遗精，暖肾，辟恶气。"同时期的《日华子本草》略做补充，称其"治血邪，霍乱，风痛，妇人血噤并产后血运。"

元代医籍中含有安息香的方剂，举3例如下：

1. **安息香丸**　治阴气下坠肿胀，卵核偏大，坚硬如石，痛不能忍者。延胡索（微炒）、海藻（洗）、昆布（洗）、青皮（去白）、茴香（炒）、川楝子（去核）、马蔺花（以上各一两，炒），木香（半两，不见火），大戟（酒浸三宿，切片，焙干，秤，二钱半）。上为细末，另将硇砂、真阿魏、真安息香三味各二钱半，用酒一盏醋一盏，将硇砂、阿魏、安息香淘去沙石，用酒醋各一盏，熬成膏子，再入麝香一钱，没药二钱半，俱各另研细，入前药一同和丸，如绿豆大，每服一十丸至十五丸，空心，用绵子灰调酒送下。(《瑞竹堂经验方》)

2. **通耳丹**　治耳聋。安息香、桑白皮、阿魏（各一两半），朱砂（半钱）。上用巴豆七个，蓖麻仁七个，大蒜七个研烂，入药末和匀枣核大，每用一丸，绵裹纳耳中。如觉微痛，即出之。(《卫生宝鉴》)

3. **如神散**　治酒毒不散发黄，久久浸渍，流入清气道中，宜引药纳鼻，滴出黄水愈。苦瓠子（去壳）、苦葫芦子（各三七个），黄黍米（三百粒），安息香（二皂角子大）。上为末。以一字搐入鼻中，滴尽黄水三升。或过多，则以黍穰烧灰，麝香末各少许，搐入鼻中，立止。(《世医得效方》)

三十、沉香

沉香为瑞香科觉香属植物沉香、白木香含树脂的木材。沉香野生或栽培于热带地区。白木香分布于广东、广西、海南、台湾等地。全年均可采收，种植10年以上，树高10m、胸径15cm以上者取香质量较好。结香的方法有：在树干上，凿一至多个宽2cm、长5～10cm、深5～10cm的长方形或圆形洞，用泥土封闭，让其结香；在树干的同一侧，从上到下每隔40～50cm开一宽为1cm、长和深度均为树干径1/2的洞，用特别的菌种塞满小洞后，用塑料薄膜包扎封口。当上下伤口都结香而相连接时，整株砍下采香。将采下的香，用刀剔除无脂及腐烂部分，阴干。别名蜜香、沉水香、琪、伽南香等。

沉香味辛、苦，性温。归胃、脾、肾经。功能行气止、温中降逆、纳气平喘。主治脘腹冷痛、气逆喘息、胃寒呕吐呃逆、腰膝虚冷、大肠虚秘、小便气淋[1]等。内服入汤剂，每日量2～5g，后下；研末服用每日量0.5～1g；或磨汁服。阴亏火旺、气虚下陷者慎服。

沉香入药最早见于秦汉时期的《名医别录》，曰："沉香、薰陆香、鸡舌香、藿香、詹糖香、枫香并微温。悉治风水毒肿，去恶气。"唐末五代时期的《日华子本草》沉香的功效的认识已经比

---

① 气淋，淋证之一。又名气癃。由脾肾虚膀胱热所致，症见小便涩痛，小腹胀满明显。有虚实之分。虚者中气不足，少腹坚胀而尿出无力，宜用补中益气汤；实者气滞不通，小便涩滞而脐下胀满疼痛较剧，宜用瞿麦汤。

较全面，其曰“沉香，味辛，热，无毒。调中，补五脏，益精，壮阳，暖腰膝，去邪气，止转筋吐泻冷气，破癥癖，冷风麻痹，骨节不任，风湿皮肤痒，心腹痛气痢。”

《本草纲目》木部第三十四卷记载了沉香，对其品种、主治和附方做了全面的总结。其曰：“沉香，木之心节置水则沉，故名沉水，亦曰水沉。半沉者为栈香，不沉者为黄熟香。南越志言交州人称为蜜香，谓其气如蜜脾也。”

沉香具有温补肾阳之功，肾为水脏，肾阳足全身水液运行正常。故王好古在《汤液本草》：“气微温，阳也。《本草》云：治风水毒肿，去恶气，能调中壮阳，暖腰膝，破癥癖冷风麻痹，骨节不任湿风，皮肤痒，心腹痛，气痢，止转节吐泻。东垣云：能养诸气上而至天，下而至泉。用为使，最相宜。珍云：补右命门。”

清代陈士铎认为沉香小剂量应用可交通心肾，此说可供参考。如《本草新编》所载：“沉香，温肾而又通心，用黄连、肉桂以交心肾者，不若用沉香更为省事，一药而两用之也。但用之以交心肾，须用之一钱为妙，不必水磨，切片为末，调入于心肾补药中同服可也。”

明末贾所学对沉香功效极为推崇，其《药品化义》云：“沉香，纯阳而升，体重而沉，味辛走散，气雄横行，故有通天彻地之功，治胸背四肢诸痛及皮肤作痒。且香能温养脏腑，保和卫气。若寒湿滞于下部，以此佐舒经药，善驱逐邪气；若跌扑损伤，以此佐和血药，能散瘀定痛；若怪异诸病，以此佐攻痰药，能降气安神。总之，疏通经络，血随气行，痰随气转，凡属痛痒，无不悉愈。”

但是，沉香亦不宜滥用，过用则有害无益。如明代李中梓的

《雷公炮制药性解》对沉香的副作用认识比较深刻，其曰："沉香属阳而性沉，多功于下部，命肾之所由入也。然香剂多燥，未免伤血，必下焦虚寒者宜之。若水脏衰微，相火盛炎者，误用则水益枯而火益烈，祸无极矣。今多以为平和之剂，无损于人，辄用以化气，其不祸人者几希。"

元代医籍中含有沉香的方剂，举51例如下：

1. 桂沉浆 去湿逐饮，生津止渴，顺气。紫苏叶（一两，锉）、沉香（三钱，锉）、乌梅（一两，取肉）、砂糖（六两）。上件四味，用水五六碗，熬至三碗，滤去滓，入桂浆一升，合和作浆饮之。(《饮膳正要》)

2. 橙香饼儿 宽中顺气，清利头目。新橙皮（一两，焙，去白）、沉香（五钱）、白檀（五钱）、缩砂仁（五钱）、白豆蔻仁（五钱）、荜澄茄（三钱）、南硼砂（三钱，另研）、冰片（二钱，另研）、麝香（二钱，另研）。上件为细末，甘草膏和剂印饼。每用一饼，徐徐噙化。(《饮膳正要》)

3. 匀气散 此方前代曾服有效，风药，服之十三日安。可治腰腿疼，半身不遂，手足不能屈伸，口眼㖞斜。风气、中风、中气，便用风药治之，十无一愈，当以气药治之，气顺则风散。近有人服之见效。白术（四两，煨）、沉香（五钱，镑），天麻（一两），天台乌药（三两），青皮（五钱，去瓤）白芷、甘草（各五钱），人参（五钱，去芦）。上为㕮咀，每服三钱，水一盏半，生姜三片，紫苏五叶，木瓜三片，枣子一枚，煎至七分，去滓，空心温服。(《瑞竹堂经验方》)

4. 匀气散 治气滞不匀，胸膈虚痞，宿食不消，心腹刺痛，胀满噎塞，呕吐恶心，调脾胃，进饮食。生姜、沉香、丁香、檀香、木香（各一两），藿香（四两），甘草（炙，四两），砂仁（二两），白果仁（二两）。上为末，每服二钱，沸汤调下，或水煎服。（《丹溪心法》）

5. 匀气散　治腰腿疼，半身不遂，手足不能屈伸，口眼歪斜。白术（四两，煨），沉香（五钱，镑），天麻（一两），天台乌药（三两），青皮（五钱，去瓤），白芷、甘草（各五钱），人参（去芦，五钱）。上为咀，每服三钱，水一盏半，生姜三片，紫苏五叶，木瓜三片，枣子一枚，煎至七分，去滓，空心温服。（《瑞竹堂经验方》）

6. 沉麝香茸丸　治五劳百损，诸虚精怯，元气不固。沉香（二钱），麝香（一钱），南木香、乳香（各三钱），八角茴香（四钱），小茴香（四钱，炒），鹿茸（酥炙）、莲子肉（各半两，炒），晚蚕沙、肉苁蓉、菟丝子、牛膝、川楝子（各半两，用酒浸），地龙（去土净，半两），陈皮（半两，去白），仙灵脾（三钱，酥炙）。上一十六味，依分两制和为细末，酒糊入麝香为丸，如梧桐子大。每朝不见红日，面东，用温酒送下三十丸。忌食猪羊肉、豆粉之物。（《瑞竹堂经验方》）

7. 四妙丸　治脾胃虚弱，脾土不能化痰，成窠斗，停于胸臆，饮食既少复迟，当以实脾土则痰下气顺。肉豆蔻（一两，用盐酒浸，补骨脂同炒干燥，不用补骨脂）、山药（一两，酒浸，与五味子同炒干燥，不用五味子）、厚朴（二两，去粗皮，青盐一两同炒，青盐不见烟为度，不用盐）、大半夏（一两，每个切作两块，猪苓亦作片，水浸，炒燥，不用猪苓）。上为细末，酒糊为丸，如梧桐子大，辰砂一分，沉香一分，作二次上为衣，阴干。每服五七十丸，空心盐酒或米饮汤，或盐汤送下。(《瑞竹堂经验方》)

8. 沉香降气丸　治胸膈痞满，升降水火，调顺阴阳，和中益气，推陈致新，进美饮食。沉香、木香、荜澄茄、枳壳（去瓤）、缩砂仁、白豆蔻仁、青皮（去白）、陈皮（去白）、莪术（炮）、枳实（麸炒）、黄连（去须）、半夏（姜制）、萝卜子（另研，以上各半两），白茯苓（去皮，一两），香附子（二两，炒，去皮毛），白术（一两，煨），乌药（一两半）。上为细末，生姜自然汁浸，蒸饼为丸，如梧桐子大，每服五七十丸，临睡前橘皮汤送下，姜汤亦可。日进一服，忌生冷，调饮食，节阴阳。(《瑞竹堂经验方》)

9. 沉香散　治刷牙，坚固牙齿，荣养髭发。沉香（二钱半，镑），白檀（一钱半，镑），苦楝子（破四片炒，半两），丁香（一钱半），细辛（去苗，半两），酸石榴皮（二钱半），当归（半两），诃子皮（二钱半），香附子（半两，炒去毛），青盐（二钱半，研），荷叶灰（一钱），青黛（二钱半，研），乳香（一钱，研），冰片（半钱，研），麝香（半钱，研）。上为细末，每用半钱，如常刷牙，温水刷漱了，早晚二次用。(《瑞竹堂经验方》)

10. 沉香散　治妇人一切血气刺痛不可忍者，及男子冷气痛，并皆治之。沉香、木香、当归、白茯苓、白芍药（以上各一钱）。上为㕮咀，每服一钱，水三盏，于银石器内，不用铜铁器，文武火煎数沸，入全陈皮一个，又煎十数沸，入好醋一盏，又煎十数沸，入乳香、没药（如皂角子大一块），同煎至一盏，去滓，

通口服，不拘时候。(《瑞竹堂经验方》)

11. **沉香散**　治气淋，多因五内郁结，气不舒行，阴滞于阳，而致壅滞，小腹胀满，便溺不通，大便分泄，小便方利。沉香、石苇（去毛）、滑石、王不留行、当归（各半两），葵子、芍药（各七钱半），甘草、陈皮（各二钱半）。上为末。每服二钱半，煎大麦汤调下。(《丹溪心法》)

12. **沉香散**　治五噎、五膈，胸中久寒，诸气结聚，呕逆噎塞，食饮不化，结气不消。常服宽气通噎，宽中进食。白术、茯苓（各半两），木通、当归、橘皮、青皮、大腹子、槟榔、芍药（各一两），甘草（炙，一两半），白芷（三两），紫苏叶（四两），枳壳（麸炒，去瓤，三两）。上锉散。每服三钱，水一盏，姜三片，枣二枚，煎至六分，空腹温服。(《世医得效方》)

13. **庚字沉香消化丸**　治热嗽壅盛。青礞石、明矾（飞，研细）、猪牙皂角、生南星、生半夏、白茯苓、陈皮（各二两），枳壳、枳实（各一两五钱），黄芩、薄荷（各一两），沉香（五钱）。上为细末和匀，姜汁浸神曲为丸，梧桐子大，每服一百丸，每夜临卧前饴糖拌吞，嚼噙太平丸，二药相攻，痰、嗽除根。(《注解十药神书》)

14. **沉香鳖甲散**　治一切劳伤诸虚百损。干蝎（二钱半），沉香、人参、木香、巴戟、牛膝、黄芪、柴胡、白茯苓、荆芥、半夏、当归、秦艽（各半两），附子、官桂、鳖甲（各一两），羌活、熟地黄（各七钱半），肉豆蔻（四个）。上十九味为细末，每服二钱，水一盏，葱白二寸，姜三片，枣二个，同煎至七分，去姜、葱、枣，空心食前服。(《卫生宝鉴》)

15. 沉香温脾汤　治脾胃虚冷，心腹疼痛，呕吐恶心，腹胁胀满，不思饮食，四肢倦怠，或泄泻吐利。沉香、木香、丁香、附子（炮，去皮脐）、官桂、人参、缩砂仁、川姜（炮）、白豆蔻、甘草（炙）、白术（各等分）。上十一味为末，每服三钱，水一盏，姜五片，枣一个，煎至七分，去滓热服，空心食前，作粗末亦可。（《卫生宝鉴》）

16. 小沉香丸　和中顺气，嗜食消痰。又治痰及酒后干呕痰涎，气噎痞闷。甘草（炙，二两八钱），益智仁（一两八钱），舶上丁香皮（三两四钱），甘松（一两八钱，去土），莪术（炮）、缩砂仁（各四钱），沉香（六钱），香附子（一两八钱，去毛）。上八味为末，汤浸蒸饼丸如桐子大，每服三十丸至四十丸，食后姜汤送下，或嚼亦得。（《卫生宝鉴》）

17. 天真丹　治下焦阳虚。沉香、穿心巴戟天（酒浸）、茴香（炒）、萆薢（酒浸，炒）、胡芦巴（炒香）、补骨脂（炒香）、杜仲（麸炒，去丝）、琥珀、黑牵牛（盐炒，去盐，各一两），官桂（半两）。上十味为末，用酒浸打糊为丸，如桐子大，每服五十丸，空心温酒送下，盐汤亦得。（《卫生宝鉴》）

18. 搜风润肠丸　治三焦不和，胸膈痞闷，气不升降，饮食迟化，肠胃燥涩，大便秘难。沉香、槟榔、木香、青皮、陈皮、京三棱、槐角（炒）、大黄（酒煨）、萝卜子（炒）、枳壳（去瓤，炒）、枳实（麸炒，各五两），郁李仁（一两，去皮）。上十二味为末，蜜丸如桐子大，每服五六十丸，热白汤送下，食前。常服润肠胃，导化风气。（《卫生宝鉴》）

19. 沉香天麻汤　沉香、川乌（炮，去皮）、益智仁（各二钱），甘草（一钱半，炙），姜屑（一钱半），独活（四钱），羌活（五钱），天麻、黑附子（炮，去皮）、半夏（泡）、防风（各三钱），当归（一钱半）。上十二味㕮咀，每服五钱，水二盏，姜三片，煎一盏温服，食前。忌生冷硬物、寒处坐卧。《素问·举痛论》云：恐则气下，精竭而上焦闭。又曰：从下上者，引而去之。以羌活、独活苦温，味之薄者阴中之阳，引气上行，又入太阳之经为引用，故以为君。天麻、防风辛温以散之，当归、甘草辛甘温，以补气血不足，又养胃气，故以为臣。黑附子、川乌、益智仁，大辛温，行阳退阴，又治客寒伤胃。肾主五液，入脾为涎，以生姜、半夏燥湿化频。《十剂》云：重可去怯。以沉香辛温体重，清气去怯安神，故以为使。气味相合，升阳补胃，恐怯之气，自得而平矣。(《卫生宝鉴》)

20. 沉香连翘散　治一切肿毒疼痛欲死者，立止。青木香、沉香、升麻、麝香、乳香、丁香、独活、桑寄生、连翘、木通（以上各一两），川大黄（煨，五两）。上为粗末，每服三钱，水二盏，煎至一盏，空心热服。半日以上未利，再服。本方有竹沥、芒硝，斟酌虚实用之。(《医垒元戎》)

21. 沉香降气汤　治胁下支结，脾湿溏泄脚气。沉香（一两八钱半），砂仁（四两八钱），甘草（十二两），香附（四十两）。上为细末，每服一钱，入盐少许，沸汤点服。以上三味，通治侵晨雾露之气，去恶邪诸瘴，治酒尤佳。(《医垒元戎》)

22. 沉香降气汤　治三焦痞满，滞气不宣，心腹痛满，呕吐痰沫，五噎五膈。沉香、木香、丁香、藿香、人参、甘草、白术（各一两），肉豆蔻、桂花、槟榔、陈皮、砂仁、川姜（炮）、枳实

（炒）、白檀（各二两），白茯苓、青皮、白豆蔻。上每服三钱，水煎，入盐少许。（《丹溪心法》）

23. 沉香降气汤　治阴阳壅滞，气不升降，胸膈痞塞，心腹胀满，喘促短气，干哕烦满，咳嗽痰涎，口中无味，嗜卧减食。又治胃痹留饮，噫醋闻酸，胁下支结，常觉努闷。及中寒咳逆，脾湿洞泄，两胁虚鸣，脐下撮痛，皆能治之。患脚气人，毒气上冲，心腹坚满，肢体浮肿者，尤宜服之。常服开胃消痰，散壅思食。香附子（炒去毛，十两），沉香（四钱六分，不见火），缩砂仁（去壳，十二两），甘草（炒，三两）。上为末。每服一钱，入盐少许，沸汤点服。空心服食，去邪恶气，使无瘴疫。（《世医得效方》）

24. 橙皮丸　调中顺气，生津止渴。乌梅肉（一两），干生姜（二钱二分），木瓜、糖霜（各二两），白茯苓、白术、橙皮、沉香（各五钱）。上为细末，炼蜜为丸，每两作二十五丸，欲作汤水，用水化开，寒热温凉任意饮之，噙化亦可。（《医垒元戎》）

25. 思食丸　白术、陈皮、半夏曲（各五钱），木香（一钱），沉香、乌药（各三钱），麦蘖（一两），槟榔、人参（各二钱）。上件为细末，炼蜜丸桐子大，每服三十丸，米饮下。一法有乌梅肉、神曲、麦蘖、干生姜，为细末，蜜丸。（《医垒元戎》）

26. 托里温中汤　治疮为寒变而内陷者，脓出清解，皮肤凉，心下痞满，肠鸣切痛，大便微溏，食则呕逆，气短促，呃逆不绝，不得安卧，时发昏愦。沉香、丁香、益智仁、茴香、陈皮（各一钱），木香（一钱半），甘草（炙，二钱），羌活、干姜（炮，三钱），黑附子（炮，去皮脐，四钱）。上㕮咀，作一服，水三盏，生姜五片，煎至一盏，去渣，温服，无时。忌一切冷物。《内经》云：寒淫于内，治以辛热，佐以苦温。故以附子、干姜大辛热，温中外，发阳气自里之表，故以为君；羌活味苦辛温，透关节。炙甘草甘温，补脾胃、行经络，通血脉。胃寒则呕吐呃逆不下食，益智仁、丁香、沉香，大辛热，以散寒为佐；疮气内攻气聚而为满，木香、茴香、陈皮，苦辛温，治痞散满为使也。(《卫生宝鉴》)

27. 沉香海金砂丸　治一切聚积，散脾湿，肿胀肚大，青筋羸瘦恶证。沉香（二钱），海金砂、轻粉（各一钱），牵牛头末（一两）。上为末，研独头蒜如泥丸，如桐子大，每服五十丸，煎灯草汤送下。量虚实加减丸数，取利为验，大便利，止后服。(《卫生宝鉴》)

28. 沉香鹿茸丸　大补益脾胃，强壮筋骨，辟除一切恶气，令人内实五脏，外充肌肤，补益阳气，和畅荣卫。沉香（一两，另为末），麝香（一两，研），鹿茸（一两，先用草火烧去毛为末）。上三味同研匀，水糊丸如桐子大，每服三十丸至五十丸，暖酒送下，空心食前。(《卫生宝鉴》)

29. 沉香桂附丸　治中气虚弱，脾胃虚寒，饮食不美，气不调和，退阴助阳，除脏腑积冷，心腹疼痛，胁肋膨胀，腹中雷鸣，面色不泽，手足厥冷，便利无度，又治下焦阳虚，及疗七疝，痛引小腹不可忍，腰屈不能伸，喜热熨稍缓。沉香、附子（炮，去皮脐）、川乌（炮，去皮脐，切作小块）、干姜（炮）、良姜（炒）、茴香（炒）、官桂、吴茱萸（各一两，汤浸去苦）。上为末，醋糊丸如桐子大，每服五十丸至七八十丸，热米饮汤送下，温酒吞下亦得，空心食前，日二服，忌冷物。(《卫生宝鉴》)

30. 羌活膏　治脾胃虚，肝气热盛而生风，或取转过多[①]，或吐泻后为慢惊者，用无不效。（钱氏方有防风，无干葛）天麻（一两），人参、羌活（去芦）、川芎、赤茯苓（去皮）、白附子（炮，各半两），沉香、木香、母丁香、藿香、肉豆蔻（各三钱），麻黄（去节）、干葛（一方有防风，无干葛）、川附子（炮，去皮脐，各二钱），真珠末、麝香（研）、牛黄（研，各一钱半），雄黄（研）、辰砂（研，各二分），干蝎（炒去毒）、白僵蚕（炒去丝）、白花蛇（酒浸焙，各一分），轻粉（一字，研）、冰片（半字，研）。上同为末，入研药和匀，炼蜜和成剂，旋丸如大豆大，每服一二丸，食后煎薄荷汤化下，或麦门冬汤亦得。实热急惊勿服，性温故也。（《卫生宝鉴》）

31. 朱雀丸　治心病怔忡不止。白茯神（二两），沉香（五钱）。上为末，炼蜜丸小豆大，服三十丸，人参汤下。（《丹溪心法》）

32. 益智散　治肾虚耳聋。磁石（制如前）、巴戟天（去心）、川椒（各一两，炒）、沉香、石菖蒲（各半两）。上为末，每服二钱，用猪肾一枚细切，和以葱白少盐，并药湿纸十重裹煨令熟。空心嚼，以酒送下。（《丹溪心法》）

33. 三和散　和畅三焦，治痞胀浮肿，肠胃涩秘。腹皮（炒）、紫苏（茎叶）、沉香、木瓜、羌活（各二两），白术、川芎、木香、甘草（炒）、陈皮、槟榔（湿纸煨，各七钱半）。上每服三钱，水煎服。加茯苓利水。（《丹溪心法》）

34. 三和散　治五脏不调，三焦不和，心腹痞闷，胁肋膜

---

① 取转过多，存疑待考。

胀，风气壅滞，肢节烦疼，头面虚浮，手足微肿，肠胃燥涩，大便秘难。虽年高气弱，并可服之。又治背痛胁痛，有妨饮食，及脚攻，胸腹满闷，大便不通。羌活（去芦，一两），紫苏（一两），宣木瓜（切，焙，一两），沉香（一两），白术（三分），槟榔、木香（各三分），川芎（三两），甘草（炒，三分），陈皮（去白，三分），大腹皮（炙焦黄，一两）。上锉散。每服二钱，水一盏，煎至六分，去滓温服，不计时候。四磨汤亦可兼服。（《世医得效方》）

35. 化气汤　治一切气逆，胸膈噎塞，心脾卒痛，呕吐酸水，丈夫小肠气，妇人血气。沉香、胡椒（各一两），砂仁、肉桂、木香（各二两），陈皮（炒）、干姜（炮）、莪术（炮）、青皮（去穰，炒）、茴香（炒）、甘草、丁香皮（各四两）。上为末，每服二钱，姜苏盐汤调下，妇人淡醋汤下。（《丹溪心法》）

36. 归气汤　治气不升降，胸膈痞满，心腹刺痛，不进饮食。沉香、木香、丁香（并不见火）、白姜（炮）、川楝子肉（炒）、肉桂（去皮，不见火）、陈皮（去白）、当归、甘草（炙）、附子（一个，十二钱者，炮，去皮脐）、缩砂仁、益智仁（炒，各去壳）、胡芦巴（炒）、白术、舶上茴香（炒）、豆蔻（面裹煨，各一两）。上锉散。每服三钱，水一盏，紫苏三叶，木瓜四片，盐少许煎服。（《世医得效方》）

37. 加味乌沉汤　生气补血。心肾虚损之人服此，胜大建中汤。人参、当归（大者，去芦）、白术（炒，各一两），沉香（半两），天台乌药、白茯苓（去皮）、附子（煨，去皮脐，各一两），肉桂（去粗皮，半两）。上锉散。每服三钱，水一盏，姜五片，枣

一枚煎，空心服。(《世医得效方》)

38. **四磨汤** 治七情伤感，上气喘息，闷不食。人参、槟榔、沉香、天台乌药。上各浓磨水，和作七分盏，煎三五沸，稍温服。或下养正丹、黑锡丹。(《世医得效方》)

39. **润肠丸** 治发汗，利小便，亡津液，大腑秘。老人、虚人皆可服。沉香（另研，一两），肉苁蓉（酒浸，焙，二两）。上为末，用麻子仁汁打糊为丸，如梧子大。每服七十丸，空心米饮送下。(《世医得效方》)

40. **沉香饮** 治腹胀气喘，坐卧不得。沉香、木香、枳壳（各半两），萝卜子（一两，炒）。上锉散。每服三钱，水一盏半，生姜三片，煎七分，温服。(《世医得效方》)

41. **双补丸** 治肾虚水涸，燥渴劳倦。鹿角胶（二两），沉香（半两，不见火），泽泻（截块再蒸，半两），覆盆子、白茯苓（去皮）、人参（去芦）、宣木瓜、薏苡仁（炒）、黄芪（炙）、熟地黄（洗，再蒸）、肉苁蓉（酒浸，焙）、菟丝子（酒浸，蒸焙）、五味子、石斛（炒）、当归（去尾，酒浸焙，各一两），生麝香（一钱，另研）。上为末，炼蜜丸，梧桐子大。朱砂为衣。每服五十丸，空心枣汤送下。(《世医得效方》)

42. **入药灵砂丸** 治诸虚，白浊，耳鸣，大效。当归（酒洗）、鹿茸（去毛，盐、酒炙）、黄芪（盐水炙）、沉香（镑）、北五味（炒）、远志肉、酸枣仁（炒）、吴茱萸（去枝）、茴香（炒）、补骨脂（炒）、牡蛎（煅）、熟地黄（蒸）、人参（去芦）、龙骨（煅）、附子（炮）、巴戟天（各一两），净灵砂（二两，研）。上各煅制如法，为末，酒糊丸。每服五十粒至七十粒，空心，温酒、

盐汤任下。(《世医得效方》)

43. 敛阳丹　治诸虚不足，心肾不安，气弱头晕，自汗力倦，阳气不敛。安神益志，顺气调荣，甚妙。灵砂、钟乳（各研，取末二两），金铃子（蒸熟，去皮核）、沉香、木香、附子（炮，去皮脐）、胡芦巴（酒浸，炒）、阳起石（研细，水飞）、补骨脂（酒浸，炒）、舶上茴香（炒）、肉豆蔻（面裹煨，以上各一两），鹿茸（酒炙）、肉苁蓉（酒洗）、牛膝（酒浸，去芦）、巴戟天（去心，各一两），肉桂（半两），当归头（一两）。上为末，研和令匀，酒蒸糯米糊丸，梧桐子大，日干。每服三十丸，空心枣汤下，盐汤或温酒亦可。(《世医得效方》)

44. 沉附汤　治上盛下虚，气不升降，阴阳不和，胸膈痞满，饮食不进，肢节痛倦。附子（炮，去皮脐，一两），沉香（锉，半两）。上锉散，分作三服。水二盏，姜十片，煎至八分，食前温服。(《世医得效方》)

45. 茯苓饮子　治痰饮蓄于心胃，怔忡不已。赤茯苓（去皮）、半夏（汤泡七次）、茯神（去木）、麦门冬（去心）、橘皮（去白，各一两），沉香（不见火）、甘草（炙）、槟榔（各半两）。上锉散。每服三钱，姜五片，不拘时候温服。(《世医得效方》)

46. 大腹皮散　治诸证脚气肿病，小便不利。大腹皮（三两），干宣木瓜（去瓤，二两半），紫苏子（微炒）、槟榔、荆芥穗、乌药、橘红、苏叶（各一两），萝卜子（炒，半两），沉香（不见火，三钱），桑白皮（炙）、枳壳（去瓤，麸炒，各一两半）。上锉散。每服三钱，姜五片煎，不以时温服。(《世医得效方》)

47. 芎黄散　治（小儿）齿不生。齿者，由骨之所终，髓之所养。禀气不足，则髓不能充于骨，故齿久不生。川芎、干地黄、当归、山药、白芍药（各一两），沉香（半两），甘草（三钱）。（《世医得效方》）

48. **二香三建汤** 治男子妇人，中风虚极，六脉沉伏，舌强不能言语，痰涎并多，精神如痴，手足偏废，不能举动。此等症状，不可攻风，只宜扶虚。天雄、附子、川乌（并生，去皮，各一两），木香（不见火，半两），沉香（浓磨水，临熟旋入）。上锉散。每服四钱，水二盏，生姜十片，煎七分，空心温服。（《世医得效方》）

49. **真珠丸** 治肝虚为风邪所干，卧则魂散而不守，状若惊悸。真珠母（三分，研细），当归、熟地黄（各一两半），人参、酸枣仁、柏子仁（各一两），犀角、茯神、沉香、龙齿（各半钱）。上为末，炼蜜丸，梧桐子大，朱砂为衣。每服四五十丸，金银器、薄荷煎汤，食后吞下。（《世医得效方》）

50. **阳起石丸** 治丈夫真精气不浓，不能施化，是以无子。阳起石（火煅红，研极细）、鹿茸（燎去毛，酒煮，焙）、菟丝子（水洗净，酒浸蒸，焙，另研）、天雄（炮，去皮）、韭子（炒）、肉苁蓉（酒浸，以上各一两），覆盆子（酒浸）、石斛（去根）、桑寄生、沉香（另研）、原蚕蛾（酒炙）、五味子（各半两）。上为末，酒煮糯米糊丸，梧桐子大。每服七十丸，空心盐汤或盐酒下。（《世医得效方》）

51. **五香白术散** 宽中和气，滋益脾土，生肺金，进美饮食。沉香、木香、明乳香、丁香、藿香叶（各半两），白术、罗参[1]、白茯苓、薏苡仁、山药、扁豆、桔梗、缩砂、白豆蔻、粉草、莲肉（各一两）。上为末。苏盐汤调，空心服，枣汤亦可。有汗，加浮麦煎。(《世医得效方》)

三十一、麝香

麝香为鹿科动物林麝、马麝或原麝成熟雄体香囊中的干燥分泌物。林麝分布于山西、陕西、宁夏、甘肃、青海、新疆、西藏、四川、贵州、湖北等省（区）海拔2400～3800m的高山。马麝分布于我国青藏高原及甘肃、四川、云南等省（区）海拔2600～4000m的高寒山区。原麝分布于我国黑龙江、吉林、河北等省（区）海拔约1500m的地区。公麝从1龄开始泌香，3～13龄为泌香盛期，此后逐年减弱，20龄以后仍有少量泌香。一头成年雄麝每年可产香10～15g。别名遗香、脐香、心结香、当门子、生香、麝脐香、四味臭、臭子、腊子、元寸香、香脐等。

麝香味辛，性温。归心、脾、肝经。功能开窍醒神、活血通经、消肿止痛、催产下胎。主治热病神昏、中风痰厥、气郁暴厥、中恶昏迷、血瘀经闭、癥瘕积聚、心腹急痛、跌打损伤、痹痛麻木、痈疽恶疮、喉痹、口疮、牙疳、脓耳等。不宜入煎剂，内服多入丸、散，每日用量0.03～0.1g。外用适量，研末，吹喉、畜

---

① 罗参，来源不详，疑是新罗参，可用人参代之。

鼻、点眼、调涂或入膏药中敷贴。虚脱证禁用；本品无论内服或外用均能堕胎，故孕妇禁用。

麝香始载于《神农本草经》，列为中品，谓其“味辛，温，主辟恶气，杀鬼精物、温疟、蛊毒、痫痓，去三虫。久服除邪，不梦寤魇寐。生中台（指五台山）川谷。”

麝香是天然香料，自古有“价同明珠”之说。麝香是雄麝的分泌物，雄麝的腹侧脐部与鼠蹊部之间有一个香囊（俗称香包），在近尿道口处有一个开口与外界相通，其内有分泌麝香的麝香腺。麝香主要含大环酮类、氮杂环类和甾体类化合物，麝香酮、是其主要成分。《本草纲目》载：“麝香通诸窍，开经络，透肌骨，解酒毒，消瓜果积食，治中风、中气、中恶、痰厥。”有较强的抗菌消炎、升高血压和调节中枢神经系统（小剂量兴奋，大剂量抑制）的作用。麝香具有极强的开窍醒神之功效，可广泛用于温热病、小儿急惊风、中风等所致的神昏，且不论热、寒皆可应用，但麝香性善走窜，能兴奋子宫催生下胎，故孕妇忌用。文献记载麝香有开窍醒神，活血通络，消肿止痛之功效，临床用于治癥瘤、痞块、心腹暴痛、跌扑损伤，痹痛麻木等证。据《千家妙方》变通用药参考记载“麝香乃抗癌中草药”。有报道天然麝香能使离体蟾蜍心脏收缩振幅增加，收缩力增强，心排出量增加，且一般对心率无影响，但麝香酮不呈现强心作用。临床认为麝香缓解心绞痛可能与其扩张外周血管，使心脏处于低水平耗氧状态有关；对缺氧情况下的培养心肌细胞具有毒性作用，提示麝香可能对心肌有潜在的损伤作用；对脑缺血、缺氧亦有保护作用，并呈量效关系，其醒脑开窍作用可能是与其改善了脑血流作用有关。

麝香具有芳香开窍之性，故常用于救急。如安宫牛黄丸、紫雪丹、至宝丹、苏合香丸等成药。据南宋严用和的《济生方》记载："中风不省者，以麝香、清油灌之，先通其关，则后免语謇瘫痪之证，而他药亦有效也。"又如，明代李梴《医学入门》称："麝香，通关透窍，上达肌肤，内入骨髓，与龙脑相同，而香窜又过之。伤寒阴毒，内伤积聚，及妇人子宫冷、带疾，亦用以为使，俾关节通而冷气散，阳气自回也。"明代刘若金对此论述甚详，其《本草述》云："麝香之用，其要在能通诸窍一语。盖凡病于为壅、为结、为闭者，当责其本以疗之。然不开其壅、散其结、通其闭，则何处着手？如风中藏昏冒，投以至宝丹、活命金丹。其用之为使者，实用之为开关夺路，其功更在龙脑、牛黄之先也。即此推之，则知所谓诸证，用之开经络、透肌骨者，俱当本诸此意。"

麝香亦不可过用，如李时珍在《本草纲目》云："盖麝香走窜，能通诸窍之不利，开经络之壅遏，若诸风、诸气、诸血、诸痛、惊痫、癥瘕诸病，经络壅闭，孔窍不利者，安得不用为引导以开之、通之耶？非不可用也，但不可过耳。"

元代医籍中含有麝香的方剂，举59例如下：

1. **麝香散**　治卒风哑中，忽然倒地，不省人事，左瘫右痪，口眼蜗斜，诸药未服者，服此药。真麝香（二钱或三钱，研细），真香油（二三两）。上若遇此证，急将麝香研细，调入清油内搅匀，将患人口斡开灌下，其人自苏，不惟只治中风，又全其后。语言不謇，手足不瘫，服此药后，方服顺气疏风之药，为麝香通关，余药可以能行至病所也。(《瑞竹堂经验方》)

2. **麝香散**　治牙疼（麻孝卿传）。铜绿（五钱），白及（二钱半），白蔹（三钱半），白矾（二钱半），麝香（一钱）。上为末。用麝香研细入药和匀。每用少许。贴于牙患处。（《卫生宝鉴》）

3. **麝香散**　治小儿口疳，唇齿皆蚀损臭烂。硇砂（四钱），砒石（三字），麝香（少许）。上各研细和匀，先以帛抹口，每用少许掺之，应是口齿疳疮皆可用。不可咽了，咽了只是吐入耳，用之无有不效。大人用一字。（《卫生宝鉴》）

4. **麝香散**　治从高坠下，及打扑伤损。麝香、水蛭（各一两）。上用水蛭锉碎，炒至烟出，研为末，入麝再研匀。每服酒调一钱，自当下蓄血。未效再服，其应如神。又治折伤，用水蛭热酒调服一钱，食顷知痛，更进一服，痛止。更将折骨药封，直至平安方去。（《世医得效方》）

5. **麝香散**　治聤耳底耳，耳内脓出。桑螵蛸（一个，慢火炙八分熟，存性），麝香（一字，另研）。上为末，研令匀。每用半字，掺耳内。如有脓，先用绵捻子以药掺之。一法用染坯、枯矾，等分为末，以苇管吹入耳中，即愈。或入麝尤佳。（《世医得效方》）

6. **麝香虎骨散**　治男子因气虚血弱，风毒邪气，乘虚攻注皮肤骨髓之间，与气相搏，往来交击，痛无常处，游走不定，或日轻夜重，筋脉拘急，不能屈伸皆治之。（杭州杨清之教授传）虎胫骨（酥炙，半两），败龟板（半两），炙血竭（研）、赤芍药、没药（研）、自然铜（醋淬，研）、白附子（炮）、苍耳子（炒）、当归、骨碎补（去毛）、防风、川羌活、槟榔、川天麻（各二钱半）。上件一十四味，如修制干，入麝香在内为末，每服一钱，用热水少许调服，空心服之，比服此药之先，煎生料五积散三服，次日服此药。（《瑞竹堂经验方》）

7. **灵光还睛膏** 治一切眼疾。川黄连（一两，剉如大豆许，用童子小便浸一宿，滤去滓，晒干，为末），炉甘石（六两，炭火在铁片上烧红透，于黄连汁内蘸之，依前烧七次，研为末），黄丹（三两，飞净），当归（二钱，净末），乌贼骨（末）、白丁香（末）、硇砂（另研）、轻粉（各一钱，另研），麝香（另研）、乳香（各半钱，另研）。上件一十味，俱为细末，用白沙蜜一十两，银器内或砂锅内亦可，先熬五七沸，以净纸搭去面上腊，取净，除黄丹外，下余药，用湿柳条搅匀，次下黄丹，再搅匀，于慢火内徐徐搅至紫色，不粘手为度，急丸如皂角子大，以纸裹之，每用一丸，新汲水于小盏内化开，时时洗之，其效不可尽述。（《瑞竹堂经验方》）

8. **粉香散** 吹乳蛾[①]即开。白矾（三钱），巴豆（二粒，去皮），轻粉（少许），麝香（少许，研）。上于铁器上飞白矾至沸，入巴豆在上，矾枯，去巴豆不用，为细末，三味和合吹喉。（《瑞竹堂经验方》）

9. **治男下疳疮方** 白矾（煅过）、轻粉、麝香、蛴螬[②]（就活压去尿，焙干）。上为细末，贴疮，日上三两次，先以口含浆水洗净，揾干用药。（《瑞竹堂经验方》）

---

① 乳蛾，中医病名。以咽喉两侧喉核（即腭扁桃体）红肿疼痛，形似乳头，状如蚕蛾为主要症状的喉病。发生于一侧的称单乳蛾，双侧的称双乳蛾。乳蛾多由外感风热，侵袭于肺，上逆搏结于喉核；或平素过食辛辣炙煿之品，脾胃蕴热，热毒上攻喉核；或温热病后余邪未清，脏腑虚损，虚火上炎等引起。

② 蛴螬，为鳃金龟科齿爪鳃角金龟属动物东北大黑鳃金龟及其近缘动物的幼虫。咸，微温，有毒。归肝经。破瘀，散结，止痛，解毒。主治血瘀经闭，癥瘕，折伤瘀痛，痛风，破伤风，喉痹，痈疽，丹毒。

10. 治妇人吹奶　鼠粪[①]（五十粒），麝香（一字）。上为细末，食后，用热酒一盏调服，立愈。(《瑞竹堂经验方》)

11. 己字太平丸　治久嗽、肺痿、肺痈。天门冬、麦门冬、知母、贝母、款冬花（各二两），杏仁、当归、熟地、生地、黄连、阿胶珠（各一两五钱），蒲黄、京墨[②]、桔梗、薄荷（各一两），白蜜（四两），麝香（少许）。上为细末，和匀；用银石器先下白蜜，炼熟后下诸药末，搅匀再上火；入麝香，略熬三二沸。丸如弹子大，每日三食后细嚼一丸，薄荷煎汤缓缓化下。临卧时如痰盛，先用饴糖拌消化丸吞下，却含嚼此丸，仰卧使药流入肺窍，则肺清润，其嗽退除，服七日病痊。凡咳嗽只服此药立愈。(《十药神书注解》)

12. 活命金丹　治中风不语，半身不遂，肢节顽麻，痰诞上潮。咽嗌不利，饮食不下，牙关紧急，口噤[③]，及解一切酒毒、药毒、发热腹胀，大小便不利，胸膈痞满，上实下虚，气闭面赤。汗后余热不退劳病，诸药不治。无问男女老幼，皆可服之。贯众、甘草、板蓝根、葛根、甜硝（各一两），川大黄（一两半），牛黄（研）、珠子粉、生犀角、薄荷（各五钱），辰砂（四钱，研，一半为衣），麝香（研）、肉桂、青黛（各三钱），冰片（研，二钱）。

---

① 鼠粪，据《本草纲目》记载，甘，微寒，有小毒。食中误食，令人目黄成疸。主治小儿痫疾大腹。葱、豉同煎服，治时行劳复。治痫疾，明目。煮服，治伤寒劳复发热，男子阴易腹痛，通女子月经，下死胎。研末服，治吹奶乳痈，解马肝毒，涂鼠瘘疮。烧存性，敷折伤、疔肿诸疮、猫犬伤。

② 京墨，由松烟末和胶质作成。味辛，性温。京墨外涂，可止刀伤出血；同醋或胆汁磨涂患处，可以消肿；可治吐血、鼻血、便血和产后子宫大出血等。五分至一钱五分，磨汁服。外用适量。

③ 口噤，指牙关紧急，口不能张开的症状。多因内有积热，外中风邪，痰郁气滞，经络爱阻所致。可见于中风、痉病、惊厥。

上十五味为末，与研药和匀，蜜和水浸蒸饼为剂。每两作十丸，朱砂为衣，就湿用真金箔四十片为衣。腊月修合，瓷器收贮，多年不坏。如疗风毒，茶清化下。解药毒，新汲水化下。汗后余热劳病，及小儿惊热，并用薄荷汤化下，以上并量大小加减服之。(《卫生宝鉴》)

13. 如圣散 治眼目及头风偏头痛。麻黄（烧灰，半两），芒硝（二钱半），麝香（少许）、冰片（少许）。上为末，搐鼻内神效。(《卫生宝鉴》)

14. 五香连翘汤 治痈疽瘰疬，风结肿气，恶疮毒气，疮气入腹，呕逆恶心，并皆治之。木香、沉香、独活、升麻、甘草、麝香（各半两），连翘、干葛、大黄、桑寄生、薰陆香（各二两），淡竹茹、鸡舌香[①]。上㕮咀，水煎，终入竹茹。(《医垒元戎》)

15. 五香连翘汤 治瘰、痈疽、恶肿。沉香、乳香、生甘草、木香（各一钱），连翘、射干、升麻、独活、桑寄生、木通（各三钱），丁香（半两），大黄（一两），麝香（一钱半），上㕮咀，每服四钱，水二盏，煎至一盏，去渣，空心热服。(《卫生宝鉴》)

16. 神仙正骨药黑金散 半两钱（一百文，足炭火烧，醋淬），水蛭（炒黄，五钱），自然铜（醋淬）、乳香（各半两），没药（一两），麝香（一钱）。上细末，四十以上服半钱，四十以下服一字，二三服即效。如芦节，用生姜自然汁、温酒一盏调服。如腰以上损折，食后；腰以下，食前。若骨不损者，药自吐出，无忌。《缪刺》云：人有所坠，恶血留出，腹中胀满，不得前后，

---

① 淡竹茹、鸡舌香原书中缺少剂量。

先饮利药，此上伤厥阴之络，刺足踝之下，然骨之前血脉出血，刺足跗上动脉冲阳，胃之原，刺入同身寸之三分，留五呼，可灸三壮。不及，刺三毛上各一痏，见血立已，左刺右，右刺左，谓大敦穴，厥阴之井也。其后议论，当在此条下。初虞世治从高坠下，及打扑内伤，神效。(《医垒元戎》)

17. **麝香全蝎散** 治小儿惊痫。麝香、朱砂（各半钱匕），全蝎（一个，大者）。上三味碾烂，热酒调下，空心。(《医垒元戎》)

18. **立应散** 治急慢惊风。麝香（少许），蝎梢（二钱），金头蜈蚣（分开曝干）。上为细末，鼻内，随左右用之。(《医垒元戎》)

19. **化风丹** 治中风涎多，胸膈不快，头重目不开，或目睛上视，一切诸病。乌梢蛇（生，去骨，一两），白附子（炮，二两），南星（一个，重一两），朱砂（二两），僵蚕（一两），麝香（半钱），雄黄（二钱），冰片（一字）。上蛇、附、星、蚕为细末，另入麝香、朱砂等四物细末，再碾匀，炼蜜丸鸡头大，酒化下。如牙关紧急不开，以蒜一大瓣，捣为泥，涂在两牙关外，豆淋酒化下，蘸药擦牙自开，更服二钱，效如神。(《医垒元戎》)

20. **鹤顶丹** 治大人小儿风痰不利，烦渴不安，中暑，头痛不解。麝香（二钱半），朱砂（十两），芒硝（十二两半，枯），寒水石（枯，十一两），甘草（炒，三两半）。上细末，炼蜜丸，龙眼大，大人生姜汤化下。中暑，脑子、新水下。小儿心经热，薄荷汁化下。(《医垒元戎》)

21. **轻黄散** 治鼻中息肉。轻粉（一钱），雄黄（半两），杏仁（一钱，汤浸之，去皮尖并双仁），麝香（少许）。上于乳钵内，先研杏仁如泥，余药同研细匀，瓷盒盖定。每有患者，不问深浅，

夜卧用骨箸或竹箸，点如粳米大在鼻中息肉上。隔一日夜，卧点一次，半月取效。(《卫生宝鉴》)

22. **当归导滞散**　治打扑损伤，落马坠车瘀血，大便不通，红肿暗青，疼痛昏闷，蓄血内壅欲死。川大黄（一两），当归（三两），麝香（少许，另研）。上为末，入麝香研匀，每服三钱，热酒一盏调下，食前。内瘀血去，或骨节伤折，疼痛不可忍，以定痛接骨紫金丹治之。(《卫生宝鉴》)

23. **晞露丸**　治寒伤于内，气凝不流，结于肠外，久为癥瘕，时作疼痛，腰不得伸。莪术（一两，锉），京三棱（一两，锉，并酒浸），干漆（五钱，洗去腥，炒烟尽），川乌（五钱），硇砂（四钱），青皮、雄黄（另研）、茴香（盐炒）、穿山甲（炮，各三钱），轻粉（一钱，另研），麝香（半钱，另研），巴豆（三十个，去皮，切开）。上除研药外，将巴豆炒三棱、莪术二味深黄色，去巴豆不用，共为末，入研药匀，生姜汁打面糊丸如桐子大。每服二十丸至三十丸，姜汤送下，酒亦得，空心食前。(《卫生宝鉴》)

24. **大青膏**　治伤风吐泻，身温凉热。天麻（一分末），白附子（生末，一钱半），青黛（一钱，研），蝎尾（去毒，半钱），天竺黄（一字），乌梢蛇肉（酒浸焙末，半钱），麝香（一字匕），朱砂（一字）。上再研细和匀，生蜜和成膏，每服半皂角子大至一皂角子大，月中儿粳米大，同牛黄膏、温薄荷水化一处服之。五岁以上，同甘露散服之。(《卫生宝鉴》)

25. **天麻防风丸**　治一切惊风，身体壮热，多睡惊悸，手足抽掣，痰涎不利，及风温邪热。干蝎（炒）、白僵蚕（炒，各半两），天麻、防风、人参（各一两），朱砂、雄黄（各二钱半），麝

香（一钱），甘草（二钱半），牛黄（一钱）。上十味为末，蜜丸桐子大，每服一丸至二丸，薄荷汤化下，不以时。（《卫生宝鉴》）

26. 小抱龙丸　治小儿伤风瘟疫，身热昏睡，气粗喘满，痰实壅嗽，及惊风潮搐，中暑。天竺黄（一两），雄黄（二分），辰砂、麝香（各半两），天南星（四两，腊月酿牛胆中，阴干百日）。上为末，煮甘草膏子，和丸如皂子大，每服一丸，温水化下，一法用浆水或新汲水，浸南星三日，侯透软，煮三五沸取出，乘软切去皮，只取白软者，薄切焙干炒黄色。取末八两，甘草一两半，拍破，用水二碗，浸一宿，慢火煮至半碗，去渣，渐渐洒入天南星末，慢研之，令甘草水浸入余药。亦治室女白带，伏暑用盐少许，细嚼一二丸，新水送下。（亦载钱氏方）（《卫生宝鉴》）

27. 钩藤饮子　治吐泻，脾胃气弱，虚风慢惊。（钱氏方）人参、蝉壳、蝎尾（去毒炒）、麻黄（去节）、防风（去芦）、白僵蚕（炒）、天麻（各半两），麝香（一钱，研），钩藤（三分），甘草（炙）、川芎（各一分）。上为末，每服二钱，水一盏，煎至六分，温服，量大小加减，寒多者加附子末半钱，无时。（《卫生宝鉴》）

28. 小钩藤饮　治（小儿）吐利，脾胃虚风，慢惊。钩藤（三钱），蝉蜕（十个），防风、人参（各二钱），麻黄（二钱），僵蚕、天麻、甘草、川芎（各三钱），麝香（少许）。上锉散。每服二钱，水盏煎。寒加附子少许，乳食前服。（《世医得效方》）

29. 莪术化癖丸　治乳食不消，心腹胀满，壮热喘粗，呕吐痰涎，肠鸣泄利，米谷不化完出，下痢赤白，腹痛里重，及食癖、乳癖、痃气、痞气，并皆治之。朱砂（研，水飞）、当归（炒）、代赭石（醋烧淬）、枳壳（麸炒）、莪术（炮）、京三棱（炮，各半两），麝香（研）、巴豆霜（各一分），木香（一两）。上为末，入研药匀，糊丸如麻子大，一岁儿二丸，温米汤送下，食后。量虚实大小加减。（《卫生宝鉴》）

30. 发灰散 治血淋，若单小便出血，为茎衄，皆主之。乱发不以多少烧灰，入麝香少许，每服用米醋泡汤调下。治淋，以葵子末等分，用米饮空心调下。最治妇人胞转不尿。（《丹溪心法》）

31. 桃花散 治耳中出脓。枯矾、干胭脂（各一钱），麝香（一字）。上为末，绵杖子蘸药捻之。（《丹溪心法》）

32. 当归散 治经脉不通。当归、穿山甲（灰炒）、蒲黄（炒，各半两），辰砂（一钱），麝香（少许）。上为末，酒调服二钱。（《丹溪心法》）

33. 香茸丸 治下痢危困。麝香（半钱，另研，临时入），鹿茸（一两，火燎去毛，酥炙）。上鹿茸为末，方入麝香，以灯心煮枣肉丸如梧子大。每服五十丸，空心服。每料加滴乳香半两尤效。有人苦痢疾，凡平时所用罂粟壳之类，不可向口，往往不救而死，唯服此等药或没石子丸作效。（《世医得效方》）

34. 拱辰丹 男子方当壮年，而真气犹怯。此乃禀赋素弱，非虚而然，僭燥之药，尤宜速戒。勿谓手足厥逆，便云阴多，如斯治之，不惟不能愈疾，大病自此生矣。滋益之方，群品稍众，药力细微，难见功效。但固天元一气，使水升火降，则五脏自和，百病自去，此方主之。鹿茸（炙，去皮毛）、川当归（洗去土）、山茱萸（新好有肉红润者，去皮，各四两），麝香（半两，另研）。上三件为末，入麝香拌匀，酒煮面糊为丸，梧桐子大。每服一百粒或五十粒，温酒、盐汤任下。（《世医得效方》）

35. **大三黄丸** 治上焦壅热，咽喉肿闭，心膈烦躁，小便赤涩，口舌生疮，目赤睛疼，燥渴心烦，齿痛。大柏皮、黄连、山豆根、黄芩（各四钱），滑石（二钱），黄药（四钱），硼砂（二钱），冰片、麝香、甘草（各一钱），百草霜（四钱）。上为末，新汲井花水丸，如小指头大。每服一丸，入口噙化，旋旋咽下。（《世医得效方》）

36. **牛黄凉膈丸** 治上焦壅热，口干咽痛，烦躁，涎潮。芒硝、寒水石（煅）、硬石膏（各二两），甘草（炙，一两），紫石英（半两，研，飞），牛黄、冰片、麝香（各一两），牛胆南星（三分）。上为末，炼蜜丸，每两作四十丸。每服一丸，温薄荷人参汤调下。（《世医得效方》）

37. **朱砂丸** 镇心神，化痰涎，退潮热，利咽膈，止烦渴。铁粉、天竺黄（各一两），金银箔（二十片），人参（二钱），冰片（半钱），麝香（一钱），轻粉（二钱），真犀角（二钱），海金沙（一两），朱砂（五钱）。上为末，水丸，朱砂为衣，共丸作六百丸。每一丸至五丸。痰盛潮热，薄荷、沙糖、生葛自然汁井水下。狂言澹语，诞壅膈上，地龙三两，薄荷及沙糖水研。心神不宁，金银箔、薄荷汤化下。（《世医得效方》）

38. **辰砂妙香散** 治男子妇人心气不足，志意不定，惊悸恐怖，悲忧惨戚，虚烦少睡，喜怒不常，夜多盗汗，饮食无味，头目昏眩。麝香（一钱，另研），山药（姜汁炙，一两），人参（半两），木香（煨，一两），茯苓（不焙）、茯神（去皮，不焙）、黄芪（各一两），桔梗（半两），甘草（炙，半两），远志（去心，姜汁炒，一两），辰砂（三钱，另研）。上为末。每服二钱，温酒调，

不以时候。(《世医得效方》)

39. 白附子散　治脑逆头痛，齿亦痛。麻黄（不去节）、天南星（泡）、乌头（炮，去皮，各半两），白附子（炮，一两），朱砂（研）、麝香（研）、干姜（各一分），全蝎（去毒、足，五个，炒）。上为末。酒调半钱。服讫，去枕卧少时。(《世医得效方》)

40. 苁蓉丸　治肾虚耳聋。或风邪入于经络，耳内虚鸣。肉苁蓉（切片，酒浸，焙）、山茱萸（去核）、石龙芮、石菖蒲、菟丝子（淘净，酒浸，蒸，焙）、川羌活（去芦）、石斛（去根）、鹿茸（燎去毛，切片，酒浸，蒸）、磁石（火煅，醋淬七次，水飞，澄）、附子（炮，去皮脐，各半两），全蝎（去毒，七个），麝香（半字，旋入）。上为末，炼蜜为丸，梧桐子大。每服七十丸加至百丸，空心盐、酒汤任下。(《世医得效方》)

41. 立效散　治聤耳底耳，有脓不止。真陈皮（灯上烧黑，一钱，为末），麝香（少许，另研）。上和匀，每用少许，以绵蘸耳内脓净，却上药。(《世医得效方》)

42. 雄黄散　治鼻齆[①]。雄黄（半钱），瓜蒂（二个），绿矾（一钱），麝（少许）。上为末。搐些子入鼻，亦治息肉。(《世医得效方》)

43. 保灵丹　治虫毒，诸毒，一切药毒，神效。朱砂（净，细研，一两），大山豆根（半两），雄黄、黄丹、麝香、黄药子、续随子（生杵末，各二钱半），川巴豆（肥者，取肉不去油，二钱半），班蝥（二钱半，去头、翅、足），糯米（半炒半生）、赤蜈蚣

① 齆，wèng，因鼻孔堵塞而发音不清。

（二条，一生一炙）。上各修治，入乳钵研和，于端午、重阳、腊日修合，不令鸡、犬、妇人见。用糯米稀糊丸，如龙眼核大，阴干，瓷合收。每一丸，好茶清吞下，不得嚼破。须臾病人自觉心头如拽断皮条声，将次毒物下，或自口出，或大便出。嫩则是血，老则成鳖，或蜣螂诸杂带命之物。药丸凝血并下，以水洗净收。可救三人。如中毒口噤，即挑开下药。或蛇蝎两汗诸毒，以好醋磨敷患处，立解。服药已效，如知毒害之家，不必研究，若诉之，其毒再发不救。瘥后，更忌酒肉毒食一月，惟软饭可也。或急用，但择吉日，清洁修合。（《世医得效方》）

44. 万病解毒丸 治虫毒、挑生毒、药毒、草毒、畜兽毒。文蛤（即五倍子，两半），山慈菇（即金灯花根，一两，洗焙），全蝎（五枚），大山豆根、续随子（取仁去油，留性，各半两），麝香（一钱），朱砂、雄黄（各二钱），红牙大戟（洗，焙，七钱半）。上先以五味药，入木臼捣罗为末，次研麝、续随子、朱砂、雄黄，夹和糯米糊丸，分作三十五丸。端午、七夕、重阳、腊日净室修合。每服一丸，生姜、蜜水磨下。井水浸研，敷所患处。解毒收疮，救病神妙。朱砂、雄黄，乃攻五毒第一用也。（《世医得效方》）

45. 治猘犬[①]伤 或经久复发，无药可疗者，用之极验。雄黄（色黄而明者，五钱），麝香（五分）。上各研和匀，用酒调二钱服。如不肯服者则捻其鼻而灌之。服药后必使得睡，切勿惊起，任其自醒。候利下恶物，再进前药，即见效矣。终身禁食犬肉、

---

① 猘犬，猘音 zhì，即狂犬。

蚕蛹。此毒再发，则不可救。(《世医得效方》)

46. **鼠咬**　猫毛（烧灰），麝香少许，津唾调敷。(《世医得效方》)

47. **牛犀散**　治中恶、中忤、鬼气，其证暮夜或登厕，或出郊野，或游空冷屋室，或人所不至之地，忽然眼见鬼物，鼻口吸着恶气，蓦然倒地，四肢厥冷，两手握拳，鼻口出清血，性奋逡巡，须臾不救。此证与尸厥同，但腹不鸣，心胁俱暖。凡此，切勿移动，即令亲眷众人围绕打鼓烧火，或烧麝香、安息香、苏木、樟木之类。且候记醒，方可移归。犀角（半两，镑屑，研末），生麝香、大朱砂（各一分）。上为末。每服二钱，新汲井水调，灌之。(《世医得效方》)

48. **防风丸**　治（小儿）慢惊不省，手足微动，眼上视，昏睡。天麻、防风、人参（各一两），全蝎（去毒，七个），僵蚕（炒断丝）、粉草（各五钱），朱砂、雄黄（各三钱半），麝香（半钱）。上炼蜜丸，小指头大。人参汤化一丸，不以时候。冬瓜仁汤尤妙。(《世医得效方》)

49. **明矾散**　治肾经有热，上冲于耳，遂使津液壅滞，为稠脓，为清汁，耳内痛。亦有沐浴水入耳中，湿气停滞为脓，但不疼。二证久不瘥，变成聋耳。明矾（煅）、龙骨（研，各三钱），黄丹（煅，二钱），赤石脂（一钱），麝香（少许）。上为末。先以绵杖取去水，次以鹅毛管吹药入耳。本方加海螵蛸末亦好。(《世医得效方》)

50. **蝎麝白丸子**　治男人妇人半身不遂，手足顽麻，口眼㖞斜，痰涎壅塞，及一切风，他药不能痊者。小儿惊风，大人头风，洗脑风，妇人血风。半夏（七两），川乌（一两），白附子（二两），天南星（三两），天麻（一两），全蝎（五钱），防风（一两），生麝香（半钱）。上为末，姜汁糯米糊丸，梧桐子大。每服一二十丸，淡姜汤不以时吞下。瘫痪风，温酒下，日三服，一二日后当有汗，便能舒展，经三五日，频呵欠是应。常服除风化痰，治膈壅。小儿惊风，薄荷汤下二三丸。（《世医得效方》）

51. **麝香丸** 治白虎历节诸风，疼痛游走无定，状如虫噬，昼静夜剧，一切手足不测疼痛及脚痛。川乌（大八角者，三个），全蝎（二十二个），黑豆（二十一个），地龙（半两，并生用）。上为末，入麝香半字，糯糊丸，绿豆大。每服七丸，甚者十丸，夜卧令肚空，温酒下，微出冷汗一身便瘥。一方加去足蜈蚣一条，以草乌代川乌，尤妙。（《世医得效方》）

52. **香桂散** 下死胎。麝香（半钱，另研），官桂（末，三钱）。上和匀，作一服，温酒调下。须臾，如手推下。真珠研末，酒调一匕服，亦效。未效，再多服。（《世医得效方》）

53. **大麝香丸** 治痃癖冷气，兼疰气，心腹痛不可忍。麝香（半两，另研），阿魏（一分，面裹煨，面熟取出），五灵脂、桃仁（去皮尖）、三棱（各三分），芫花（醋炒）、槟榔（各一两），莪术（煨）、肉桂、没药（另研）、木香、当归（各半两）。上为末，入麝香令匀，用粳米软饭为丸，梧桐子大。每服十丸，不以时，淡姜汤下。（《世医得效方》）

54. **蟾酥丸** 治牙痛不可忍者。蟾酥（一字），生附子角（黄豆大，为末），巴豆（一枚，去壳，研），麝香（少许）。上为末，研匀，蒸饼为丸，如黍米大。以新绵裹一丸噙之，有涎即吐

去。(《世医得效方》)

55. 双乌散　治诸伤百损。如被打破伤损，久后时时疼痛。虽新被伤，纵不破皮而内损者，尤宜服此。川乌、草乌（略炮，各三钱），当归、白芍药、苏木、大黄、生干地黄、红曲（炒，各半两），麝香（少许）。上为末。用酒煮一瓦瓶，放冷服。如觉麻痹，无害。但二乌头生用力，恐太猛，所以用温火略炮。(《世医得效方》)

56. 香胶散　治破伤风，口噤强直。鱼胶（烧，七分，留性），麝香（少许）。上研匀，每服二钱，酒调服，或米饮下。(《世医得效方》)

57. 急风散　治久新诸疮，破伤中风，项强背直，腰反折，口噤不语，手足抽掣，眼目上视，喉中锯声。及取箭头。麝香（研，一字），丹砂（一两），生黑豆（一分，同草乌为末），草乌（三两，半生用，半烧存性，米醋同淬）。上为末，和匀。破伤风以酒一盏，调半钱服，神效。如出箭头，先用酒一盏，调服半钱，却以药贴疮上。(《世医得效方》)

58. 胡粉散　治一切癣，神效。胡粉（一分），砒霜（半分），大草乌（一个，生用），硫黄（一分，另研），蝎梢（七枚），雄黄（一分，另研），斑蝥（一个），麝香（少许）。上为末。先以羊蹄根蘸醋擦动，次用药少许擦患处。(《世医得效方》)

59. 大风油　治肺风，面赤，鼻赤。草乌尖（七个），大风油（五十文），真麝香（五十文）。上以草乌尖为末，入麝研匀，次用大风子油，瓷合子盛，于火上调匀。先以生姜擦患处，次用药擦之，日三二次效。(《世医得效方》)

三十二、白芷

白芷为伞形科当归属植物白芷和杭白芷的根。春播在当年10月中、下旬，秋播于第二年8月下旬叶枯萎时采收，抖去泥土，晒干或烘干。别名芷、芳香、苻蓠、泽芬、香白芷等。

白芷味辛，性温。归肺、脾、胃经。功能祛风除湿、通窍止痛、消肿排脓。主治感冒头痛、眉棱骨痛、牙痛、鼻塞、鼻渊、湿胜久泻、赤白带下、痈疽疮疡等。内服入煎剂，每日用量3～10g；或入丸散。外用研末撒或调服。血虚有热及阴虚阳亢头痛者禁服。

白芷之名最早见于《离骚》，书中有“辟芷”“芳芷”“茝”等多种称谓。西汉时期的《五十二病方》中即有以白芷治痛的记载。《神农本草经》将白芷列为中品，云：“味辛，温。主女人漏下赤白，血闭，阴肿，寒热，风头侵目泪出。长肌肤，润泽，可作面脂。一名芳香。生川谷。”

芳香辛温之药多数有耗散之性，易于耗伤人体阴液。清代徐大椿在《神农本草经百种录》中云：“凡驱风之药，未有不枯耗精液者，白芷极香，能驱风燥湿，其质又极滑润，能和利血脉，而不枯耗，用之则有利而无害者也。”

白芷能祛全身之风邪，治疗各种疼痛。如《本草汇言》云：“白芷，上行头目，下抵肠胃，中达肢体，遍通肌肤以至毛窍，而利泄邪气。如头风头痛，目眩目昏；如四肢麻痛，脚弱痿痹；如疮溃糜烂，排脓上肉；如两目作障，痛痒赤涩；如女人血闭，阴肿漏带；如小儿痘疮，行浆作痒，白芷皆能治之。”

白芷既能祛风，亦善于祛湿，主要作用于足阳明经胃经。如《本草求真》云：“白芷，气温力厚，通窍行表，为足阳明经祛风散湿主药。故能治阳明一切头面诸疾，如头目昏痛，眉棱骨痛，暨牙龈骨痛，面黑瘢疵者是也。且其风热乘肺，上烁于脑，渗为渊涕；移于大肠，变为血崩血闭，肠风痔漏痈疽；风与湿热，发于皮肤，变疮疡燥痒，皆能温散解托，而使腠理之风悉去，留结之痈肿潜消，诚祛风上达散湿之要剂也。”

元代医籍中含有白芷的方剂，举62例如下：

1. 治眉框痛属风热与痰　黄芩（酒浸，炒）、白芷。上为末，茶清调二钱。(《丹溪心法》)

2. 川芎神功散　治风热上攻，偏正头疼。无问轻重久新，并皆治之。川芎（一两），甘草（二钱半），川芎（生，去皮）、南星、麻黄（去节）、白芷（各半两）。上为末，每服三钱，水一盏，姜三片，煎七分，入清酒半盏，和渣，温服，避风，如人行五七里；再服，汗出为度，其痛立愈。(《卫生宝鉴》)

3. 石膏散　治头疼。川芎、石膏、白芷（各等分）。上末四钱，热茶清调下。(《卫生宝鉴》)

4. 胃风汤　治虚风证，能食，麻木，牙关急搐，目内蠕动，胃中有风，故面独肿。白芷（一钱六分），苍术、当归身（各一钱），升麻（二钱），葛根（一钱），麻黄（半钱，不去节），藁本、黄柏、草豆蔻、柴胡、羌活（各五分），蔓荆子（一钱），甘草（五分），干生姜（二分），枣（四个）。上十五味㕮咀，作二服，每服水二盏，煎至一盏，去渣温服，食后。(《卫生宝

鉴·卷九》)[①]

5.面热 治法并方。杨郎中之内五十一岁，身体肥盛。己酉春，患头目昏闷，面赤热多，服清上药不效，请予治之，诊其脉洪大而有力。《内经》云：面热者，足阳明病。《脉经》云：阳明经气盛有余，则身已前皆热。况其人素膏粱，积热于胃。阳明多血多气，本实则风执上行，诸阳皆会于头，故面热之病生矣。先以调胃承气汤（七钱、黄连二钱、犀角一钱，疏利三两行），彻其本热。次以升麻加黄连汤，去经络中风热上行，如此则标本之病邪俱退矣。升麻加黄连汤：升麻、葛根（各一钱），白芷、黄连（各七分），甘草（炙）、草豆蔻仁、人参（各五分），黑附子（炮，七分），益智仁（三分）。上九味㕮咀，作一服，水三盏，连须葱白同煎至一盏，去渣，温服，数服良愈。(《卫生宝鉴》)

6.阴出乘阳治法方 一妇人三十余岁，忧思不已，饮食失节，脾胃有伤，面色黧黑不泽，环唇尤甚，心悬如饥状，饥不欲食，气短而促。大抵心肺在上，行荣卫而光泽于外，宜显而不藏；肾肝在下，养筋骨而强于内，当隐而不见；脾胃在中，主传化精微以灌四脏，冲和而不息。其气一伤，则四脏失所，忧思不已，气结而不行；饮食失节，气耗而不足，使阴气上溢于阳中，故黑色见于面。又《经》云：脾气通于口，其华在唇。今水反来侮土，故黑色见于唇，此阴阳相反，病之逆也。《上古天真论》云：阳明脉衰于上，面始焦。始知阳明之气不足，故用冲和顺气汤。此药助阳明生发之剂，以复其色耳。冲和顺气汤：葛根（一钱半），升

---

①《卫生宝鉴》胃风汤有二，卷十六方治风冷虚气，入客肠胃，水谷不化，泄泻注下，腹痛虚满，肠鸣疼痛，及肠胃湿毒，下如豆汁，或下瘀血。

麻、防风、白芷（各一钱），黄芪（八分），人参（七分），甘草（四分），芍药、苍术（各三分）。上㕮咀，作一服，水二盏，姜三片，枣两个，煎至一盏，去渣，温服。早饭后、午前，取天气上升之时，使人之阳气易达故也，数服而愈。《内经》曰：上气不足，推而扬之。以升麻苦平，葛根甘温，自地升天，通行阳明之气，为君。人之气以天地之疾风名之，气留而不行者，以辛散之。防风辛温，白芷甘辛温，以散滞气以为臣。苍术苦辛，蠲除阳明经之寒湿。白芍药之酸，安太阴经之怯弱。《十剂》云：补可去弱，人参、羊肉之属是也。人参、黄芪、甘草甘温，益正气以为臣。《至真要大论》云：辛甘发散为阳。生姜辛热，大枣甘温，和荣卫，开腠理，致津液，以复其阳气，故以为使也。（《卫生宝鉴》）

7. 易老[①]大羌活汤　治伤寒脉浮而紧，伤风脉浮而缓，并解两感恶候。羌活、防风、白芷、川芎、细辛、甘草、苍术（制）、生地黄、黄芩。上粗末，每服五钱匕，生姜五七片，水一盏半，煎至七分，云滓，无时，稍时稍热服。大羌活汤全在生地黄，木杵臼中，别为粗末，各等分，称之，名曰羌活地黄各半汤，解利两感伤寒有神，详说见《难知》易老大羌活汤，剂料大小服饵，温热加减，并从缓急法。一法加大黄，治风热淫于内，同泻青丸，主治并见钱氏。一法治破伤风，用豆淋酒煎，素有寒者加草乌头（白末，一字）服之。（《医垒元戎》）

---

① 易老，指张元素，金代著名医学家，字洁古。易州（今河北易水县）人。李东垣、王好古等曾从他学医。著有《珍珠囊药性赋》《脏腑标本药式》《医学启源》等书。

8. **白龙丸**　治男子妇人一切风，遍身疮癣，手足顽麻，偏正头疼，鼻塞脑闷，大解伤寒头风，又治雾露之气或发热者宜服之。川芎、细辛、甘草、藁本、白芷（各等分）。上为细末，药四两，入石膏半斤细末，系煅了者，水搜丸，每两分八丸，薄荷茶清嚼下一丸，食后服。风蛀牙疼用一丸，分作三，干擦后用汤漱之，便用葱茶嚼下一二丸，或作汤服之亦可。(《医垒元戎》)

9. **犀角升麻汤**　治阳明受风热，口唇颊连鬓肿痛，鼻额连头痛。犀角（七钱半），升麻（五钱），防风（三钱半），羌活（三钱一字），川芎（三钱半），白附子、白芷（二钱半），黄芩（二钱半），生甘草（二钱半）。上㕮咀，作一服，水五盏，煎三盏，去滓，分三服。(《医垒元戎》)

10. **白牙齿药**　零陵香、白芷、青盐（等分），砂锅（另研细）、升麻（半两），石膏（另研，一两），细辛（二钱），麝香（另研，半钱）。上除内砂锅、石膏、麝香外，细末，入此五味，同调匀，早晨夜间用药擦牙，温水漱。(《医垒元戎》)

11. **搜脓散**　治诸疮脓汁不绝，腐肉未尽。黄芪、白芍药、香白芷（各等分）。上为细末，干掺患处，上用膏药敷贴，一日一换。海藏云：此方虽云上疮，吐脓血久不尽者，亦宜用此药作汤散煎调服之，又宜糊为丸桐子大，白汤下三五十丸，或干掺细末，咽津大妙。(《医垒元戎》)

12. **赴筵散**　治舌上疮，不能食。铜绿（研，半两），香白芷（末，一两）。上拌和匀，掺舌上，温醋漱，立愈。(《医垒元戎》)

13. **复肌丸**　治肺气赤白癜瘙痒，耳鸣，瘫痪，口眼㖞斜。白花蛇、乌梢蛇（各酒浸，去骨）、天麻、牛膝（酒浸）、白芷

（各一两），白附子（炮）、白僵蚕（各一两半）。上为细末，炼蜜丸桐子大，朱砂为衣，每服二十丸，温酒下。（《医垒元戎》）

14. **正骨丹**　川乌、草乌、南星、半夏、当归、芍药、木鳖、官桂、白芷（以上各等分）。上细末，黄蜡溶开，小油和匀前药末，熬成膏子，炙软，捏作饼子，摊纸上，贴损如前，依常法固济，如法三日一易，神效。治脑骨破及骨折，葱白烂研，和蜜厚封损处，立效。一方：葱白、黄米粉同炒，为末，醋打糊，承暖封伤损处。（《医垒元戎》）

15. **神仙太乙膏**　治虚疾八法，痈疽，一切恶疮软疖，不问年月远近，已成脓、未成脓，贴之即效。蛇、蝎、虎、犬伤，汤火、刀斧所伤，并可内服，外贴发背。先以温水洗疮，拭干，用帛子摊药贴，用水下。血气，木通汤下；赤白带下，当归酒下；咳嗽喉闭，缠喉风①，绵裹噙化；一切风赤眼，贴太阳穴，后用山栀子汤下；打扑伤损贴药，仍用橘皮汤下；腰膝痛贴，吃盐汤下；唾血，桑白皮汤下；诸漏，先以盐汤洗其疮，并量大小，以纸摊药贴之。以上药，每服一丸，旋丸樱桃大，蛤粉为衣，其药可收十年不坏，愈久愈烈，神效不可言。玄参、大黄、白芷、当归、肉桂、赤芍药、生地黄（以上各一两，剉如松子大）。上用麻子油二斤浸，春五、夏三、秋七、冬十日，滤去渣，油熬得，次下黄丹一斤，滴水中不散为度。（《医垒元戎》）

---

① 缠喉风，病名，系指咽喉红肿疼痛，或肿疼连及胸前，项强而喉颈如蛇缠绕之状的病证。《疮疡经验全书》认为本病之病因多由脏腑积热，邪毒内侵，风痰上涌所致。故治宜解毒泻热，消肿利咽。方可用清瘟败毒饮等加减。如呼吸急迫者宜行气管切开术。

16. 千金托里散 治疔疮发背，一切恶肿。官桂、人参、甘草、川芎、香白芷、芍药（各一两），木香、没药（各三钱），乳香（二钱），当归（半两），连翘（一两二钱），黄芪（一两半），防风、桔梗、厚朴（各二两）。上十五味为细末，每服三钱，酒一大盏，煎三二沸，和渣温服，无时。(《卫生宝鉴》)

17. 玉龙膏 摩风止痛，消肿化毒，治一切伤折疮肿。栝蒌（大者一个，去皮），黄蜡（一两半），白芷（半两），麻油（清真者）、麝香（研，一钱），松脂（研，一钱半），零香、藿香（各一两），杏仁（去皮尖）、升麻、黄芪、赤芍药、白及、白蔹、甘草（各一钱）。上以油浸七日，却取出油，先炼令香熟，放冷，入诸药，慢火煎黄色，用绢滤去渣。入银石锅内，入蜡并麝香、松脂熬，少时以瓷合器盛，每用少许，薄摊绢帛上贴。若头面风，癣痒疮肿疼痛，并涂磨令热，频用之。如耳鼻中肉铃，用纸捻子每日点之，至一月即愈。如治灸疮，及小儿瘤疮，涂之，兼灭瘢痕，神效。(《卫生宝鉴》)

18. 消毒膏 治一切肿毒结硬疼痛。柴胡、藁本、牛膝、续断、丹参、牡丹皮、甘草、细辛、槐白皮、苍术（各一钱半），羌活、何首乌、天麻、白芷（各二钱），玄参、葛根、升麻、白蔹、木通、木香、当归（洗焙）、川芎、白附子、乱发（水洗净，令干）、赤茯苓（各二钱半），木鳖子（去皮，三钱），沉香、桃仁（汤浸，去皮尖）、杏仁（汤浸，去皮尖，各三钱半），白及（四钱），防风（五钱），赤芍药（五钱），黄芪（五钱），黄丹（十三两），麻油（一斤四两）。上件药三十三味，入油内浸七日七夜，于净银石器内，慢火熬，候白芷焦黄色，放温，以白绵滤去渣。

于瓷罐内密封三昼夜，候取出，倾于锅内、慢火温。再滤去渣，倾入好砂锅中，慢火再熬。次下黄蜡十五两，用竹篦不住手搅令匀，次下黄丹，搅匀，以慢火再熬动。出火搅匀，续次再上火三日，方欲膏盛于瓷合子内密封。每用时，以软白绢上摊匀，贴患处。(《卫生宝鉴》)

19. 托里温经汤 治寒覆毛皮，郁遏经络，不得伸越，热伏荣中，聚而为赤肿，痛不可忍，恶寒发热，或相引肢体疼痛。人参（去芦）、苍术（各一钱），白芍药、甘草（炙，各一钱半），白芷、当归身、麻黄（去根节，各二钱），防风（去芦）、葛根（各三钱），新升麻（四钱）。上㕮咀，每服一两重，水三盏。先煎麻黄令沸，去沫，再下余药同煎，至一盏，去渣，大温服讫。卧于暖处，以棉衣覆之，得汗而散。(《卫生宝鉴》)

20. 八白散 治劳汗当风寒薄。为皱郁乃痤及皻[1]点之类。白丁香、白及、白僵蚕、白牵牛、杜蒺藜、新升麻（肉白者佳，各三两），三赖子、白蔹、白芷（各二两），白附子、白茯苓（各半两）。上为末，至夜津调涂面，明旦，以莹肌如玉散洗之。(《卫生宝鉴》)

21. 大秦艽汤 治中风，外无六经之形证，内无便溺阻隔，知血弱不能养筋，故手足不能运动，舌强不能语，宜养血而筋自荣。秦艽、石膏（各二两），甘草、川芎、当归、白芍、羌活、防风、黄芩、白芷、白术、生苄、熟苄、茯苓、独活（各一两），细辛（半两）。春夏加知母一两。上㕮咀，每服一两，水煎服，无时。

---

① 皻 zhā，鼻子上长的红色小疮。

如遇天阴，加生姜七片；心下痞，加枳实一钱。(《丹溪心法》)

22. 四白丹　能清肺气，养魄。谓中风者，多昏冒气不清利也。白术、砂仁、白茯苓、香附、防风、川芎、甘草、人参（各半两），白芷（一两），羌活、独活、薄荷（各二钱半），藿香、白檀香（各一钱半），知母、细辛（各二钱），甜竹叶（二两），麝香（一钱，另研），冰片（另研）、牛黄（各半钱，另研）。上为末，炼蜜丸，每两作十丸。临卧嚼一丸，分五七次细嚼之，煎愈风汤咽下。能上清肺气，下强骨髓。(《丹溪心法》)

23. 龙虎丹　治走注疼痛，或麻木不遂，或半身痛。草乌、苍术、白芷（各一两，碾粗末拌发酵过，入后药），乳香、没药（各二钱，另研），当归、牛膝（各五钱）。上为末，酒糊丸如弹大，每服一丸，温酒化下。(《丹溪心法》)

24. 红花当归散　治妇人血脏虚竭，或积瘀血，经候不行，时作痛，腰胯重疼，小腹坚硬，及室女经水不行。红花、当归尾、紫葳（即凌霄花）、牛膝、甘草（炙）、苏木（各三两），白芷、肉桂（一两半），赤芍（九两），刘寄奴（五两）。上为末，空心，热酒调三钱服。一名凌霄花散。(《丹溪心法》)

25. 辛夷膏　专治小儿鼻流清涕不止。辛夷叶（一两，洗净，焙干），细辛、木通、白芷（各半两），杏仁（一两，去皮，研如泥），木香（半两）。上为细末，次用杏仁泥、羊骨髓、猪脂各一两，同诸药和匀，于瓦石器中熬成膏，赤黄色为度，于地上放冷，入脑、麝各一钱，拌匀，涂囟门上，每用少许涂鼻中。(《丹溪心法》)

26. 藿香正气散　治伤寒头疼，憎寒壮热，上喘咳嗽，五劳七伤，五般风痰，五般膈气，心腹冷痛，反胃呕恶，气泻霍乱，脏腑虚鸣，山岚瘴疟，遍身虚肿。妇人产前产后，血气刺痛。小儿疳伤。并宜服之。大腹皮（洗，一两），藿香（洗去土，三两），厚朴（去粗皮，切，姜汁拌炒）、白术（去芦，各二两），陈皮（去白，三两），白芷（一两），苦梗（去芦，二两），白茯苓（去皮，一两），甘草（炙，二两），半夏（汤洗七次）、紫苏（去土，各二两）。上锉散。每服三钱，水一盏半，生姜三片，红枣一枚，同煎，热服。如欲出汗，加葱白二根，以衣被盖，再煎服。冷嗽喘满，每服加人参一钱，盐梅一个，杏仁七粒去皮尖，北五味子十粒，就吞青州白丸子三十五粒效。气促气壅，加人参（一钱），沉香（半钱）。心腹痛，加木香（半钱），延胡索（七粒，切碎）。呕恶甚，加生姜（五片），木瓜（二片），苍术（切，炒）、枳壳（煨，去瓤，切，各半钱），槟榔（半个，切片）。一方治忧怒郁气，流走遍体刺痛紧满，加木香（一钱），缩砂仁（五粒），名增减顺气木香散。(《世医得效方》)

27. **神术散**　治四时瘟疫，头痛项强，发热憎寒，身体疼痛。伤寒鼻塞声重，咳嗽头昏，并皆治之。藁本（去土）、羌活（去芦）、甘草（炙）、香白芷、细辛（去叶及土）、川芎（各一两），苍术（五两，米泔浸一宿，切，炒）。上锉散。每服三钱，水一盏，生姜三片，葱白三寸，煎七分，温服，不拘时候。伤风鼻塞，为末，葱白、茶清调下。(《世医得效方》)

28. **十神汤**　治时令不正，瘟疫妄行，感冒发热，或欲出疹。此药不问阴阳两感风寒，并宜服之。川芎、甘草（炙）、麻黄（去根）、干葛、升麻（去芦）、赤芍药、白芷、陈皮、香附子（炒，去毛）、紫苏（各四两）。上剉散。每服三钱，水盏半，姜

五片，煎七分，去滓热服，不以时候。如发热头痛，加连须葱白。中满气实，加枳壳煎。(《世医得效方》)

29. 秦艽鳖甲散 治男子、妇人血气劳伤，四肢倦怠，肌体羸瘦，骨节烦疼，头昏颊赤，肢体枯槁，面色萎黄，唇焦口干，心烦热，痰涎咳嗽，腰背引痛，乍起乍卧，梦寐不宁，神情恍惚，时有盗汗，口苦无味，不美饮食。及治山岚瘴气，寒热往来。并能治之。荆芥（去梗，一两），贝母（去心，一两），白芷（半两），山药、天仙藤、前胡（去芦，各一两），羌活、肉桂（各半两），鳖甲（去裙，醋炙）、陈皮（去白）、秦艽（去芦，洗）、甘草（炙，各一两）。上锉散。每服二钱，水一盏，姜三片，同煎至八分，稍热服，不拘时。酒调亦得。常服养气调血，解倦怠。(《世医得效方》)

30. 芎辛散 治塞痰盛，清头目。及治逾月语音不出，服他药亦不能去，乃是燥热所致，用此药数服而愈。川芎、细辛、防风、桔梗、白芷、甘草、羌活（各一两），桑白皮（半两）。上锉散，每服二钱，水一盏半，生姜二片，薄荷三叶，煎至七分，不饥不饱时温服。(《世医得效方》)

31. 槟榔丸 治大肠实热，气壅不通，心腹胀满，大便秘结。槟榔、大黄（蒸）、麻子仁（炒，去壳，另研）、枳实（麸炒）、羌活（去芦）、牵牛（炒）、杏仁（去皮尖，炒）、白芷、黄芩（各一两），人参（半两）。上为末，炼蜜丸，如梧子大。每服四十丸，空心熟水下。(《世医得效方》)

32. 香梅丸 治肠风脏毒下血。乌梅（同核烧灰存性）、香白芷（不见火）、百药煎（烧存性，各等分）。上为末，米糊丸，

梧桐子大。每服七十丸，空心米饮下。(《世医得效方》)

33. 逐瘀汤　通利大小便，取下黑物。川芎、白芷、生干地黄、赤芍药、五灵脂、枳壳、制阿胶、蓬莪术（煨）、茯苓、茯神、大木通、生甘草（各一分），实大黄、桃仁（汤去皮，焙，各一分半）。上锉散。每服三钱，井水一碗，生姜三片，蜜三匙，煎服，以利为度。瘀血作痛通用。(《世医得效方》)

34. 正气补虚汤　治忧恚思虑，喜怒不常，失饥劳力，或饮食不调，肌肉减耗，荣卫虚弱，外邪所袭，入于经络，头痛昏闷，拘挛，憎寒壮热，身疼腰倦，脚弱转筋，自汗，手足冷，四体麻痹，五脏诸虚百病，并皆治之。人参、藿香叶、厚朴（去粗皮，姜汁炒）、黄芪（各二两），交趾桂（一两），川白芷（二两），大当归（去尾，二两），五味子、白术（各一两半），半夏、绵附子（炮，各一两），熟地黄（酒洗，炒）、川芎、白茯神（各二两），丁香、南木香、干姜、甘草（各一两）。上锉散。每服三钱，水一盏半，生姜三片，枣子二枚煎，空心温服。(《世医得效方》)

35. 四川丸　治头痛如破。大川乌（一个，生，去皮脐），川白芷、川细辛（去叶）、大川芎（各一两）。上为末，韭叶自然汁丸，黄丹为衣。每服一丸，细嚼葱白，淡茶清下。又名鹤顶丹。(《世医得效方》)

36. 一字轻金散　治偏正头风痛，夹脑风，眉棱骨痛，牵引两眼抽掣，疼痛迸出，或生翳膜，视物不明。藿香叶、荆芥穗、旋覆花、香白芷、石膏末（细研，水飞）、防风（各半两），川乌（两头尖者，去皮尖，生用，二钱半），天南星（二钱半），川芎

（半两），草乌头（一钱半）。上各修事，挂日中晒干，同捣为末。每服一字，食后淡茶调下。神效。（《世医得效方》）

37. **天香散** 治远年日近头风，才发则顽痹麻痒，不胜爬搔，或块瘰停痰，呕吐，饮食莫入，两服可断根。天南星（汤泡七次）、半夏（制同上）、川乌（生，去皮脐）、川香白芷。上等分，为末。每服七钱或十钱，水一碗半，煎至一碗，入生姜自然汁半碗，再煎至八分，热服。药汁稍黑难服，须要强吃二三服。一说，满头上有块子者，切宜麻油针逐个针之。此已效之方。（《世医得效方》）

38. **都梁丸** 大治诸风眩晕，妇人产前产后，乍伤风邪，头目昏重，及血风头痛，服之令人目明。凡沐浴后服一二丸，甚佳。暴寒乍暖，神思不清，头目昏晕，并宜服之。香白芷（大块者，以沸汤泡洗）。上为末，炼蜜和丸，如弹子大。每服一丸，多用荆芥点腊茶细嚼下，食后常服。诸无所忌，只干咽嚼亦可。（《世医得效方》）

39. **硫黄膏** 治面部生疮，或鼻脸赤风刺、粉刺，百药不效者，惟此药可治，妙不可言。每临卧时洗面令净，以少许如面油用之，近眼处勿涂，数日间疮肿处自平，赤亦消。风刺、粉刺，一夕见效。生硫黄、香白芷、栝蒌根、腻粉（各半钱），芫菁（七个，去翅、足），全蝎（一个），蝉蜕（五个，洗去泥）。上为末，麻油、黄蜡约度如合面油多少，熬熔，取下离火，入诸药在内，如法涂之。一方加雄黄、蛇床子各少许。（《世医得效方》）

40. **玉盘散** 洗面药。白及、白蔹、白芷、甘松、白术、藁本、川芎、细辛、零陵香、白檀香（各半两），皂角（一斤，去皮称)，干楮实(半升)，黄明胶[1](半斤，用牛皮胶四两亦得，炙令通起，捣筛，余者炒作珠子，又捣取尽)，糯米(一升，净捣为粉，晒令极干，若微湿则损香)。上为末，令匀。相合成澡豆，皂角末另入，看澡豆紧慢添减，以洗面不炽为度，药末不可太细。(《世医得效方》)

41. 滑石散　干洗头药。上用香白芷、零陵香、甘松、滑石四味，并不见火，等分为末。掺发上梳篦。(《世医得效方》)

42. 芎芷散　治风入耳虚鸣。白芷、石菖蒲(炒)、苍术、陈皮、细辛、厚朴(制)、半夏(制)、肉桂、木通、紫苏茎叶、甘草(炙，各一分)，川芎(二分)。上锉散。每服三钱，姜五片，葱白二根煎，食后、临卧服。(《世医得效方》)

43. 辛夷散　治肺虚，风寒湿热之气加之，鼻内壅塞，涕出不已或气息不通，或不闻香臭。辛夷仁、细辛(洗去土叶)、藁本(去芦)、升麻、川芎、木通(去节)、防风(去芦)、羌活、甘草炙、白芷(各等分)，苍耳子(一半)。上为末。每服二钱，食后茶清调服。热者，茶调散合和服。(《世医得效方》)

44. 铜青散　治走马疳[2]。口内生疮，牙龈溃烂，齿黑欲脱，或出血臭气。丈夫妇人同。川白芷(半两，生)，芒硝(一钱)，铜青(一分)，麝香(一字)。上为末，干敷口角，及擦齿上妙。

① 黄明胶，别名水胶、牛皮胶、海犀胶、广胶、明胶。为牛科野牛属动物黄牛的皮制成的胶。甘，平。归肺、大肠经。滋阴润燥，养血止血，活血消肿，解毒。主治虚劳肺痿，咳嗽咯血，吐衄，崩漏，下痢便血，跌打损伤，痈疽疮毒，烧烫伤。

② 走马疳，病名，患牙疳而发病迅速，势如走马者。多因病后或因疫疠之邪，余毒未清，复感外邪，积毒上攻齿龈所致。多见于小儿。

仍服蟾酥丸效。(《世医得效方》)

45. 透冰丹　治一切风毒上攻，头面肿痒，痰涎壅塞，心胸不利，口舌干涩，风毒下疰，腰脚沉重，肿痛生疮，大便多秘，小便赤涩。中风瘫痪，一切诸疾。川大黄、益智仁、白茯苓、茯神、山栀仁、蔓荆子、威灵仙、天麻、白芷（各半两），香墨（烧，醋淬，细研）、麝香（研，各一钱一字），仙灵脾叶（洗，半两），川乌（二两，河水浸半月，三日一换水，切片，焙干，用盐一两炒黄，去盐用）。上为末，炼蜜搜和，如麦饭相似，以真酥涂杵臼，捣万杵，如干，旋入蜜，令得所，搜和成剂。每服旋丸，如梧桐子大。用薄荷自然汁同温酒化下两丸。卒中风，涎潮昏塞，煎皂角荚、白矾汤放温，化四丸灌下。瘫痪风，每日服三五丸，渐觉有效。常服一丸，疏痰利膈，温酒食后下。小儿惊风，入腻粉少许，薄荷汁化下半丸，立效。治瘰疬，葱汤下一丸。忌动风毒物。(《世医得效方》)

46. 大秦艽散　治风壅痰盛，四体重着，或软痪疼痛，或拘挛麻痹颤掉，口干目赤，烦热，睡卧不宁。条参（去芦）、川羌活（去芦）、枳壳（去瓤）、秦艽（去芦）、赤芍药、苦梗（去芦）、前胡（去芦）、川芎、白芷、黄芩、薄荷、桑白皮（去赤）、天麻、防己、防风、甘草、荆芥穗、赤茯苓、木瓜、川牛膝（去苗，各等分）。上锉散。每服四钱，水一盏半，姜三片煎，温服，不以时候。(《世医得效方》)

47. 白术散　治妊娠气不和，饮食不美。白术（炒）、紫苏（各一两），白芷（微炒）、人参（各三两），诃子皮、青皮（去白）、川芎（各二分），甘草（炙，一分）。上锉散。每服三钱，水

一盏，生姜三片煎，不拘时候。(《世医得效方》)[①]

48. 消风散　治妊娠头眩目晕，视物不见，腮项肿核，若加涎壅，危在须臾，急宜服之。石膏、甘菊花（去枝梗）、防风（去芦）、荆芥穗、川羌活（去芦）、羚羊角（镑）、川芎、大黄（豆炒）、当归（去芦，酒洗）、白芷（各一两），甘草（半两）。上锉散。每服四钱，水一盏半，入好茶半钱煎，食后通口服。有一妊妇患此，服之病减七八，获安分娩，其眼带吊起，人物不辨，后服四物汤加荆芥、防风，更服天门冬饮子，但以此二药相间服，目渐稍明。大忌酒面、煎炙、烧煿、鸡、羊、鹅、鸭、豆腐、辛辣，一切毒食，并房劳及稍温药。如不然，不复明矣。盖此证为怀身多居火阁，衣着裀褥厚盖，伏热在里，或服补药，因食热物太过，致令胎热，肝脏热极生风，风冲入脑所致。(《世医得效方》)

49. 玉露散　治产后乳脉不行，身体壮热，头目昏痛，大便涩滞，悉能治之。凉膈压热，下乳。人参、白茯苓、甘草（各半两），苦梗（炒）、川芎、白芷（各一两），当归（一分），芍药（三分）。上锉散。每服二钱，水一盏煎，温服。如烦热甚、大便秘者，加大黄二钱半。(《世医得效方》)

50. 三棱丸　治经脉不通，气痛滞下。兼治血瘕，形如镰铁样。当归（去尾）、川芎、牛膝（去苗）、芫花、三棱、莪术（煨）、蒲黄、延胡索、牡丹皮、干姜、菴䕡、白芷、地龙（去泥土，酒浸炒，各一两），大黄（二两，为末，米醋一升，文武火熬成膏）。上为末，入大黄膏和研，杵烂为丸。每服二十丸，气痛，

① 《卫生宝鉴》白术散有二方，一治诸病烦渴，津液内耗；一治消中、消谷、善饥。组方与此方均不同。

淡醋汤下，炒姜酒亦可。未通，红花酒下。(《世医得效方》)

51. 石膏羌活散　治久患双目不睹光明，远年近日内外气障，风翳昏暗，拳毛倒睫[①]，一切眼疾。羌活（治脑热头风）、密蒙花（治羞明见日）、木贼（退翳障）、川白芷（清利头目）、北细辛（去热除风）、萝卜菜子（起倒睫）、麻子（起拳毛）、川芎（治头风）、黄芩（洗心退热）、石膏（清头目坠痰）、藁本（治头风头疼）、甘草（解诸药毒）。各等分。上为末。每服二钱，食后、临卧蜜水一盏调下，或茶清，或淘米第二遍泔水调，日进三服。至十日渐明，二十日大效。(《世医得效方》)

52. 芎芷膏　治口气热臭。香白芷、川芎（各等分）。上为末，炼蜜丸，如鸡头大。食后、临卧噙化一丸。(《世医得效方》)

53. 泻黄饮子　治风热蕴于脾经，唇燥沈裂，无色。白芷、升麻、枳壳（去瓤，麸炒）、黄芩、防风（去芦）、半夏（汤泡七次），石斛（去根，各半两），甘草（二分半）。上锉散。每服四钱，水一盏半，生姜五片煎，不以时服。(《世医得效方》)

54. 玉池散　治风蚛牙痛，肿痒动摇，牙龈溃烂，宣露出血，口气等疾，悉能治之。地骨皮、香白芷、川升麻、防风、细辛、川芎、槐花、当归、藁本、甘草（各等分）。上为末。每用一字许揩牙。或痛甚，即取二钱，用水一盏半，黑豆半合，姜三片煎，温漱，候冷吐之效，服亦无妨。或用金沸草散熏漱，亦佳。

① 拳毛倒睫，又名倒睫、拳毛、拳毛倒插。多由沙眼等失治所致。症见皮宽弦紧，睫毛内倒，触刺眼珠，涩痛流泪，羞明难睁。古有拔除倒睫或夹睑等疗法，现已不用。今对倒睫少者，可电解倒睫；倒睫多，或兼胞睑内卷者，则应施行矫正手术。

（《世医得效方》）

55. 细辛散　治风蚛牙痛，牙龈宣烂，牙齿动摇，腮颔肿痛。草乌、白芷（各二两），细辛、荆芥（各一两），川椒、牙皂、鹤虱、荜茇、缩砂仁（各半两）。上为末。每用少许擦痛处，有涎吐出，不得咽，少时以温水漱口，频频擦用，立效。（《世医得效方》）

56. 郁金散　治齿出血。郁金、白芷、细辛（各等分）。上为末，擦牙。仍以竹叶、竹皮浓煎，入盐少许含咽。或炒盐敷。（《世医得效方》）

57. 川芎散　治面肿牙疼不可忍。川芎、白芷、细辛（各等分）。上为末，擦两三次，盐汤漱立止。（《世医得效方》）

58. 草乌散　治损伤骨节不归窠者，用此昧之，然后用手整顿。猪牙皂角、木鳖子、紫金皮、白芷、半夏、乌药、川芎、杜当归、川乌（各五两），舶上茴香、坐拏草[①]（酒煎熟）、草乌（各一两），木香（三钱）。伤重刺痛，手近不得者，更加坐拏、草乌各五钱，及曼陀罗花五钱入药。上并无煅制，为末。诸骨碎、骨折、出臼者，每服二钱，好红酒调下，麻倒不识痛处。或用刀割开，或用剪去骨锋者，以手整顿骨节归元、端正，用夹夹定，然后医治。或箭镞入骨不出，亦可用此麻之，或用铁钳拽出，或用凿凿开取出。后用盐汤或盐水与服，立醒。（《世医得效方》）

59. 太乙膏　治金疮箭镞，不问轻重，用此敷之。并治痈疽疖毒。白芷、乳香（火制）、没药、苍术、白胶香、石膏（醋炒）、

---

① 坐拏草，即坐拿草，据《本草纲目》记载："辛，热，有毒。主治风痹，壮筋骨，兼治打扑伤损。"

黄丹（各五钱）。上为末。用真清油四两，桐油真者亦可。以黄蜡一两，生煎油，柳枝搅，次入白芷等四味，煎少顷，却入胶香、石膏等同煎。试欲成珠，却入蜡同煎片时。用生布滤过，瓦器盛藏。用油单摊之，损伤敷疮口，自然肉不痛，速愈。（《世医得效方》）

60. **排脓散** 理肺痈。吐脓后宜服，排脓补肺。嫩黄芪（二两），川白芷、北五味子（炒）、人参（各一两）。上为末，炼蜜丸，如小指头大。偃[①]仰入口噙化，旋旋咽下，食后服，临卧服。（《世医得效方》）

61. **活血驱风散** 治肝肾虚为风毒所入，湿痒生疮。当归（去尾）、川芎、白芷、华阴细辛、白蒺藜（炒去刺）、桃仁（浸去皮尖，焙）、白芍药、半夏（洗）、五灵脂、甘草（各三钱），苍术（炒）、杜仲（去粗皮，姜汁炒断丝）、肉桂、天麻、薏苡仁、橘红、槟榔、厚朴（去粗皮，姜汁炒）、枳壳（去瓤，切炒，各四钱）。上锉散。每服三钱，水一盏半，生姜五片，枣二枚煎，去滓。入乳香末少许，以佐心气，使心肾相交。挟热，去桂、乳香，加黑豆煎服。（《世医得效方》）

62. **遍身牛皮癣方** 川乌、草乌（去皮尖）、何首乌、白芷、苏木（各等分）。上截小片，腊月猪脂油煮焦，候冷，入盐少许，瓷器收，时常挑一匙，空心酒调下。（《世医得效方》）

---

① 偃，音 yǎn，仰面倒下，放倒。

三十三、花椒

花椒为芸香科花椒属植物花椒、青椒的果皮。花椒培育2～3年，9～10月果实成熟，选晴天，剪下果穗，摊开晾晒，等果实开裂，果皮与种子分开后，晒干。别名椴、大椒、秦椒、蜀椒、南椒、巴椒、蓎藙、汉椒、点椒等。

花椒味辛，性温，有小毒。归脾、胃、肾经。功能温中止痛、除湿止泻、杀虫止痒。主治脾虚虚寒型脘腹冷痛、蛔虫腹痛、呕吐泄泻、肺寒咳喘、龋齿牙痛、阴痒带下、湿疹、皮肤瘙痒，等。内服入汤剂，每日量3～6g；或入丸散。外用煎水洗或含漱；或研末调敷。阴虚火旺者禁服，孕妇慎服。清代王孟英《随息居饮食谱》认为花椒“多食动火堕胎。”

花椒一名，最早的文字记载是在《诗经》里，称之为“椒”。花椒寓意着多子多孙、儿女满堂，是美好的象征。《神农本草经》称之为蜀椒，列为中品，曰：“味辛，温，主治邪气咳逆，温中，逐骨节皮肤死肌，寒湿痹痛，下气。久服之头不白，轻身增年，生武都川谷。”

明代倪朱谟的《本草汇言》认为花椒辛香热，故可以通畅全身气机。其曰：“椒，性辛烈香散，故前古通治一切寒团，一切热郁，一切气泄，一切血凝，一切痰风诸症，用此无不流通，如《别录》之治产后老血腹痛，及疝瘕蛔结，孟洗之治上气咳嗽，及齿浮肿痛，甄氏之治经年疟痢，腹中冷胀、冷痛及寒湿痞满等疾，总不外辛香热散之用也，倘属内热血虚，阴火咳嗽者，咸宜忌之。”

清代黄宫绣的认识与倪朱谟观点一致，如《本草求真》云：“川椒，辛热纯阳，无处不达。治能上入于肺，发汗散寒；中入于脾，暖胃燥湿消食；下入命门，补火治气上逆。凡因火衰寒痼，而见阴衰溲数，阴汗精泄，并齿动摇，目暗，经滞癥瘕，蛔痛鬼疰血毒者，服此辛热纯阳，无不奏效。以其寒去脏温，故能所治皆应。”

元代医籍中含有花椒的方剂，举20例如下：

1. **通经丸**　治室女经不通，或疼痛或瘕。肉桂、大黄、青皮、干姜、川乌头（炮）、川椒、广茂、干漆（炒）、当归、桃仁。上为细末，先以四钱，米醋熬成膏，和余末七钱，丸桐子大，空心醋汤下，加至三十丸，温酒亦得。(《医垒元戎》)

2. **温白丸**　治心腹积聚，久癥癖块，大如杯碗，黄疸宿食，朝起呕吐，支满上气，时时腹胀，心下坚结，上来抢心，傍攻两胁。十种水病，八种痞塞，翻胃吐逆，饮食噎塞。五种淋[①]疾，九种心痛。积年食不消化，或疟疾连年不瘥。及疗一切诸风，身体顽麻不知痛痒，或半身不遂，或眉发堕落。及疗七十二种风，三十六种遁尸疰忤及癫痫。或妇人诸疾，断续不生，带下淋沥，五邪失心，愁忧思虑，意思不乐，饮食无味，月水不调。及腹中一切诸疾，有似怀孕，连年累月，羸瘦困惫，或歌或哭，如鬼所使，但服此药，无不除愈。川乌（炮，去皮，二两半），柴胡（去芦）、吴茱萸（汤泡七次，拣净）、桔梗、菖蒲、紫菀（去苗叶及

① 五种淋，《外台秘要》指石淋、气淋、膏淋、劳淋、热淋；《济生方》的五淋是指气淋、石淋、血淋、膏淋、劳淋。根据本条症状描述，应是血淋，主症为小便涩痛有血，又分为血虚、血冷、血热、血瘀四种情况。

土)、黄连(去须)、干姜(炮)肉桂(去粗皮)、茯苓(去皮)、人参蜀椒(去目及闭口，炒用)、厚朴(去粗皮，姜汁制)、皂荚(去皮子炙)、巴豆(去皮心膜，出油，炒研，各半两)。上为细末，入巴豆匀，炼蜜为丸，如梧桐子大，每服三丸，生姜汤下，食后或临卧服，渐加至五七丸。(《卫生宝鉴》)

3. 乌梅丸　治脏寒蛔虫动作，上入膈中，烦闷呕吐，时发时止，得食即呕，常自吐蛔。有此证候，谓之蛔厥，此药主之。又治久痢。乌梅(三百个)，黄柏(炙)、细辛(去苗)、肉桂(去粗皮)、附子(炮，去皮脐)、人参(去芦，各六两)，干姜(炮，十两)，当归(去芦，四两)，蜀椒(去目及闭口者，微炒出汗用，四两)，黄连(去须，十六两)。上异捣筛，合治之。以酒浸乌梅一宿，去核，蒸之令熟。用米饭熟捣成泥，和药令相得，纳臼中，与炼蜜杵二千下，丸如梧桐子大，每服十五丸，温米饮下，食前服。(《卫生宝鉴》)

4. 通经丸　治妇人室女，经候不通，脐腹疼痛，或成血瘕。川椒(炒)、莪术、干漆(炒烟尽)、当归、青皮、干姜、大黄(煨)、桃仁(去皮尖，炒)、川乌(炮)、肉桂(各等分)。上为末，将一半用米醋熬成膏子，和余药成剂，臼中杵之，丸如桐子，阴干，每服三五十丸，醋汤下。《严氏方》无川乌有红花。(《丹溪心法》)

5. 乌头汤　治寒冷湿痹，流于经络，挛缩不得转侧。大乌头、细辛、川椒、甘草、秦艽、附子、官桂、白芍药(各七分)，川独活(一两三钱半)。上锉散。每服三钱，水一盏半，枣二枚，同煎至八分，去滓，空心，食前服。(《世医得效方》)

6. 五膈丸　治忧恚思虑，膈塞不通，及食冷物即发。其病苦心痛，不得气息，引背痛如刺，心下坚，大如粉絮，紧痛如吐，吐即瘥，食饮不下。甚者手足冷，短气或上气喘急，呕逆者。麦门冬（去心）、甘草（炙，各五两），人参（四两），川椒（炒，出汗）、细辛（去苗）、肉桂（各三两），干姜（炮，二两），附子（一两，炮）。上为末，蜜丸弹子大。含化，日三服，夜二服。胸中当热，七日愈。亦可丸如梧子大，米汤下二三十丸。夏加麦门冬、甘草、人参各一两。一方以吴茱萸代桂，治遇寒冷则心痛，咽中有物，吐不出，咽不入，饮食减少，并可服，不拘时。(《世医得效方》)

7. 痞气丸　治脾之积[①]，在胃脘，覆大如盘，久久不愈，病四肢不收，黄疸，饮食不为肌肤，心痛彻背，背痛彻心，派浮大而长。大乌头（一分，炮，去皮尖），附子（半两，炮，去皮脐），赤石脂（煅，醋淬）、川椒炒（出汗）、干姜（炮，各二两），肉桂（半两）。上为末，蜜丸如梧子大，朱砂为衣。每服五七丸，米饮下。渐加丸数。(《世医得效方》)

8. 红椒丸　治虚劳喘嗽，眩晕。灵砂（一两，细研），人参、木香（各二钱半），大香附子（杵净）、大红椒（去合口并子，焙出汗，各半两）。上为末，糕糊丸如麻子大。每服二十丸，空心橘皮汤下。(《世医得效方》)

9. 椒艾丸　治脏腑虚寒，泄痢不止。乌梅（去核，二两半，醋浸布裹蒸），揉成无滓艾（一两半），川椒（炒，去目）、干姜、赤石脂、黑附子（炮制，各一两）。上除乌梅外，同为末，将蒸过

---

① 脾之积，《难经》："脾之积名曰痞气，在胃脘覆大如盘，久不愈，令人四肢不收，发黄疸，饮食不为肌肤。"

乌梅肉研匀，更入熟枣肉、蜜少许，和丸如梧子大。每服二十丸，米饮下。(《世医得效方》)

10. **复元丹** 治水肿。夫心肾真火，能生脾胃真土，今真火气亏，不能滋养真土，故土不制水，水液妄行，三焦不泻，气脉闭塞，枢机不通，喘息奔急，水气盈溢，渗漏经络，肢肤溢满，足胫尤甚，两目下肿，腿股间冷，口苦舌干，心腹坚胀，不得正偃，偃则咳嗽，小便不通，梦中虚惊，不能安卧。附子（炮，二两），南木香（煨）、茴香（炒）、川椒（炒去汗）、独活、厚朴（去皮，锉，姜制，炒）、白术（略炒）、陈橘皮、吴茱萸（炒）、肉桂（各一两），泽泻（一两半），肉豆蔻（煨）、槟榔（各半两）。上为末，糊丸，梧桐子大。每服五十丸，不以时紫苏汤下。此药世传屡验，未尝示人，其间君臣佐使，与造物同妙，服者自知。要当屏去诸药，一日三服，先次漩利如倾，次乃肿消喘止。盖药能助真火以养真土，运动枢机，安平必矣。法当禁欲，并绝咸半年，乃不再作。(《世医得效方》)

11. **川椒散** 治流涕。大红开口椒（微炒出汗）、诃子（煨，取肉）、川白姜（生者）、肉桂、川芎、细辛（净）、白术（各等分）。上为末。每服二钱，温酒调下。(《世医得效方》)

12. **细辛膏** 治鼻塞脑冷[①]，清涕出不已。细辛、川椒、干姜、川芎、吴茱萸、附子（去皮脐，各三分），皂角（屑，半两），

---

① 脑冷，指鼻渊重症，又名脑漏、脑寒、脑崩、控脑砂。主症为鼻流清浊涕不止，因风寒者，鼻塞不闻香臭，鼻涕增多，常觉鼻中辛酸，治宜理肺通窍；因风热者，见鼻流浊涕不止，色黄腥臭，治宜清宣肺窍，凉血解毒；因胆移热于脑，形成脑漏，则鼻塞鼻酸，浊涕不止，如髓如脓，腥臭难闻，甚则头晕目眩，头痛健忘，治宜清胆热，宣肺窍。

肉桂（一两），猪脂（六两）。上煎猪脂成油。先一宿苦酒浸前八味，取入油煎，附子黄色止，以绵惹塞鼻孔。(《世医得效方》)

13. 保生丸　治妊娠将理失宜，或劳役胎动不安，腰腹痛重，胞阻[①]漏胎，恶露时下。或子脏挟疾，久不成胎。或受妊不能固养，萎燥不长，过年不产，日月虽满，转动无力，或致损堕。麻仁（去壳，一两），当归（半两，微炒），干姜（炮）、肉桂（去皮）、秦椒（去目、闭口者，炒出汗）、石斛（去根）、石膏（研如粉）、黄芩、糯米、知母、甘草（炙）、大黄、豆卷（各一分）。上为末，炼蜜丸，弹子大。每一丸，温酒、枣汤化下，空心嚼下亦可。方内用北黄芩、麻仁性寒之药，人疑不服，殊不知娠中有风，风中有热，风热既静，其胎必固。黄芩能去子热，麻仁能去子风。亦可服后参苓白术散。(《世医得效方》)

14. 紫石英丸　治月经乍多乍少，或前或后，时发疼痛。医者一例呼为经病，不曾说得是阴胜阳、阳胜阴，服药所以少效。盖阴气乘阳则胞寒气冷，血不运行，《经》所谓：天寒地冻，水凝成冰。故令乍少而在月后。若阳乘阴则血流散溢，《经》所谓：天暑地热，经水沸溢。故令乍多而在月前。当和其阴阳，调其血气，使不相乘，以平为福。紫石英（细研，水飞）、人参、龙骨、川乌头（炮）、肉桂、禹余粮（煅，醋淬）、杜仲（炒去丝）、远志（去心）、泽泻、当归、桑寄生，肉苁蓉（酒浸）、干姜（炮）、五味子、石斛（去根，各一两），牡蛎（煅）、甘草、炙川椒（去目及闭口，微炒出汗，各半两）。上为末，炼蜜丸，梧桐子大。每服

① 胞阻，中医病名。是指女性妊娠期间，出现以小腹疼痛为主的病证。前人认为腹痛之因是胞脉阻滞，故而名为“胞阻”。

三十至五十丸，空心米饮下。(《世医得效方》)

15. **通经丸**　治妇人、室女月候不通，疼痛，或成血瘕。桂心、青皮（去白）、大黄（炮）、干姜（炮）、川椒（炒出汗）、莪术（炮）、干漆（炒去烟）、川乌（炮）、当归（去芦）、桃仁（炒，各等分）。上为末，内四分用米醋熬成膏，和余六分末成剂，臼中治之，丸如梧桐子大，略晒干。每服二十丸至三十丸，淡醋汤温酒空心下。寻常血气凝滞疼痛，数服立效。(《世医得效方》)

16. **暖宫丸**　治妇人无子，暖子宫冷，服之神效。附子（炮，去皮脐，一枚），杜仲（炒断丝）、地榆、桔梗、白薇（去土）、川牛膝（去苗）、川白芷、黄芪、沙参、厚朴（去粗皮，姜汁炒，各四钱），北细辛（去叶）、干姜、蜀椒（各二钱半）。上为末，炼蜜丸，梧桐子大。每服二十丸，盐酒下。服之一月，自然有孕。《局方》四物汤、羊肉丸多服亦效。(《世医得效方》)

17. **吕仙翁方**　治内障有效。生熟地黄（切焙）、川椒（去目及闭口者，微炒）。上等分为末，炼蜜丸，梧子大。空心盐汤、米饮下五十丸。(《世医得效方》)

18. **治虫蛀牙痛方**　红川椒（三钱），明乳香（一钱）。上同研细，熔蜡丸如麻子大。每用一丸，塞孔中。(《世医得效方》)

19. **当归散**　救急。疗坠马落车，被打伤腕折臂，呼叫不绝。服此，呼吸之间，不复大痛，三日筋骨相连。当归（炒令香）、肉桂、甘草（炙）、蜀椒（炒去汗，各三分），川芎（六分，炒），附子（炮，去皮脐）、泽兰（炒，各一两）。上为末。酒服二三钱，日三服。如小儿被奔车马所损，伤其膝，皮肉决，见骨节，绝死少苏，啼不可听闻，服之便睡，十数日便行走，其神验如此。忌

海藻、菘菜、生葱、猪肉、冷水。(《世医得效方》)

20. 救急方 疗坠马落车，伤腕折臂。当归（炒）、肉桂、甘草（炙）、蜀椒（炒出汗，各七钱半），川芎（一两半），附子（炮）、泽兰（炒，各一两）。上为末。每用酒服二钱，立效。忌海藻、菘菜、生葱、冷水等。(《世医得效方》)

三十四、枫香脂

枫香脂为金缕梅科枫香树属植物枫香树的树脂。选择生长20年以上的粗壮大树，于7~8月间凿开树皮，从树根起每隔15~20cm交错凿开一洞。到11月至次年3月间采收流出出的树脂。晒干或自然干燥。别名白胶香、枫脂、白胶、芸香、胶香等。

枫香脂味辛、苦，性平，归脾、肺、肝经。功能活血、解毒、止痛、凉血。主治痈疽、疮疹、跌扑损伤、骨折肿痛、瘰疬、齿痛、痹痛、吐血、衄血、咯血，外伤出血等。外用适量，研末撒或调敷或制膏摊贴，亦可制成熏烟药。内服入汤剂，每日量3~6g；一般入丸、散剂。孕妇禁服。

枫香脂最早记载见于西晋嵇含的《南方草木状》，云：“枫香，树似白杨，叶圆而歧分；有脂而香，其大如鸭卵；二月花发，乃连著实，八、九月熟，曝干可烧。”其入药始载于《唐本草》，谓：“枫香，所在大山皆有。树高大，叶三角。五月斫树为坎，十一月采脂。”

枫香脂善于治疗风热上攻所至的牙齿疼痛。明代缪希雍的

《本草经疏》云："枫香脂，为活血凉血之药。凡热则生风，又血热则壅而发瘾疹，风火相搏则为浮肿，苦平能凉血热，兼辛又能散风，故主血热生风之证。风火既散，则肌肉和而浮肿自消。齿痛亦因风热上攻，风热既散，则痛自止矣。"

元代医籍中含有枫香脂的方剂，举5例如下：

1. **胶香散**　治脾胃虚寒，滑肠久泻，脐腹疼痛无休止时。御米壳（四两，醋炒），龙骨、南白胶香（各三两），甘草（七钱，炙），干姜（半两，炮）。上五味为粗末，每服五钱，水一盏半，煎至一盏，去渣，温服，食前。忌冷物伤胃。(《卫生宝鉴》)

2. **文蛤散**　治热壅舌上，出血如泉。五倍子（洗）、白胶香、牡蛎粉（各等分）。上为末，每用少许擦患处，或烧铁篦热烙孔上。(《世医得效方》)

3. **秘方**　治经岁牙疼。枫香脂为末，入每焚香炉内灰，再筛过，常日洗面时用揩牙上，永无斯疾。更临睡以温水净漱为佳。(《世医得效方》)

4. **常用齿药**　牢牙，去风冷，蚛蝺[①]宣露，不问老少，用之甚效。槐枝、柳枝（各长四寸一握，切碎），皂角（不蛀者，七茎），盐（四两），降真香、白胶香（各两半）。上同入瓷瓶内，黄泥固济，糠火烧一夜，候冷，取出研细，用如常法。(《世医得效方》)

5. **止血收疮口方**　截血用此，疮大者以灯心蘸入孔中。白胶香（主接筋）、老松皮、白芷、血竭（各一两）。为末敷之。(《世医得效方》)

---

① 蝺，疑为龋。

三十五、琥珀

琥珀为古代松科松属植物的树脂，埋藏地下经年久转化而成的化石样物质。从地层或煤层中挖出后，除去砂石、泥土等杂质。别名育沛、虎魄、虎珀、江珠、琥魄、兽魄、顿牟、血琥珀、血珀、红琥珀等。

琥珀味甘，性平。归心、肝、膀胱经。功能镇惊安神、散瘀止血、利水通淋、去翳明目。主治失眠、惊悸、惊风、癫痫、瘀血闭经、产后腹痛、癥瘕积聚、血淋血尿、目生翳障等。内服研末，每日用量1～3g；或入丸散。外用研末撒；或点眼。阴虚内热及无瘀滞者慎服。

对于琥珀最早文字记载见于《山海经·南山经》，称之为“育沛”，曰：“招摇之山，临于西海之上，丽之水出焉，西流注于海，其中多育沛，佩之无瘕疾。”琥珀入药最早见于《名医别录》，称其“主安五脏，定魂魄，消瘀血，通五淋。”

朱丹溪在《本草衍义补遗》对琥珀的通淋作用解释如下，曰：“琥珀属阳，今古方用为利便，以燥脾土有功，脾能运化，肺气下降，故小便可通。”

琥珀有化瘀血之功，李中梓认为琥珀的安五脏、定魂魄之功与消瘀血关系密切，故《雷公炮制药性解》谓：“《内经》曰：主不明则十二官危，使道闭塞而不通。服琥珀则神室得令，五脏安，魂魄定，邪何所附？病何自生邪？于是使道通，而瘀血诸证靡弗去矣。夫目得血而能视，心宁则荣和，而翳何足虞？金疮者，惟患其血逆于胰尔，能止之和之，未有不瘳者也。”

近代王剑宾指出，琥珀主要功效在于破血利气，其余功效皆是建立在破血利气之上。其著作《国药诠证》云：“五脏有血积则不安，魂魄因气阻而不定，则精魅至而邪鬼作矣。琥珀有破血利气之效，故能安五脏，定魂魄，杀精魅邪鬼也。消瘀血，通五淋，均破血利气之效。藏器用以止血生肌合金疮，以其能燥湿而散血也。元素用以清肺利小肠，以其能散湿而利水也。”

元代医籍中含有琥珀的方剂，举12例如下：

1. 琥珀散　治五种淋涩疼痛，小便有脓血出。琥珀（一两，研），没药（一两，研），海金沙（一两，研），蒲黄（一两，研）。上四味为末，每服三钱，食前，用通草煎汤调下，日进二服。（《卫生宝鉴》）

2. 参苓琥珀汤　中统三年六月中，黄明之小便淋，茎中痛不可忍，相引胁下痛，制此服之，大效。人参（五分），茯苓（去皮，四分），川楝子（去核，锉炒，一钱），琥珀（三分），生甘草（一钱），延胡索（七分），泽泻、柴胡、当归梢（各三分）。上九味㕮咀，都作一服，用长流水三盏，煎至一盏，去渣，温服，空心食前。（《卫生宝鉴》）

3. 茯苓琥珀汤　中书右丞合刺合孙，病小便数而欠，日夜约去二十余行，脐腹胀满，腰脚沉重，不得安卧。至元癸未季春下旬，予奉圣旨治之，遂往诊视，脉得沉缓，时时带数，尝记小便不利者有三，不可一概而论也。若津液偏渗于肠胃，大便泄泻，而小便涩少，一也，宜分利而已；若热搏下焦津液，则热湿而不行，二也，必渗泄则愈；若脾胃气涩，不能通利水道下输膀胱而化者，三也，可顺气令施化而出也。今右丞平素膏粱，湿热内蓄，不得施化，膀胱窍涩，是以起数而见少也，非渗泄分利，则不能快利。遂处一方，名曰茯苓琥珀汤。《内经》曰：甘缓而淡渗。热搏津液内蓄，脐胀腹满，当须缓之泄之，必以甘淡为主，是用茯苓为君。滑石甘寒、滑以利窍；猪苓、琥珀之淡以渗泄而利水道，故用三味为臣。脾恶湿，湿气内蓄，则脾气不治，益脾胜湿，必用甘为助，故以甘草、白术为佐。咸入肾，咸味下泄为阴，泽泻之咸以泻伏水；肾恶燥，急食辛以润之，津液不行，以辛散之，桂枝味辛，散湿润燥，此为因用，故以二物为使。煎用长流甘澜水[①]，使不助其肾气，大作汤剂，令直达于下而急速也。两服减半，旬日良愈。茯苓（去皮）、琥珀、白术（各半两），泽泻（一两），滑石（七钱），木猪苓（半两，去皮），甘草（炙），肉桂（去皮，各三钱）。上八味为末，每服五钱，用长流甘澜水煎一盏，调下，空心食前。待少时，以美膳压之。(《卫生宝鉴》)

4. 宁志丸　治心虚血虚，多惊，若有痰惊，宜吐之。人参、白茯苓、茯神、柏子仁、琥珀、当归、酸枣仁（温酒浸半日，去壳，隔纸炒）、远志（各半两，炒），乳香、朱砂、石菖蒲（二钱半）。上为末，炼蜜丸如梧子大。服三十丸，食后煎枣汤吞下。(《丹溪心法》)

---

① 甘澜水，《伤寒论》65条记载了作甘澜水法，“取水二斗，置大盆内，以杓扬之，水上有珠子五六千颗相逐，取用之。”一般认为，用甘澜水可助水气运行，平定逆乱气机，而不会助长水邪。

5. 铁粉散　治癫狂[1]，谵语，乱说，神祟，不避亲疏，登高履险，或歌或笑，裸体，不饮食，数日昏不知人。及风证狂怒或如醉如痴。颗块大朱砂（一两，另研），红明琥珀（一两，另研），大南星（二两），圆白半夏（二两），白矾（煅，五钱），真铁粉、白附子（各二两），大川乌（生，去皮脐，一两半），羌活（二两），全蝎（五十个），真金箔（三十片），僵蚕（一两，去丝嘴）。上为末。每服四钱，生姜四两，净洗，取自然汁，温暖调服。如不任辣味，加温水少许服之，立效。（《世医得效方》）

6. 龙齿丹　治心血虚寒，怔忡不已，痰多恍惚。龙齿、附子（炮，去皮脐，切片，姜汁浸一宿）、远志（去心，甘草水煮）、酸枣仁（炒，去壳，另研）、当归（去芦，酒浸）、官桂（不见火）、琥珀（另研）、南星（锉，姜汁浸一宿，各一两），木香（不见火）、沉香（另研）、紫石英（煅，醋淬七次）、熟地黄（酒蒸，焙，各半两）。上为末，炼蜜丸如梧子大，朱砂为衣。每服五十丸，不拘时候，枣汤吞下。（《世医得效方》）

7. 大调经散　治产后血虚，恶露未消，气为败浊凝滞，荣卫不调，阴阳相乘，憎寒发热，或自汗，或肿满。皆气血未平所致。大豆（炒去皮，一两半），茯神（一两），真琥珀（一钱）。上为末。浓煎乌豆紫苏汤下。喘急烦满，小便不利者，亦效。（《世医得效方》）

8. 小调经散　治产后因惊，败血上干于心，乍见鬼神，言语

---

① 癫狂，病名。指精神错乱一类疾病。癫属阴，多偏于虚，患者多静默；狂属阳，多偏于实，患者多躁动。癫病日久，痰郁化火，可以出现狂证；狂病延久，正气不足，亦可出现癫证。故癫狂并称。

颠倒，昏闷发狂，烦躁，卧起不安。没药（另研）、琥珀（另研）、肉桂、赤芍药、当归（各一两），细辛（去叶）、麝香（各半钱）。上为末，每服半钱匕，加上冰片少许，生姜自然汁、温酒少许，调匀服。（《世医得效方》）

9. 琥珀丸 治虚损，降心火，益肾水，兴阳道。琥珀（明者）、沉香、木香、丁香（净）、小茴香（盐炒）、白茯苓（去皮）、陈皮（去白）、八角、茴香、熟地黄、甘草（炒，各五钱），木通（去皮）、没药、枳壳（炒，各三钱），当归（炒，三两）。上为细末，炼蜜为丸，如弹子大。每服一丸，空心，细嚼，酒送下，日进二服。（《瑞竹堂经验方》）

10. 琥珀丸 治血瘕，腹中有块攻刺，小腹痛重，或腰背相引为痛，久而不治，黄瘦羸乏。琥珀（另研）、白芍药、川乌（炮，去皮）、川牛膝（去芦，酒浸）、鳖甲（醋炙）、蓬莪术（炮）、当归（去芦，酒浸）、紫厚朴（姜炒，各一两），木香（不见火）、泽兰叶、官桂（不见火，各半两），麝香（另研，半钱）。上为末，酒糊丸，梧桐子大。每服七十丸，空心温酒、米饮下。（《世医得效方》）

11. 白薇散 治手足搐搦，痰涎壅盛，不省人事，多因血虚，七情所感而生。先将苏合香丸温酒化开多服，后服此。紫石英（火煅，醋淬七次）、琥珀（另研）、白芍药、肉桂（不见火）、川续断（酒浸）、防风（去芦）、山茱萸（取肉）、当归（去芦，酒浸）、柏子仁（炒）、川乌（炮，去皮尖）、牡丹皮（去木，各一两），木香（不见火，半两），麝香（另研，半钱）。上为末，生姜自然汁打米糊丸，梧桐子大。每服七十丸，空心、食前温酒或米饮下。（《世医得效方》）

12. 泽兰丸　治女子血实，七情所感，卒然手足搐搦，状类痫证[1]，却不可作痫治之。先多以苏合香丸酒服，却投此，立效。当归（去芦，酒浸）、泽兰叶、琥珀（另研）、羚羊角（另镑，研）、牡丹皮（去木）、防风（去芦，各一两），麝香（另研，半钱），安息香（酒煮，去砂）、生地黄、赤芍药（各一两半），铁粉、橘红（各半两）。上为末，炼蜜丸，梧桐子大。每服七十丸，空心、食前温酒或米饮下。(《世医得效方》)

---

① 痫证，是一种发作性神志异常的疾病。俗名羊痫风。多因惊恐或情志失调，饮食不节，劳累过度，伤及肝脾肾三经，使风痰随气上逆所致。症见短暂的失神、面色泛白，双目凝视，但迅即恢复常态；或见突然昏倒，口吐泛沫，两目上视，牙关紧急，四肢抽搐，或口中发出类似猪羊的叫声，醒后除感觉疲劳外，一如常人，时有复发。发作时宜豁痰宣窍，息风定痫。平时则以培补脾肾为主。

参考文献

[1] 元·王好古. 医垒元戎 [M]. 北京：中国中医药出版社，2015.

[2] 元·王好古. 汤液本草 [M]. 北京：中国医药科技版社，2011.

[3] 元·沙图穆苏. 瑞竹堂经验方 [M]. 北京：中国医药科技版社，2012.

[4] 元·罗天益. 卫生宝鉴 [M]. 北京：中国中医药出版社，2018.

[5] 元·危亦林. 世医得效方 [M]. 北京：人民卫生出版社，2006.

[6] 元·许国祯. 御药院方 [M]. 北京：中医古籍出版社，1983.

[7] 元·忽思慧. 饮膳正要 [M]. 北京：中国中医药出版社，2009.

[8] 元·朱震亨. 丹溪心法 [M]. 北京：人民卫生出版社，2005.

[9] 清·陈修园. 十药神书注解 [M]. 北京：中国中医药出版社，2016.

[10] 南京中医药大学. 中药大辞典 [M]. 上海：上海科学技术出版社，2006.

[11] 宋·陈敬. 陈氏香谱 // 永瑢等，撰. 文渊阁四库全书第844册 [M]. 上海：上海古籍出版社，1989.

[12] 宋·洪刍. 香谱 // 永瑢等，撰. 文渊阁四库全书第844册 [M]. 上海：上海古籍出版社，1989.

[13] 钟赣生，颜正华. 略谈阿拉伯香药的输入及其对我国药学的影响 [J]. 上海中医药杂志，1988(03):43–45.

[14] 单于德. 奇特的阿位伯香药文化 [J]. 中国穆斯林，2000(05):38–39.

[15] 李良松，刘鬆，杨丽萍. 香药本草［M］. 北京：中国医药科技出版社，2000:3

[16] 李少华. 阿拉伯香药的输入史及其对中医药的影响［D］. 北京：中医药大学，2005.

[17] 李少华. 阿拉伯香药在中医外科临床中的应用［J］. 辽宁中医杂志，2005(04):312-313.

[18] 赵淑敏. 宋代香药考［J］. 中医研究，1999(06):6-7.

[19] 肖林榕，俞慎初. 略论外来药物输入与中医药的发展［J］. 福建中医药，1986(05):56-57.

[20] 庄诚，凌一揆. 历代外来药考［J］. 成都中医学院学报，1980(06):1-5.

[21] 金素安，郭忻. 外来药物传入史略——先秦至隋唐五代时期［J］. 中医药文化，2011,6(01):25-29.

[22] 孙灵芝. 明清香药史研究［D］. 北京：中国中医科学院，2015:1.

[23] 郭金龙. 芳香药的历史源流考［J］. 中医药学报，1987(04):48-51.

[24] 罗晓燕，王依娜，杨伯凌，林慧光.《普济方·诸香》芳香疗法探究［J］. 中医文献杂志，2017,35(03):25-27.

[25] 付璐，林燕，马燕冬.《太平惠民和剂局方》香药考［J］. 中华中医药杂志，2016,31(10):3917-3921.

[26] 林慧光. 中医传统芳香疗法［M］. 北京：人民卫生出版社，2010:1,10-11.

[27] 鄢新敬. 尚古说香［M］. 青岛：青岛出版社，2014.